周術期の
肺血栓塞栓症・
深部静脈血栓症の
予防と対策

編集

瀬尾 憲正
Norimasa Seo

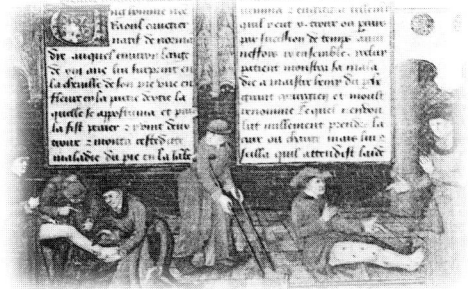

克誠堂出版

執筆者一覧 (執筆順)

中村　真潮	三重大学医学部内科学第一講座
川島　康男	帝京大学医学部麻酔科学講座客員教授
安達　知子	総合母子保健センター愛育病院産婦人科部長
田中　修	自治医科大学附属大宮医療センター放射線科助教授
穂積　健之	大阪市立大学大学院医学研究科医学部循環器病態内科学講師
吉田　健	大阪市立大学大学院医学研究科循環器病態内科学
吉川　純一	大阪市立大学大学院医学研究科医学部循環器病態内科学教授
左近　賢人	大阪大学大学院病態制御外科助教授
池田　正孝	大阪大学大学院病態制御外科助手
岡本　貢嗣	大阪大学大学院病態制御外科講師
門田　守人	大阪大学大学院病態制御外科教授
宮　史卓	山田赤十字病院脳神経外科副部長
滝　和郎	三重大学医学部脳神経外科教授
藤田　悟	宝塚第一病院整形外科
小林　隆夫	信州大学医学部保健学科教授
山村　仁	大阪府立泉州救命救急センター
横田順一朗	大阪府立泉州救命救急センター
安達　秀雄	自治医科大学附属大宮医療センター心臓血管外科助教授
土井　修	静岡県立総合病院循環器科
小西るり子	自治医科大学麻酔科学・集中治療医学講座講師
瀬尾　憲正	自治医科大学麻酔科学・集中治療医学講座教授
神原　紀子	大阪府立成人病センター麻酔科
池松　裕子	名古屋大学医学部保健学科教授
古川　俊治	慶應義塾大学法科大学院・医学部外科助教授，TMI総合法律事務所・弁護士

序文

　本邦における深部静脈血栓症や肺血栓塞栓症に対する対策や予防は欧米に比べ、約20年の開きがあると言われている．

　欧米では、急性肺血栓塞栓症は虚血性心疾患、脳卒中についで三番目に多い循環器疾患の死因であるが、ガイドラインの制定などにより、1990年以降減少傾向にある．一方、本邦では1988年から1997年の10年間に肺血栓塞栓症による死因は約3倍に増加しているが、2000年の始め頃までは各施設での対応に限られていた．

　深部静脈血栓症や肺血栓塞栓症はこれまでの多くの疾患と比べ違った面をもつ疾患である．それは医学的面での予防対策の重要性と医療事故という法的面での対策が求められている疾患であるからである．

　周術期の深部静脈血栓症や肺血栓塞栓症は、手術を契機に発症する合併症であり、発症が急激で重篤で、しかも術直後のクリティカルな時期を脱して回復の兆しが見えた時期に発生することが多い．周術期の深部静脈血栓症や肺血栓塞栓症は、医学的には周術期という凝固・線溶系のバランスが刻々と変化する時期での予防対策の困難さがあり、患者および家族は十分な説明や予防法が行われていないと医療過誤と捉えるという法的な問題もある．

　本書は、周術期の深部静脈血栓症や肺血栓塞栓症の予防と対策を病院全体の医療安全対策の一環として捉えるといったコンセプトのもとに、総論、診断学、各科領域での取り組み、インフォームドコンセントと医療過誤を中心に、各テーマについて本邦での第一人者の先生方に執筆を依頼したものである．

　患者中心の医療というパラダイムシフトの中では、医療従事者と患者および家族が周術期の深部静脈血栓症や肺血栓塞栓症の重要性を理解し、その予防法と対策を協力して実施することが望まれる．本書が、そのような周術期の深部静脈血栓症や肺血栓塞栓症への医療従事者と患者および家族の戦いに微力ながら役立てば幸いである．

　　2004年4月　新緑の益子　山棲にて

瀬　尾　憲　正

目 次

序文

I 総 論 ……………………………………………………………………………………… 1

1. 周術期深部静脈血栓症 ……………………………………中村真潮… 3

はじめに／3　発症機序と臨床像／3　診断／4　本邦における静脈血栓塞栓症の予防の必要性／5　静脈血栓塞栓症の病因／6　周術期における静脈血栓塞栓症の危険因子とその強度／8　周術期における静脈血栓塞栓症の予防法／10　おわりに／14

2. 周術期肺血栓塞栓症

1）術中発生率と死亡率 ……………………………………川島康男… 18

調査方法／18　術中肺塞栓症の発生率／19　術中肺塞栓症の転帰と死亡率／20　総死亡の原因としての術中肺塞栓症の位置付け／21　手術部位別解析／21　年齢別解析／23　ASA PS別解析／23　麻酔法別解析／24　予防法と術中発症の肺塞栓発生率／25　術中肺塞栓の救命手段／26　まとめ／26

2）病態生理、診断、治療法 ……………………安達知子、安達秀雄… 27

頻度／28　病因・病態生理／28　診断／30　治療・管理／34　おわりに／35

II 最近の診断学 …………………………………………………………………… 39

1. 放射線診断学 ……………………………………………………田中　修… 41

胸部X線写真／41　核医学検査／42　血管造影／46　CT／48　MRI/MRA／51　おわりに／53

2. エコー ………………………………………穂積健之、吉田健、吉川純一… 56

肺血栓塞栓症・深部静脈血栓症診断におけるエコーの役割／56　心エコー図による肺血栓塞栓症の診断／56　下肢静脈エコー図による深部静脈血栓症の診断／62

III 各科領域での取り組み …………………………………… 65

1. 消化器・一般外科
………………………… 左近賢人、池田正孝、岡本貢嗣、門田守人 … 67
はじめに／67　発症頻度／67　癌手術に伴う肺血栓塞栓症の発症頻度／69　一次予防の実際／70　おわりに／75

2. 脳神経外科 …………………………………… 宮　史卓、滝　和郎 … 76
はじめに／76　特徴的な原因／76　予防／78　おわりに／81

3. 整形外科 ………………………………………………………… 藤田　悟 … 82
はじめに／82　現状／82　取り組み／84　症例提示／87　今後の展望／88

4. 産婦人科 ………………………………………………………… 小林隆夫 … 91
はじめに／91　産科における静脈血栓塞栓症の特徴／91　産科における静脈血栓塞栓症の頻度／92　婦人科における静脈血栓塞栓症の頻度／93　産科領域の危険因子／94　婦人科領域の危険因子／95　産科領域の予防対策／96　婦人科領域の予防対策／98　予防ガイドラインのまとめ／99

5. 救急部 ……………………………………………… 山村　仁、横田順一朗 … 101
救急部での深部静脈血栓症, 肺血栓塞栓症／101　外傷の経過中に深部静脈血栓症, 肺血栓塞栓症を起こした症例／101　現在の取り組み方（危険因子と予防）／103　飛行機旅行直後に肺血栓塞栓症を起こした症例（エコノミークラス症候群）／105　深部静脈血栓症と肺血栓塞栓症の治療／107　今後の展望／107

6. 心臓血管外科 ………………………………………………… 安達秀雄 … 109
対象疾患とヘパリンの使用／109　手術後の肺血栓塞栓症／109　PCPSを用いた重症肺血栓塞栓症の治療／110

7. 深部静脈血栓症を有する患者の周術期管理 …… 土井　修 … 113
はじめに／113　頻度／113　診断／114　症例提示／114　治療／116　まとめ／118

8. 各施設での取り組み
　　1) 大学附属病院において ……………………小西るり子、瀬尾憲正…120
　　　　はじめに／120　　現在の取り組み／120
　　2) 一般病院において ………………………………………神原紀子…126
　　　　はじめに／126　　一般的な予防法／126　　物理的療法／127　　薬物による予防法／128　　一時的下大静脈フィルター／128　　深部静脈血栓症リスク／128　　われわれの施設での予防法／129　　今後の展望／130　　一時的下大静脈フィルター留置症例の経験／130

9. 看護計画 ………………………………………………………池松裕子…133
　　　はじめに／133　　リスクの評価／133　　深部静脈血栓形成予防のための看護ケア／135　　深部静脈血栓症の早期発見と看護ケア／137　　肺血栓塞栓症の早期発見／138　　肺血栓塞栓症患者の看護／139　　患者・家族への心理的支援／139　　おわりに／139

Ⅳ　インフォームドコンセントと医療過誤 …………………………141

インフォームドコンセントと医療過誤 ………………古川俊治…143
　　「説明義務」と「インフォームドコンセント」／143　　インフォームドコンセントの発展過程／143　　インフォームドコンセントの対象事項／145　　インフォームドコンセントと医療過誤訴訟／145　　紛争予防における説明の重要性／146　　インフォームドコンセントと「医療水準」／147　　「医療水準」の厳格化／149　　肺血栓塞栓症をめぐる裁判例の検討／149　　肺血栓塞栓症とインフォームドコンセント／152　　肺血栓塞栓症／深部静脈血栓症（静脈血栓塞栓症）予防ガイドラインの発刊／152

表紙：Venous Thrombosis An Account of the First Documented Case（13世紀の静脈血栓の患者の経過報告）；パリ国立図書館所蔵の文書つき絵画（illustrated manuscript）
　　13世紀の話でノルマンディの騎士が下肢の感染性静脈血栓症を患った．神のおかげで助かった．聖ルイスの奇跡として記載されている．

I 総論

1. 周術期深部静脈血栓症
2. 周術期肺血栓塞栓症

I. 総論

1 周術期深部静脈血栓症

■中村真潮（三重大学医学部内科学第一講座）

1 はじめに

肺血栓塞栓症および深部静脈血栓症は、欧米では三大循環疾患に数えられる非常に頻度の高い疾患であり、入院中の患者、特に周術期に多く発症し不幸な転帰をとる。さらに、臨床症状が乏しく早期診断が困難であること、予防は費用対効果が高いこと、発症した場合の死亡率が高いことなどを根拠として、欧米ではその発症予防に早くから力が注がれている。1985年には第1回のAmerican Collage of Chest Physicians（ACCP）Consensus Conferenceが行われ、これに続き1986年には米国National Institutes of HealthのConsensus Conference、1991年にはEuropean Consensus Conference、さらに1997年にはInternational Consensus Conferenceが開催され、レベルの高いエビデンスに基づいた肺血栓塞栓症および深部静脈血栓症の予防ガイドライン策定に関する検討が行われてきた。最新の予防ガイドラインとして、2001年に第6回ACCP Consensus Statement[1]、およびInternational Consensus Statement[2]が公開されている。

一方、これまで本邦において肺血栓塞栓症および深部静脈血栓症は、発生頻度の少ない疾患として臨床上重要視されてこなかった。しかし、近年の生活の欧米化や社会の高齢化に伴う発生頻度の増加、あるいは診断技術の進歩や医学全体の本症に対する認識の高まりによる診断率の向上により、その臨床診断数は急激に増加してきている[3)4)]。厚生労働省の人口動態統計によると、1951-2000年の間に肺血栓塞栓症による死亡例は10倍以上に増加している[5]。さらに、本症は旅行者血栓症（いわゆるエコノミークラス症候群）、あるいは周術期の突然死の原因として、最近では医学界ばかりでなく社会的にも非常に注目を集める疾患となっている。しかしながら、本邦の肺血栓塞栓症および深部静脈血栓症への対策は、欧米に比べて非常に遅れたままとなっており、治療や予防の指針の確立が待ち望まれてきた。

2 発症機序と臨床像

静脈血栓は、血液凝固反応の最終産物であるフィブリンと赤血球を主体に構成され、それに血小板や白血球成分が種々の程度に加わる。特に、血流の停滞や乱流の生じやすい静脈弁近傍や、外傷を受けた部位などで形成されやすい。静脈の一部に形成された血栓は静脈壁に固着し、血栓ならびに静脈壁に炎症細胞浸潤が起こり、さらに中枢に向かい血栓は進展していく。血栓の一部が遊離して右心系に流入し肺血栓塞栓症を来す可能性が常に存在している。形成後2-3時間の新鮮血栓がもっとも遊離しやすく、3日以上を経た血栓は遊離し難い。血栓は3日目頃から線維芽細胞の侵入により器質化が始まり、この過程で細血管新生による再管形成が起こる。大腿あるいは腸骨静脈が閉塞した場合には、側副血行路や再管形成による還流では不十

分でうっ血と静脈圧の上昇を来し、やがて浮腫・静脈瘤・疼痛・潰瘍などの症状を呈する静脈血栓後症候群に移行する。

深部静脈血栓症は腓腹部、膝窩部、腸骨大腿部のいずれの部位にも発生するが、腓腹部の静脈血栓がもっとも見逃されやすい。腸骨大腿部の深部静脈血栓では、左下肢が右の約2-3倍の頻度で冒される。左総腸骨静脈は、椎体で前方に圧排されつつ右総腸骨動脈と交差して前方より圧迫されるため、静脈還流が障害されやすいためである（腸骨静脈圧迫症候群）。下肢の疼痛と腫脹がもっとも多い深部静脈血栓症の症状であるが、血栓の存在部位や進展速度、側副血行路の有無によりその程度は異なる。限局した深部静脈血栓では非完全閉塞血栓や十分な側副路が存在する場合に症状は現れ難く、その2/3以上が無症候性である。

深部静脈血栓症のもっとも重篤な合併症は肺血栓塞栓症である。適切な治療を行わなかった場合、深部静脈血栓症患者の肺血栓塞栓症による死亡率は20％にのぼる[6]。ほとんどの肺血栓塞栓症は下肢あるいは骨盤腔内に形成された静脈血栓に起因する。下肢静脈血栓のうち浅部や下腿に限局する血栓は一般に小さく、重大な合併症は生じ難いが、これらも近位部に進展すると重篤な肺血栓塞栓症を起こしうる。一方、近位部の深部静脈血栓症は肺血栓塞栓症を高率に合併する。また重篤な肺血栓塞栓症の大部分は、近位部の深部静脈血栓症から発生する。頻度的には深部静脈血栓症患者の50-60％に肺血栓塞栓症が検出され、また症候性の肺血栓塞栓症患者の約50-80％に深部静脈血栓症が認められる[7,8]。最近では、肺血栓塞栓症と深部静脈血栓症は一つの連続した病態であるとの考えから、これらをあわせて「静脈血栓塞栓症（venous thromboembolism）」と呼ぶことが多い。

肺血栓塞栓症が発症した場合の死亡率は非常に高率で、発症時にショックを呈する重症例の死亡率は18-33％と報告されている[9]。一方、筆者らの検討では、重症の肺血栓塞栓症において急性期に診断ができなかった場合の死亡率は91％と非常に高率だが、早期に診断された場合の死亡率はわずか19％であった[10]。さらに、肺塞栓症研究会の共同研究では遠隔期の再発は2.8％で、うち肺血栓塞栓症による死亡率はわずか0.5％と非常に低率である[11]。このように静脈血栓塞栓症は急性期を適切にコントロールすれば予後は比較的良好であるため、早期治療がもっとも重要となる。しかしながら、死亡率に関する最大の問題点は突然死が全体の約20％、死亡例の46％と非常に多くを占めていることである[10]。このような症例では、経皮的心肺補助装置を準備した状態でも救命は非常に困難である。よって、静脈血栓塞栓症の予後改善のためには発症予防に重点を置かざるをえず、それが予防指針を必要とする最大の根拠である。

3 診　断

深部静脈血栓症は多くが無症候性であるため、早期診断は困難であることを認識する必要がある。そのうえで、診断にはまず後に述べる本症の発症素因を理解し、症状・所見と関連付ける。片側性の下肢腫脹や疼痛が、深部静脈血栓症を疑わせる症状である。腫脹部位は血栓の存在部位とほぼ相関し、血栓が下腿に限局すれば足部の腫脹にとどまるが、大腿静脈レベルで閉塞が生ずれば腫脹は下腿へ及ぶ。骨盤内静脈が閉塞すれば、下肢全体が腫脹するようになる。疼痛を伴うことも多く、立位や歩行により増悪する。膝を屈曲位として足関節を急に背屈させたときの膝窩部・腓腹部の疼痛をHomans徴候、下肢や腓腹部の疼痛が立位により増強することをLuke徴候、腓腹部を血圧計マンシェットで加圧し健側より20-30mmHg低圧での疼痛

出現をLowenberg徴候という。いずれも深部静脈血栓症を疑わせる所見であるが、特異性は低い。多くは突然の下肢の腫脹と緊満感をもって発症するが、このような症状を呈する2-3日前に下肢の違和感や疲労感に気付く場合もある。

本症の確定診断手技としては、現在でも静脈造影がgold standardである。しかし検査室への移送を必要とし、造影剤のアレルギーなどの問題もある。そこで最近では、静脈超音波検査法が汎用されつつある。本法は非侵襲的でベッドサイドでも簡便に施行できることから、今後は本症を疑った場合の第一選択手技として行われるべき検査である。しかし骨盤内静脈の診断は不可であり、また下腿静脈の診断には熟練を要する。一方、造影CTは治療法決定において非常に重要となる深部静脈血栓症の下大静脈への進展度を評価でき、ヘリカルCTを用いれば区域枝までの肺血栓塞栓症の診断も同時に可能となる。また、最近ではMRベノグラフィーも行われ、膝窩より中枢の閉塞や側副路の全体像を非侵襲的に描出でき、さらにガドリニウム造影を用いれば下腿限局型血栓の診断能も非常に高い。近年少なくなったがRIベノグラフィーも行われることがあり、同時に肺血栓塞栓症の評価もできる利点がある。フィブリノゲンや血小板にRIを標識して血栓を画像化する血栓シンチグラフィーは実用性に乏しく、最近ではほとんど用いられない。

各種検査法による深部静脈血栓症の評価でもっとも重要となるのが、静脈の閉塞状態と血栓の進展状況である。静脈を不完全に閉塞させる大腿腸骨部の浮遊血栓においては、重篤な肺血栓塞栓症を発症する可能性があれば、一時留置型下大静脈フィルターの適応となりうる。肺血栓塞栓症の合併の有無や右心機能を評価し、深部静脈血栓症の治療方針に加味する。一方、静脈を完全に閉塞させる中枢側の血栓では、静脈血栓後症候群が高度となる可能性があり、保存的治療では効果が低いため、カテーテル・インターベンションによる早期の静脈還流再開を考慮する。

4 本邦における静脈血栓塞栓症の予防の必要性

1950年代に米国と共同で行われた比較研究において、剖検例に認められた深部静脈血栓症は日本3.9%に対し米国11.3%、肺血栓塞栓症は日本0.8%に対し米国23.8%と明らかに本邦では低率と報告されている[12]。さらに、最近の推計報告によると本邦の肺血栓塞栓症の年間診断数は3,492例と試算され[13]、米国の約1/25にとどまっている。一方、詳細な剖検による検討において肺血栓塞栓症は欧米では30-64%に認められるのに対し、本邦では11-24%と報告され[14)-17)]、臨床診断頻度ほどの差は認められない。これらは本邦の静脈血栓塞栓症の臨床診断率が極めて低いことをも示すものである。上述のごとく重篤な肺血栓塞栓症であっても早期診断がなされた場合に死亡率は約1/5となる。

しかし、発症1時間以内の突然死例が全体の約20%を占めており[10]、臨床診断率の向上だけでは予後の改善は達成できない。したがって、①本邦と欧米の間に静脈血栓塞栓症の発症頻度に差がある、②従来考えられていたような低い発症頻度ではない、③臨床診断が容易ではない、④突然死として発症する例が非常に多い、といった理由により、本邦における独自の予防ガイドラインが必要と考えられる。発症予防以外の方法としては、対象患者において深部静脈血栓症の発現を絶えず監視する方法が考えられるが、非効率的で一部の高リスク患者にしか適応できず、また検出感度も低い。よって、欧米においては費用対効果の面からも予防を施行することの有用性が指摘されている。

5 静脈血栓塞栓症の病因

凝固線溶系は厳密に制御されているが、強い危険因子によりこの制御機構が破綻すると血栓形成が過度に進行し、血栓性疾患が惹起される。1856年、Virchowは静脈血栓症の誘発因子として、①血流の停滞、②静脈壁の異常、③血液凝固能の亢進の3徴を提唱したが、現在でもこの概念は変わっておらず、これらの因子が種々の程度に絡み合い血栓形成がなされていく[18]。

また、これらの要因はさらに先天性のものと後天性のものに分けられる（表1）。

1）血流の停滞

血流停滞は、活性化された凝固因子の洗い流しや希釈を妨げることにより、静脈血栓形成を助長する。静脈血停滞は、下肢不動、静脈閉塞、静脈拡張、血液粘度の亢進により発生する。静脈還流は下腿筋ポンプの作用により増強されるため、手術後の体動制限や下肢の麻痺は血液停

表1：静脈血栓塞栓症の3大誘発因子

	後天性	先天性
1. 血液の停滞	長期臥床 肥満 妊娠 心肺疾患（うっ血性心不全、慢性肺性心など） 全身麻酔 下肢麻痺 下肢ギプス包帯固定 下肢静脈瘤	
2. 静脈壁の異常	各種手術 外傷、骨折 中心静脈カテーテル留置 カテーテル検査・治療 静脈炎 抗リン脂質抗体症候群 高ホモシスチン血症	高ホモシスチン血症・尿症
3. 血液凝固能の亢進	悪性疾患 妊娠 各種手術、外傷、骨折 熱傷 薬物（経口避妊薬、エストロゲン製剤など） 心筋梗塞 感染症 ネフローゼ症候群 骨髄増殖症候群、多血症 発作性夜間血色素尿症 抗リン脂質抗体症候群 脱水	アンチトロンビン欠損症 プロテインC欠損症 プロテインS欠損症 プラスミノゲン異常症 異常フィブリノゲン血症 第Ⅶ凝固因子欠乏 組織プラスミノゲン活性化因子インヒビター増加 トロンボモジュリン異常 活性化プロテインC抵抗性 プロトロンビン遺伝子の点変異（G20210A）

滞の強い原因となる。静脈閉塞は、骨盤内腫瘍や妊娠子宮による圧排、あるいは陳旧性の近位部下肢静脈血栓に起因する。血液粘度は、多血症、タンパク異常症、あるいはフィブリノゲンが増加する種々の炎症性疾患により増加する。静脈拡張は、静脈瘤や高齢者の患者に多く、特に臥床状態、妊娠、経口避妊薬服用などで増強される。

2) 静脈壁の異常

静脈壁の異常は、股関節手術などのような直接的な障害や、炎症などに反応したサイトカイン産生の結果として発生する。静脈内皮障害の結果、内皮下層が血液に曝露され、内因性を中心とした凝固系が活性化される。原因として、股関節・膝関節手術、静脈カテーテル挿入、重症熱傷、下肢外傷などによる静脈壁の損傷や、ベーチェット病などにみられる静脈内皮の障害が挙げられる。

3) 血液凝固能の亢進

種々の状態が凝固因子レベルの上昇を来し、血栓形成を促進させる。妊娠は第Ⅱ、Ⅶ、Ⅹ凝固因子の増加に関与する。広範な手術、外傷、熱傷、サイトカインによる内皮細胞の活性化、播種性の悪性疾患、心筋梗塞などは血液の組織因子への曝露を来して凝固能を亢進させる。また、抗リン脂質抗体症候群は凝固阻止因子であるプロテインCの活性化に必要なリン脂質を抗リン脂質抗体が阻止することにより静脈血栓を生じる。エストロゲン製剤は、活性化プロテインCに対する抵抗性が増加することなどにより易血栓形成に働く。

4) 先天性血栓性素因

多くは単一遺伝子病で、血栓症の家族歴があり若年時から原因不明の静脈血栓塞栓症を発症し、その発症率は加齢に伴い増加する。本邦においてもっとも重要なものはアンチトロンビン、プロテインC、プロテインSの欠損症であり、先天性血栓性素因の20-30％を占める[19)20)]。

アンチトロンビン欠損症は常染色体優性遺伝で、5,000人に1人の割合で遺伝子異常者が存在し、特発性静脈血栓症の約1-4％を占める。これまで発見された患者はすべてヘテロ接合体で、アンチトロンビンの活性は正常の25-50％くらいに低下している。30歳までにその65％が静脈血栓塞栓症を発症するといわれる。アンチトロンビンの抗原量が低下している場合（量的欠損症）と、抗原量は正常であるが活性値が低下している場合（質的異常症）がある。したがって、診断には血漿中のアンチトロンビン抗原量および活性値の両方を測定する必要がある。

トロンビンの限定分解を受けて活性化されたプロテインCは、第Ⅴa凝固因子と第Ⅷa凝固因子を選択的に失活させて凝固反応を阻害する。プロテインC欠損症は常染色体優性遺伝で、500人に1人の割合で遺伝子異常者が存在し、特発性静脈血栓症の約5％を占める。大部分の報告例はヘテロ接合体であり、血中プロテインCレベルが正常の30-50％に低下している。プロテインCの産生低下や抗凝固活性のない異常分子産生などが原因であり、遺伝子異常の多様性も非常に強い。

活性化プロテインCのコファクターであるプロテインSは、血漿中では40％が遊離型、60％がC4b結合タンパク質と結合して存在し、遊離型のみが抗凝固作用を示す。プロテインS欠損症は常染色体優性遺伝で、200人に1人の割合で遺伝子異常者が存在し、特発性静脈血栓症の約5％を占める。プロテインSの産生低下や抗凝固活性のない異常分子産生などが原因である。

常染色体性優性遺伝を示す活性化プロテインC抵抗性は、活性化プロテインCのコファクタ

ーとしての第Ⅴ凝固因子に分子異常が存在し、Arg506がGluに置換されている。このため活性化プロテインCは活性化された第Ⅴ凝固因子を不活化できず、その結果過凝固状態が生ずる。本異常症は白色人種の約4％に認められる頻度の高い異常であり、初発の静脈血栓塞栓症ではその約15％に認められ、他の後天性の過凝固状態との組み合わせにより、非常に強い静脈血栓塞栓症の危険因子となる。しかし、アジア人やアフリカ人ではまれとされ、日本人においてはこれまで1例も認められていない。また同様に白色人種で静脈血栓塞栓症との関与が高いとされるプロトロンビン遺伝子の点変異（G20210A）も日本人での報告はない[21]。日本人においては、このような人種特異的な凝固異常症は指摘されていないが、筆者らは凝固素因を詳細に検討した結果、連続61例の日本人肺血栓塞栓症中5例（8％）には全く先天性凝固異常および後天性発症素因が認められず、日本人においても何らかの人種特異的な凝固異常が存在する可能性を示唆している[22]。

6 周術期における静脈血栓塞栓症の危険因子とその強度

　静脈血栓塞栓症の予防を行うためにもっとも重要であることは、個々の患者の危険因子の強度を適切に評価することである。周術期の患者には、これらの危険因子が高率に、しばしば重複して存在する。40歳以上の入院中の患者の73％は2つ以上の危険因子をもち、9％は少なくとも4つの危険因子をもつとされる[23]。よって、リスクの評価は、これらの危険因子を組み合わせることにより総合的に行う。具体的には、予防の対象となる疾患や処置そのもののリスクに、疾患や処置に起因するリスク増強因子や個々の患者に起因するリスク増強因子を加味して、最終的なリスクの強さを決定する（表2）。例えば、手術においては、部位、方法、時間、麻酔法、感染の有無、術後の体動制限の程度などにより、さまざまな影響を受ける。

　以下に周術期の予防で考慮すべき危険因子を列挙する。これらの危険因子がどの程度の静脈血栓塞栓症のリスクとなるかを比較することは難しいが、表3に現在考えられる付加的な危険

表2：周術期の静脈血栓塞栓症の予防において考慮すべき各種の危険因子

	危険因子
予防対象となる疾患や処置	手術、骨盤・下肢骨折、多発外傷、脊髄損傷、妊娠出産
増強因子	悪性腫瘍、長期臥床、麻酔時間、中心静脈ライン、感染症
患者背景	血栓性素因、静脈血栓塞栓症の既往、高齢、心肺疾患、下肢麻痺、炎症性腸疾患、肥満、エストロゲン治療

表3：静脈血栓塞栓症の付加的な危険因子の強度

危険因子の強度	危険因子
弱い	肥満
	エストロゲン治療
	下肢静脈瘤
中等度	高齢
	長期臥床
	うっ血性心不全
	呼吸不全
	悪性疾患
	中心静脈カテーテル
	癌化学療法
	重症感染症
強い	静脈血栓塞栓症の既往
	先天性血栓性素因
	抗リン脂質抗体症候群
	下肢麻痺

因子の強度を示す。

①先天性血栓性素因

上述したように先天性の血栓性素因は、単独でも非常に強い静脈血栓塞栓症の危険因子となる。手術後や妊娠出産などの他の危険因子が加わることにより、静脈血栓塞栓症を発症する頻度が高い。

②静脈血栓塞栓症の既往

静脈血栓塞栓症の既往は非常に強いリスクである。既往のない例に比して、手術後の肺血栓塞栓症や深部静脈血栓症のリスクは50倍であるとも報告されている[24]。

③手　術

手術そのものが強いリスクになるばかりでなく、手術に伴って種々の危険因子が、患者に加わる。よって、手術に関するリスクは、原疾患、手術時間、麻酔方法などの付加的な危険因子を総合して評価する必要がある。中でも、関節置換術などの下肢整形外科的手術では、静脈損傷、静脈圧迫、術後の下肢固定などが加わり、静脈血栓のリスクが非常に高まる。また予防に際しては、各々の手術の出血のリスクを十分考慮しなければならない。詳細は本書別項を参照されたい。

④骨盤および股関節周囲部骨折

この領域の骨折により大腿静脈の損傷や圧迫が生じ、さらに治療による運動制限や浮腫が加わり、非常に強い静脈血栓塞栓症のリスクになる。詳細は本書別項を参照されたい。

⑤外　傷

外傷は静脈血栓塞栓症の非常に強いリスクである。しかし外傷の種類は多様であるため、そのリスクの評価も容易ではない。また、頭部や内臓の損傷の可能性があり、薬物的予防は慎重に行う必要がある。

⑥妊娠および産褥

静脈血栓塞栓症は妊娠および産褥における母体死亡の中心疾患であり、特に、帝王切開後での発症頻度が高い。詳細は本書別項を参照されたい。

⑦長期臥床

臥床により下腿筋の能動運動が低下することにより静脈血の停滞が生じ、静脈血栓塞栓症の原因となる。1週間以内の臥床では静脈血栓の発症率は15-35％であるが、1週間以上では80％と非常に高率となる[25]。

⑧神経系疾患

下肢の麻痺では下腿の能動運動が低下し、静脈血栓塞栓症のリスクとなる。脳血管障害では麻痺側の下肢に静脈血栓が多いことが報告されている[26]。

⑨悪性疾患

悪性疾患と静脈血栓塞栓症との関連は、古くからトルソー症候群として知られている。腫瘍細胞から凝固原が放出されることや、癌細胞により静脈内皮細胞が直接障害を受けることが、静脈血栓形成の原因となる。種々の方法による検討では、肺血栓塞栓症は悪性疾患では3-5倍多く認められている[27]。

⑩癌化学療法

癌患者に対する化学療法は、静脈血栓塞栓症のリスクを増加させる。これは、①抗癌剤による腫瘍細胞の崩壊に伴い、大量の組織因子や膜型凝固第X因子様酵素が血中に放出されるため、②化学療法剤の血管内皮細胞に対する細胞毒性のため、③化学療法剤の肝毒性により内因性の抗凝固因子が減少することによるなど、が病因と考えられている。Levineらはステージ II の乳癌において、さらに6カ月の化学療法を行った場合には4.9％に静脈血栓塞栓症が発症したが、化学療法を中止した場合には全く静脈血栓塞栓症が発症していないと報告している[28]。

⑪年　齢

加齢に従い、血液凝固能の亢進や線溶活性の低下に加え、筋ポンプの低下、血管壁の変化が原因となり、静脈血栓塞栓症の頻度が増加する。

Sakumaらは人口動態統計の解析から肺血栓塞栓症による死亡率は年齢とともに増加することを示している[5]。欧米の予防ガイドラインにおいては、40歳以上からリスクが高まるとしているものが多い。

⑫肥　満

肥満は古くから静脈血栓塞栓症の危険因子とみなされている。肥満による運動制限や線溶活性の低下が原因と考えられている。米国のNurses' Health Studyでは、肥満指数（body mass index；BMI）が29以上の肥満が相対危険率3.0の強いリスク因子とされている[29]。一方、日本人においては欧米人よりも軽度の肥満で疾病を発症しやすいことが知られており、肥満の判定基準は肥満指数25以上とされている。しかし、どの程度の肥満指数が日本人の静脈血栓塞栓症のリスクとなるかは明らかにされていない。

⑬性　差

欧米のほとんどの研究は、静脈血栓塞栓症のリスクは女性で低いことを示している[5]。一方、本邦においては、女性に静脈血栓塞栓症の発症が多いとする報告が多い。肺塞栓症研究会の症例登録調査では、日本人の一般人口の男女比が1：0.96であるのに対し、急性肺血栓塞栓症例では妊娠出産例や女性特有臓器疾患例および経口避妊薬内服例を除外しても1：1.26と女性に高率であった[15]。

⑭抗リン脂質抗体症候群

抗リン脂質抗体症候群は、血小板のリン脂質、およびリン脂質とβ_2-glycoprotein Iやプロトロンビンとの複合体などに対する自己抗体を生ずる自己免疫性疾患である。プロテインCを活性化させるために必要なリン脂質を抗リン脂質抗体が阻止することなどにより血栓形成が促進されるため、静脈血栓塞栓症の強いリスクとなる。

⑮中心静脈カテーテル留置

カテーテル挿入域周囲にフィブリンスリーブ血栓および乱流が生じて血流が停滞するため、静脈血栓が発生しやすくなる。カテーテル留置の長期化により感染を来した場合にも血栓形成のリスクが高まる。

⑯重症感染症

外来タンパク質の存在、細胞障害や毒素などにより補体カスケードが活性化され血液凝固能が亢進し、静脈血栓塞栓症のリスクとなる。

⑰静脈瘤

うっ血や線溶能低下のために静脈瘤に血栓性静脈炎が生じた場合、それが深部静脈に進展する場合があり、静脈瘤は術後の静脈血栓塞栓症の独立した危険因子とされる。しかし、正確な静脈血栓の発生率は不明であり、現時点では静脈瘤の静脈血栓塞栓症に対するリスクは低いと考えられている。

7 周術期における静脈血栓塞栓症の予防法

1）危険因子の階層化

欧米のガイドラインにおいて各々のリスクに対する必要な予防法は、十分な臨床試験の結果に基づいて帰納的に導きだされている。さらに、疾患や処置のリスクを静脈血栓塞栓症の発症率によりいくつかのレベルに階層化して、ガイドラインの合理的な概略を策定している。一方、本邦においては十分なエビデンスがないため帰納的な方法では適切な予防法を導くことは不可能であり、現存する欧米のガイドラインを基本として演繹的に個々のリスクに対する予防法を推奨するといった方法をとらざるをえない。日本人における数少ない検討結果や専門医の意見を総合して各疾患や処置における静脈血栓塞栓症発症の相対危険度を推測し、欧米のガイドラ

表4：ACCPにおけるリスクの階層化と静脈血栓塞栓症の発生率

リスクのレベル	下腿DVT (%)	中枢型DVT (%)	症候性PE (%)	致死性PE (%)
低リスク	2	0.4	0.2	0.002
中等度リスク	10-20	2-4	1-2	0.1-0.4
高リスク	20-40	4-8	2-4	0.4-1.0
最高リスク	40-80	10-20	4-10	0.2-5

DVT：深部静脈血栓症、PE：肺血栓塞栓症
(Geerts WH, Heit JA, Clagett GP, et al. Prevention of venous thromboembolism. Chest 2001；119 (Suppl1)：132S-75S より改変)

インのリスク段階（表4）に当てはめることにより、適当と考えられる予防法を推奨することになる。

2) 静脈血栓塞栓症の具体的な予防方法の種類

静脈血栓塞栓症の予防は、血液凝固活性の調節と下肢への静脈うっ滞の防止により達成される。方法としては理学的予防法と薬物的予防法がある。開始時期や用量については、各論で詳細を述べる。

a．理学的予防法

①早期歩行

歩行は下肢を積極的に動かすことにより下腿のポンプ機能を活性化させ、下肢への静脈うっ滞を減少させる。手術後の早期歩行開始は、周術期の深部静脈血栓症の発生頻度を低下させる。大木らは人工股関節置換術施行後で通常のリハビリテーションを行った群と早期にリハビリテーションを行った群を比較し、深部静脈血栓症の発症率は前者で10％であるのに対し後者では0％と報告している[30]。早期離床が困難な患者では、静脈還流を促進するために下肢の挙上や関節運動を、自動・他動的に実施することが効果的である。

②弾性ストッキング

弾性ストッキングは下肢を圧迫することにより静脈の血流速度を増加させ、下肢への静脈うっ滞を減少させる。また、うっ滞や静脈拡張の結果生ずる静脈内皮の損傷も防止する。他の予防法と比較して、出血などの合併症がなく簡易で値段も比較的安いという利点がある。弾性ストッキングは、中等度のリスクを有する手術後の患者では深部静脈血栓の有意な減少を認めているが、高リスク群での単独使用における効果は明らかではない[31]。深部静脈血栓予防用の弾性ストッキングは、一般に足関節が16-20 mmHgの圧迫圧で、足関節、下腿、大腿近位部の圧迫圧比は10：7：4となっている。着用においては、ストッキングの上端が丸まったり途中にシワができたりすると局所的に圧迫圧が高まる状態になるので注意する必要があり、静脈還流障害や動脈血行障害を起こすことがある。また、動脈血行障害や下肢の急性炎症がある患者、うっ血性心不全の症例への使用には慎重を要する。

③間欠的空気圧迫法

間欠的空気圧迫法では、機器を用いて下肢に巻いたカフに空気を間欠的に送入して下肢をマッサージし、弾性ストッキングと同様に下肢静脈うっ滞を減少させ静脈内皮の損傷を防止する。さらに、線溶活性を亢進させる。能動的に静脈還流を促進させることなどにより弾性ストッキングよりも効果が高く、中等度や高リスク群にも使用され、特に出血の危険が高い場合に

有用な予防法である。その予防効果は薬物的予防法と同程度とも報告されている[32]。下腿を中心に圧迫するカーフポンプ・タイプと足部を圧迫するフットポンプ・タイプがよく使用されるが効果の差は明らかではなく手術の種類など目的により使い分けられる。本法の合併症としては、下腿の圧迫による総腓骨神経麻痺と区画症候群がある。また、下肢の急性炎症やうっ血性心不全、動脈血行障害例への使用は、弾性ストッキングと同様に慎重を要す。深部静脈血栓症の急性期には本法により肺血栓塞栓症を起こした報告もあり、さらに注意が必要である。受傷から本法の使用開始までに長時間経過した骨折手術後などには、すでに深部静脈血栓症が存在していないか否かの十分な観察が必要である。

b．薬物的予防法

①低用量未分画ヘパリン

8時間もしくは12時間ごとに未分画ヘパリン5,000単位を皮下注射する方法である。開始時期はリスクによって異なる。本法は静脈血栓塞栓症のリスクを60-70％減少させる[33)34)]。8時間ごとと12時間ごとの投与での効果の差は認められていない。検査室でのモニタリングを必要とせず、簡便で安く、安全な方法である。しかし、小出血の可能性があるため、脳神経外科、眼科、脊椎の手術患者への使用は避ける。未分画ヘパリンの禁忌には出血性潰瘍、脳出血急性期、出血傾向などが挙げられ、相対的禁忌としては悪性腫瘍、動静脈奇形、重症かつコントロール不能の高血圧、慢性腎不全、慢性肝不全、出産直後、大手術・外傷・深部生検後の2週間以内などがある。しかし、静脈血栓塞栓症は未分画ヘパリンの相対的禁忌の各状態を基礎として発症することが多く、個々の状態における出血のリスクと血栓のリスクの釣り合いを考慮したうえで使用する。

②用量調節未分画ヘパリン

活性化部分トロンボプラスチン時間を正常上限に調節してより効果を確実にする方法で、低用量未分画ヘパリンに比して静脈血栓塞栓症の発生率は低率であり、出血性合併症の増加も認められないと報告されている。特に、股関節手術後の深部静脈血栓症の予防においては、低用量未分画ヘパリンでは効果が不十分であるが、本法によりさらにリスクを低下できる[35)]。しかし、頻回な活性化部分トロンボプラスチン時間の測定を要し、非常に煩雑な方法であり、あまり実用的ではない。

③用量調節ワルファリン

ワルファリンを内服し、プロトロンビン時間の国際標準化比（PT-INR）が2.0-2.5となるように調節する方法である（本邦ではPT-INR 1.5-2.5で使用されることが多い）。ワルファリンの効果は第Ⅱ因子の濃度を低下させることで発揮される。第Ⅱ因子の半減期は約60時間であるため、ワルファリン内服開始から効果の発現までに3-5日間を要する。よって、術前から投与を開始したり、投与開始初期には他の予防法を併用したりする。ワルファリンは、安価であり経口薬という利点を有するが、PT-INRのモニタリングをしなくてはならない欠点がある。よって、リスクの高い下肢の整形外科的手術などに使用されることが多い。股関節置換術後でのワルファリンの相対リスク減少率は約60％と報告されている[36)37)]。ワルファリンの禁忌は上述の未分画ヘパリンと同様である。さらに、ワルファリンは胎盤を通過し、胚障害、中枢神経系障害、胎児失血を起こす可能性があり、全妊娠期間を通じて避けたほうがよい。しかし、授乳中の母親に投与しても、乳児には抗凝固効果を起こさないことは実証されている。

3）アスピリンの静脈血栓予防効果

抗血小板薬であるアスピリンは経口薬であ

り、安価で、血液検査によるモニタリングを必要としないため、非常に便利な予防法である。しかし、予防効果が低いため通常は予防法としては推奨されない。これに対し Antiplatelet Trialists' Collaboration[38] によるメタ解析においては、周術期の抗血小板薬による予防は深部静脈血栓症が37％、肺血栓塞栓症が71％有意に減少している。しかし、このメタ解析の基になる30以上の各々の試験においては、予防効果に有意差はなく、他の予防法と比して効果が少ないとされる。よって、ACCPのガイドラインではアスピリンの推奨は行っていない。

4）低分子量ヘパリンの有用性

本邦においてはいまだ静脈血栓塞栓症の予防に対して保険適用のない低分子量ヘパリンは、欧米ではすでに使用可能となっており、より安全で高リスク領域の予防により有効であるとして頻用されている。低分子量ヘパリンは、1976年に Anderson らにより偶然分画され、活性化部分トロンボプラスチン時間による凝固時間は延長せずに抗Xa活性は阻害するという特徴をもっていることが発見された[39]。その後、低分子量ヘパリンは未分画ヘパリンのもついくつかの限界を克服できるものであるということが明らかとなってきた。未分画ヘパリンと比較したときの低分子量ヘパリンの主な特徴は、半減期が長く皮下投与時のバイオアベイラビリティーがよいことから変動要因が少ないこと、投与量に比例した効果が期待できること、そのために全血凝固時間、活性化部分トロンボプラスチン時間、抗Xa活性等のモニタリングを必要としないことである。また、抗Xa活性/抗Ⅱa活性比がより大きいことから活性化部分トロンボプラスチン時間延長作用が弱く、したがって抗血栓作用を残しつつ出血助長作用が少ない薬剤と考えられている。さらに、低分子量ヘパリンは未分画ヘパリンにみられるようなヘパリン起因性血小板減少症を誘導しにくいが、これは血小板第Ⅳ因子や血小板に対する親和性が低いためである。また、未分画ヘパリンの長期投与により骨粗鬆症が引き起こされるが、低分子量ヘパリンの場合には骨芽細胞・骨吸収細胞への作用が少ないために骨粗鬆症は認められない。

静脈血栓塞栓症の予防に対する効果・安全性を実際の臨床成績でみると、その予防用量は静脈血栓塞栓症の頻度を低減させる効果と出血事象との兼ね合いによって決まり、未分画ヘパリンは1日2-3回の投与が必要であるのに対し、低分子量ヘパリンは1-2回投与で未分画ヘパリンと少なくとも同程度の効果・安全性を有することが、多くの成績結果から明らかとなっている。

現在、本邦においても深部静脈血栓症の予防に対する低分子量ヘパリンの有用性が検討されており、近い将来使用可能となることが期待される。

5）抗凝固療法の合併症への対応

抗凝固療法中に合併症を生じた場合には、その合併症への対応とともに、他の方法による静脈血栓塞栓症の管理法を考慮する必要がある。未分画ヘパリンの合併症としてもっとも重要であるのは出血である。しかし、未治療群と比較したメタ解析によると創部の血腫が若干多くみられたが、大出血や致死性の出血に差は認められていない（表5）[40]。未分画ヘパリンは循環血中の半減期が60分と短いため、投与を中止すると効果は急速に減弱する。よって、ほとんどの出血は未分画ヘパリンの中止と局所圧迫および適当な輸血により解決される。しかし生命を脅かす恐れがある出血の場合、硫酸プロタミンにより未分画ヘパリンの効果を中和させる必要がある。プロタミンの適量は、未分画ヘパリン中止直後に用いる場合には未分画ヘパリン100単位当たりプロタミン1mgであり、以後は

表5：外科手術後における低用量未分画ヘパリン群と未治療対照群との間で出血の頻度の比較を行ったランダム化試験のメタ解析

エンドポイント	試験数	治療群(例)	出血(%)	対照(例)	出血(%)	オッズ比	p
大出血	21	4,251	0.33	4,265	0.33	1.00	0.99
大出血(二重盲検試験)	4	392	1.8	243	0.82	2.19	0.32
創部の血腫	20	3,379	6.3	3,368	4.1	1.56	<0.001
創部の血腫(二重盲検試験)	4	363	8.0	218	2.3	3.04	<0.01

(Clagett GP, Reisch JS. Prevention of venous thromboembolism in general surgical patients : results of meta-analysis. Ann Surg 1988 ; 208 : 227-40 より改変)

未分画ヘパリンの半減期が60分であることから必要量を換算する。未分画ヘパリン中止1時間後に投与する場合には、プロタミンの量は0.5mgとなる。プロタミン投与の直前、直後および2時間後に活性化部分トロンボプラスチン時間を測定し、中和効果を判定する。出血のために抗凝固療法の続行が困難となった場合には、他の方法で血栓塞栓症の発症を管理する必要がある。リスクが高い症例においては間欠的空気圧迫法の適応となる。すでに離床後などでリスクが低下した患者においては、弾性ストッキングのみで対応可能である。

そのほかに未分画ヘパリンの出血以外の合併症としては、ヘパリン起因性血小板減少症、骨粗鬆症、皮下注射部位の局所皮膚過敏症と皮膚壊死がある。

ワルファリンのもっとも重要な合併症も、やはり出血である。出血の頻度はワルファリンの強度や患者における危険因子に影響される。年齢(65歳以上)、脳卒中または消化管出血の既往、腎不全や貧血などの合併症の存在により大出血のリスクが増える。また、アスピリンの併用は、血小板機能障害と胃びらんの発生により出血率が増加することが示されており注意を要する。PT-INRが2.0-3.0でコントロールされた患者の出血の頻度は、対象群が0.5-1.0%であるのに対し1.0-1.5%と報告されている[41]。出血が発生した場合には、止血されるまでワルファリンを中止する。生命にかかわる出血で、かつPT-INRが延長している場合には血漿輸血により凝固欠損をただちに補正し、ビタミンK_1製剤10-25mgを投与する。出血は生命に関わるものではないがPT-INRが著明に延長している場合には、ビタミンK_1 5mgを皮下注射する。PT-INRが治療域内である出血の場合には、出血源を探す必要がある。

8 おわりに

静脈血栓塞栓症は周術期における一つの大きな懸案事項であり、手術などの医療行為の実施に重大な影響を与えている。本邦におけるエビデンスは十分ではないが、多くの周術期患者に血栓予防を行うことを支持する報告は増加している。さらに、周術期以外の外傷・骨折や周産期、さらには急性内科疾患で入院中の患者にも、同様に静脈血栓塞栓症の予防が必要である。静脈血栓塞栓症に対する予防対策は、入院患者をその危険から守るだけでなく、医療関係者にとっても医療行為をより安心して行うために不可欠な方策である。

一方で、現在各方面で検討されている予防法は、欧米のガイドラインのようにエビデンスに基づいたものではなく、またその妥当性を証明する作業も行われていない。よって、その信頼性は自ずと低いものとなっており、静脈血栓塞栓

栓症の予防を考慮する際の一つの目安にすぎないことを十分理解すべきである。また、仮に理想的なガイドラインであっても、個々の症例においては複数のリスクが重複し、その評価は非常に複雑となる。よって、個々の症例のリスクの最終的な評価は担当の主治医が決定すべきものである。さらに、上述したように未知の血栓性素因が存在する可能性が高く、後天的なリスクの評価のみでは、完全な静脈血栓塞栓症のリスクの評価は不可能であることを認識しなくてはならない。

現時点でもっとも重要であることは、一般の医療関係者に周術期の静脈血栓塞栓症の問題を十分認識させること、およびさらに研究を重ねてより信頼性の高い本邦独自の静脈血栓塞栓症の予防戦略を確立させることである。

【参考文献】

1) Geerts WH, Heit JA, Clagett GP, et al. Prevention of venous thromboembolism. Chest 2001; 119 (Suppl 1): 132S-75S.
2) Nicolaides AN, Breddin HK, Fareed J, et al. Prevention of venous thromboembolism. International Consensus Statement. Guidelines compiled in accordance with the scientific evidence. Int Angiol 2001; 20: 1-37.
3) 中村真潮. 本邦における肺血栓塞栓症の現状. 日血栓止血誌 2001; 12: 450-459.
4) 中村真潮, 山田典一, 中野 赳ほか. 静脈血栓塞栓症の最近の話題. 脈管学 2003; 43: 4, 121-6.
5) Sakuma M, Konno Y, Shirato K. Increasing mortality from pulmonary embolism in Japan, 1951-2000. Jpn Circ J 2002; 66: 1144-9.
6) Zilliacus H. On the specific treatment of thrombosis and pulmonary embolism with anticoagulants, with a particular reference to the post thrombotic sequelae. Acta Med Scand 1946; 170: 1-221.
7) Hull RD, Hirsh J, Carter CJ, et al. Pulmonary angiography, ventilation lung scanning, and venography for clinically suspected pulmonary embolism with abnormal perfusion lung scan. Ann Intern Med 1983; 98: 891-9.
8) Moser KM, Fedullo PF, LitteJohn JK, et al. Frequent asymptomatic pulmonary embolism in patients with deep venous thrombosis. JAMA 1994; 271: 223-5.
9) Gulba DC, Schmid C, Borst HG, et al. Medical compared with surgical treatment for massive pulmonary embolism. Lancet 1994; 343: 576-7.
10) Ota M, Nakamura M, Yamada N, et al. Prognostic significance of early diagnosis in acute pulmonary thromboembolism with circulatory failure. Heart Vessels. 2002; 17: 7-11.
11) Nakamura M, Fujioka H, Yamada N, et al. Clinical characteristics of acute pulmonary thromboembolism in Japan: results of a multicenter registry in the Japanese Society of Pulmonary Embolism Research. Clin Cardiol 2001; 24: 132-8.
12) Hirst AE, Gore I, Tanaka K, et al. Myocardial infarction and pulmonary embolism. Arch Pathol 1965; 80: 365-7.
13) Kumasaka N, Sakuma M, Shirato K. Incidence of pulmonary thromboembolism in Japan. Jpn Circ J 1999; 63: 439-41.
14) Diebold J, Lohrs U. Venous thrombosis and pulmonary embolism: a study of 5039 autopsies. Pathol Res Pract 1991; 187: 260-6.
15) Lindblad B, Eriksson A, Bergqvist D. Autopsy-verified pulmonary embolism in a surgical department: analysis of the period from 1951 to 1988. Br J Surg 1991; 78: 849-52.
16) 中野 赳, 伊藤早苗, 竹沢英郎. 肺塞栓症の疫学. 日医新報 1980; 2949: 43-7.
17) 中村陽一, 由谷親夫, 今北正美ほか: 肺梗塞発生に至る静脈血栓症および肺血栓塞栓症の病理組織学的研究. 静脈学 1996; 7: 17-22.
18) Virchow R. Gesammelte Abhandlungen zur Wissenschaftlichen Medizin. Frankfurt: Meidinger Sohn; 1856.
19) 高松純樹, 利見和夫, 山本晃士, ほか. 確定した深部静脈血栓症に於ける先天性凝固線溶因子欠乏・異常症. 日血栓止血誌 1991; 2: 384.
20) 阪田敏幸. プロテインCおよびアンチトロンビン欠乏症の頻度ならびに静脈血栓症への関与.

日血栓止血誌 2000；11：510.

21) Seki T, Okayama H, Kumagai T, et al：Arg506Gln mutation of the coagulation factor V gene not detected in Japanese pulmonary thromboembolism. Heart Vessels 1998；13：195-8.

22) Yamada N, Nakamura M, Nakano T, et al：Epidemiological Characteristics of Acute Pulmonary Thromboembolism in Japan. Int Angiol 2003；(inpress).

23) Anderson FA Jr, Wheeler HB, Goldberg RJ et al. The prevalence of risk factors for venous thromboembolism among hospital patients. Arch Intern Med 1992；152：1660-4.

24) Flordal PA, Bergqvist D, Ljungstrom KG, et al. Clinical relevance of the fibrinogen uptake test in patients undergoing elective general abdominal surgery-relation to major thromboembolism and mortality. Fragmin Multicentre Study Group. Thromb Res 1995；80：491-7.

25) Gibbs NM. Venous thrombosis of the lower limbs with particular reference to bed rest. Br J Surg 1957；45：209.

26) Turpie AG, Levine MN, Hirsh J, et al. Double-blind randomized trial of Org 10172 low-molecular-weight heparinoid in prevention of deep-vein thrombosis in thrombotic stroke. Lancet 1987；I：523-6.

27) Lee AYY, Levine MN. The thrombophilic state induced by therapeutic agents in the cancer patient. Semin Thromb Haemost 1999；25：137-45.

28) Levine MN, Gent M, Hirsh J, et al. The thrombogenic effect of anticancer drug therapy in women with stage II breast cancer. N Engl J Med 1988；318：404-7.

29) Goldhaber SZ, Grodstein F, Stampfer MJ, et al. A prospective study of risk factors for pulmonary embolism in women. JAMA 1997；277：642-5.

30) 大木 央ほか：人工股関節置換術後の深部静脈血栓症に対する早期リハビリの効果. 中部整災誌 2000；43：1305-6.

31) Wells PS, Lensing AW, Hirsh J. Graduated compression stockings in the prevention of postoperative venous thromboembolism：A meta-analysis. Arch Intern Med 1994；154：67-72.

32) Warwick D, Harrison J, Glew D, Comparison of the use of a foot pump with the use of low-molecular-weight heparin for the prevention of deep-vein thrombosis after total hip replacement. a prospective, randomized trial. J Bone Joint Surg Am 1998；80：1158-66.

33) Collins R, Scrimgeour A, Yusuf S, et al. Reduction in fatal pulmonary embolism and venous thrombosis by perioperative administration of subcutaneous heparin：overview of results of randomized trials in general, orthopedic, and urologic surgery. N Engl J Med 1988；318：1162-73.

34) Clagett GP, Reisch JS. Prevention of venous thromboembolism in general surgical patients. results of meta-analysis. Ann Surg 1988；208：227-40.

35) Leyvraz PF, Richard J, Bachmann F, et al. Adjusted versus fixed-dose subcutaneous heparin in the prevention of deep-vein thrombosis after total hip replacement. N Engl J Med 1983；309：954-8.

36) Hull RD, Pineo GF, Francis CW, et al. Low-molecular-weight heparin prophylaxis using dalteparin in close proximity to surgery versus warfarin in hip arthroplasty patients：a double-blind, randomized comparison. Arch Intern Med 2000；160：2199-207.

37) Hull R, Raskob G, Pineo G, et al. A comparison of subcutaneous low-molecular-weight heparin with warfarin sodium for prophylaxis against deep-vein thrombosis after hip or knee implantation. N Engl J Med 1993；329, 1370-6.

38) Antiplatelet Trialists' Collaboration. Collaborative overview of randomized trials of antiplatelet therapy：III. reduction in venous thrombosis and pulmonary embolism by antiplatelet prophylaxis among surgical and medical patients. BMJ 1994；308：235-46.

39) Anderson LO, Barrowcliffe TW, Holmer et al. Anticoagulant properties of heparin fractionated by affinity chromatography on matrix bound Antithrombin III and by gel filtration. Thromb Res 1976, 9：575-83.

40) Clagett GP, Reisch JS. Prevention of venous thromboembolism in general surgical patients：results of meta-analysis. Ann Surg 1988；208：227-40.

41) Petersen P, Boysen G, Godtfredsen J, et al. Placebo-controlled, randomized trial of warfarin and aspirin for prevention of thromboembolic complications in chronic atrial fibrillation : The Copenhagen AFASAK study. Lancet 1989 ; 8631 : 175-9.

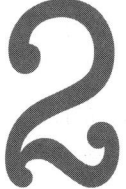

周術期肺血栓塞栓症

■川島康男(帝京大学医学部麻酔科学講座)　　　　　　　　　　【2-1　術中発生率と死亡率】
■安達知子(総合母子保健センター愛育病院産婦人科)、安達秀雄(自治医科大学大宮医療センター心臓血管外科)　　　　　　　　　　　　　　　　　　　　　【2-2　病態生理、診断、治療法】

【 2-1 ● 術中発生率と死亡率 】

術中発症の肺塞栓症*に関する本格的な調査はこれまで本邦では行われていなかった。日本麻酔科学会では全指導病院を対象に、「麻酔関連偶発症例調査」を1993年から継続してきたが、その主原因52項目の一つとして肺塞栓症が含まれている。本稿では調査用紙の形式がそれぞれ共通な1994-1998年の第一次調査[1)2)]と、1999-2003年の第二次調査[3)4)]の1部3年間、計8年間の通算5,383,059症例の調査データから、術中発症の肺塞栓症の発生率およびその転帰、死亡率、リスクファクターについて解析した結果を中心に述べる。

1 調査方法

本調査の調査方法はいわゆる秘密調査confidential questionnairesで、回収されたデータの出所は厳重に保護されている。調査方法の詳細に関してはすでに発表[3)]しているので、紙数の関係から要点だけを紹介しておく。

集計した肺塞栓症は、手術中に心停止、高度低血圧、高度低酸素血症、その他の危機的偶発症を来し、その原因が52項目挙げられた主原因の中から肺塞栓（血栓塞栓、空気塞栓、脂肪塞栓）によるものと報告された症例である。

「高度低血圧」、「高度低酸素血症」の定義は、「心停止を覚悟したあるいは意識障害、心筋障害等の後遺症を覚悟した、転帰予測のつかない低血圧、低酸素血症」とし、「その他の危機的偶発症」はこれに準じた偶発症とした。

各症例の転帰を術中死亡、術後7日以内死亡、植物状態移行、後遺症なし、その他に分類集計し、また術中死亡と術後7日以内死亡の和を総死亡と定義し集計した。これらの症例と各病院から報告された年間麻酔科管理症例数（年間手術数から局所麻酔など麻酔科非管理症例数を除外した数）から、発生率、死亡率およびその他の転帰率を計算により求めた。

二次調査では調査内容が少し詳しくなっており、上記の全症例に対する解析に加えて、「麻酔リスク別」、「年齢別」、「手術部位別」、「麻酔法別」の解析が可能となった。一次調査5年間の解析総症例数は2,363,038症例、二次調査3年間の解析症例数は3,020,021症例で、8年間通算で5,383,059症例であった。有効回答率は一次調査で平均39.9％（95％信頼区間33.5-46.2）、二次調査で平均71.9％（95％信頼区間59.4-84.5）であったが年々上昇し、2001年では87.9％に達した。

*肺塞栓症：肺血栓塞栓症、空気塞栓症、脂肪塞栓症を表す。

2 術中肺塞栓症の発生率

日本麻酔科学会の麻酔関連偶発症例調査において、手術中の心停止、高度低血圧、高度低酸素血症、その他の危機的偶発症の主原因が肺塞栓症とされたのは、8年間計341症例〔年平均43（95％信頼区間28-58）症例〕であった[5]。年次ごとの肺塞栓症の発生数には増加傾向が認められたが、これは有効回答率の増加に伴う解析症例数の増加の影響であり、麻酔科管理1万症例当たりの発生率でみると年平均0.63（95％信頼区間0.49-0.77）、言い換えれば17,377（95％信頼区間13,420-21,334）症例に1例で、増加傾向は認められなかった（図1）。これを一次調査と二次調査に分けても0.66（95％信頼区間0.45-0.87）、0.58（95％信頼区間0.42-0.74）と統計学的な有意差はなかった。二次調査3年間の肺塞栓症による偶発症（年平均59症例）の内訳を図2に示した。

周術期肺塞栓症の発生頻度に関する本邦での調査としては、1993-1997の5年間を対象に東京麻酔専門医会の謝らが行った全国アンケート調査がある[6]。全国179施設へのアンケートで88施設から回答があり、183症例の報告があった。そのうち詳細な記載があった158症例中28％が術中に発生していた。調査期間が1年ほどずれるが、一次調査の年平均術中肺塞栓症発生率0.66にこの数値を当てはめると、本邦での周術期の肺塞栓症発生率は1万症例当たり2.35例、すなわち、4,255症例に1例と推定される。

欧米諸国における高率の肺血栓塞栓症の発生はよく知られたところであるが、1997年のInternational Angiology の Consensus Statement[7]によれば、深部静脈血栓の発生が人口（general population）1万人当たり毎年16人、臨床症状を伴う非致死的肺血栓塞栓症が2人、病理解剖により確定診断となった致死的肺血栓塞栓症が5人と報告されている。本邦でのデータとは母集団が異なるので一概に比較はできないが、現時点では欧米の発生率とまだ大差があると考えられる。

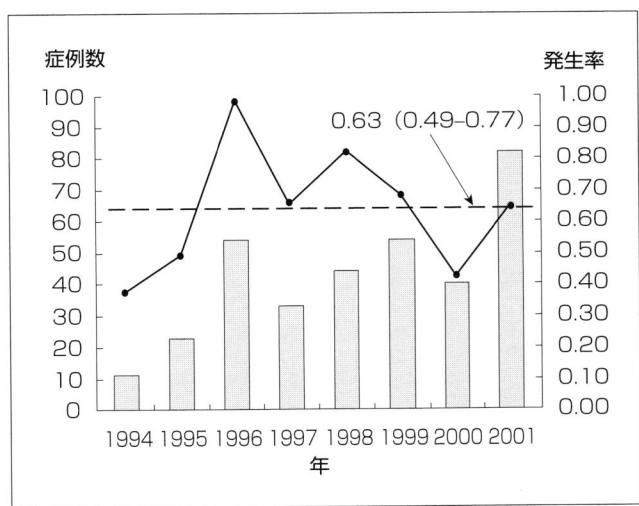

図1：術中発症の肺塞栓症の年次別症例数（棒グラフ）と対1万症例発生率（折れ線グラフ）

点線は発生率の8年間平均値（95％信頼区間）。年次別症例数は増加傾向にあるが、これは母数である解析症例数の増加によるもので、年次別発生率に増加傾向は認められなかった。

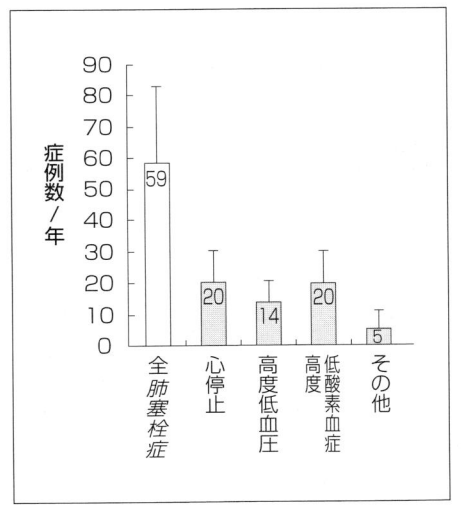

図2：術中発症の全肺塞栓症例の内訳（1999-2001）

数値は平均値で、縦線は95％信頼区間（$n=3,020,021$）。

3 術中肺塞栓症の転帰と死亡率

全肺塞栓症の転帰（表1、図3）では、後遺症なく回復したのは平均49.2％、術中死亡が11.5％、術後7日以内死亡が19.5％、植物状態移行が5.8％、その他および不明が14.1％、術中死亡と術後7日以内死亡を合わせた総死亡は30.9％であった。二次調査の3年間の最新データに限っても、この傾向にほとんど差はなかった。対1万症例総死亡率は12.5であった。

術中心停止に至った肺塞栓症例は計118症例、年平均14.8症例で、全症例の36.2％であった。心停止症例の転帰をみると、後遺症なく回復したのは13.5％にすぎず、術中死亡が30.0％、術後7日以内死亡が35.6％、植物状態移行が8.6％であった（図3）。術中死亡と術後7日以内死亡を合わせた総死亡は65.6％に達し、対1万症例総死亡率は9.5であった。高度低血圧、高度低酸素血症など、手術中に心停止に至らなかったのは計223（年平均28）症例で、70.1％

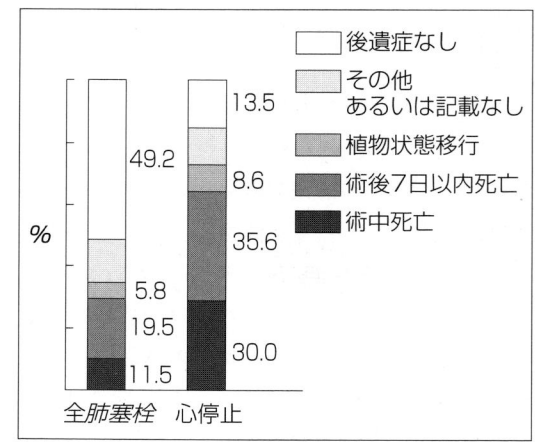

図3：術中発症の全肺塞栓症例（$n=341$）およびその心停止症例（$n=118$）の転帰（1994-2001）

図の数値は8年間の平均値。後遺症なしの回復の95％信頼区間は全肺塞栓症（43.2-55.1）、心停止症例（6.0-21.0）。

が後遺症なく回復し、10.9％が死亡した。

術中心停止に至った症例を二次調査3年間の最新データ計59（年平均20）症例に限ってみても、後遺症なく回復したのは13.6％にすぎず、

表1：術中発症肺塞栓症の転帰（1994-2001）[5]

		症例数	後遺症なし	術中死亡	7日以内死亡	総死亡[*1]	植物状態移行	その他
心停止	計	118	18	34	42	76	10	14
	平均	14.8	2.3	4.3	5.3	9.5	1.7	1.8
	S.D.	7.3	2.1	2.1	3.3	5.2	1.4	1.6
	95％信頼区間	9.7-19.8	0.8-3.7	2.8-5.7	3.0-7.5	5.9-13.1	0.7-2.6	0.7-2.8
心停止以外[*2]	計	223	157	1	23	24	9	33
	平均	27.9	19.6	0.1	2.9	3.0	1.8	4.1
	S.D.	14.9	11.6	0.4	2.1	2.3	0.8	2.4
	95％信頼区間	17.6-38.2	11.6-27.7	0.0-0.4	1.4-4.3	1.4-4.6	1.2-2.4	2.5-5.8
全肺塞栓症	計	341	175	35	65	100	19	47
	平均	42.6	21.9	4.4	8.1	12.5	2.4	5.9
	S.D.	21.7	13.2	2.3	4.6	6.5	2.0	3.8
	95％信頼区間	27.6-57.7	12.7-31.0	2.8-6.0	5.0-11.3	8.0-17.0	1.0-3.8	3.2-8.5

$n=5,383,059$。数値は症例数。[*1]総死亡：術中死亡と術後7日以内死亡の和。[*2]心停止以外：高度低血圧、高度低酸素血症、その他の危機的偶発症。
（川島康男、瀬尾憲正、巌 康秀ほか．術中致死的肺塞栓症の現況―日本麻酔科学会麻酔関連偶発症例調査より―．日臨麻会誌 2002；22：98-109より引用）

術中死亡が28.8％、術後7日以内死亡が39.0％、植物状態移行が11.9％、術中死亡と術後7日以内死亡を合わせた総死亡は67.8％と、全く改善していなかった。

4 総死亡の原因としての術中肺塞栓症の位置付け

二次調査3年間での総死亡症例2,054症例中、肺塞栓症は計53症例2.6％を占め、死亡原因の第11位であった（図4）。偶発症の主原因は「麻酔管理が原因」26項目、「術中発症の病態が原因」8項目、「術前合併症が原因」14項目、「手術が原因」3項目、その他1項目の計52項目に分類して集計を行ったが、出血性ショックの術前合併と手術が原因の大出血が死因の第1位と第2位で、両者で死因の50.2％を占めた。

5 手術部位別解析

手術部位別の解析では、3年間通算168症例中、四肢・末梢血管が82症例48.8％、開腹が39症例23.2％を占めた（表2、図5）。部位別の対1万症例発生率では、四肢・末梢血管は1.67と最高で、開胸＋開腹群が1.46で第2位であった。手術部位別発生率で四肢・末梢血管が高かったことは大方の予想と一致すると思われるが、発生数の多い開腹は手術数が多いことによるもので、発生率としては0.45と全手術の平均値0.58より低かった。開胸＋開腹の手術数は全体の約0.7％にすぎず、母数が小さいことによるバイアスがかかった可能性がある。比較的高リスクの手術部位としては開頭、心・大血管、帝王切開、脊椎が0.77-0.69（対1万症例）で、頭頸部、胸壁・腹壁・会陰ではリスクが小さく、全手術平均の95％信頼区間0.42-0.74（対1万症

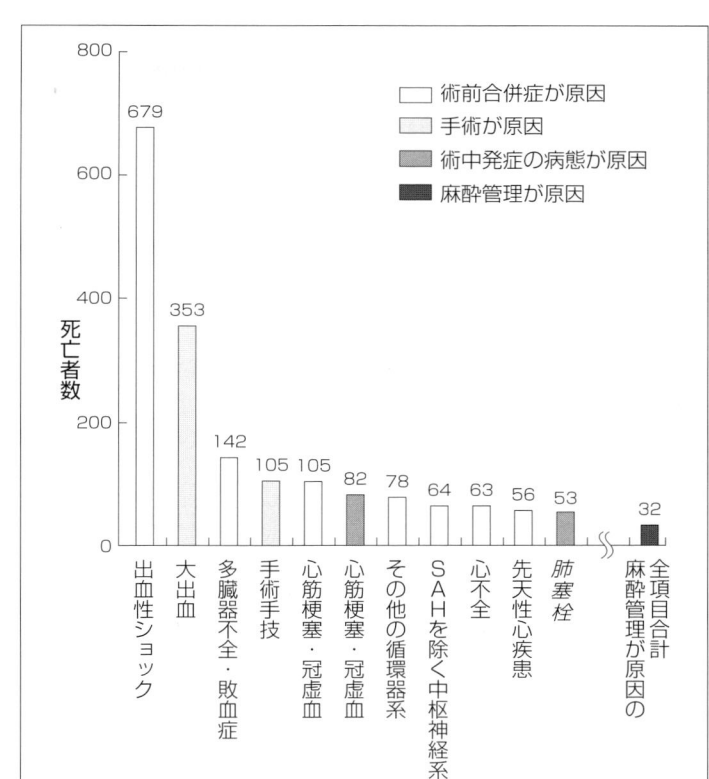

図4：1999-2001年通算2,054総死亡の死因別上位11項目と，麻酔管理が原因の全項目合計の死亡者数[5]

総死亡は術中死亡と術後7日以内の死亡の和。肺塞栓症は第11位で2.6％を占めた。
（解析総症例数 $n=3,020,021$）
（川島康男，瀬尾憲正，巖 康秀ほか．術中致死的肺塞栓症の現況―日本麻酔科学会麻酔関連偶発症例調査より―．日臨麻会誌 2002；22：98-109より引用）

表2：術中発症肺塞栓の手術部位別，年齢別，ASA PS別，麻酔法別転帰（1999-2001）[5]

		症例数		全肺塞栓					心停止症例			
			症例数	後遺症なし	術中死亡	後7日以内死	総死亡	植物状態移行	症例数	後遺症なし	術中死亡	後7日以内死	総死亡	植物状態移行
手術部位別	開頭	121,645	9	88.9	11.1	0.0	11.1	0.0	1	0.0	100.0	0.0	100.0	0.0
	開胸	100,097	3	66.7	0.0	0.0	0.0	0.0	1	0.0	100.0	0.0	100.0	0.0
	心・大血管	104,527	8	37.5	25.0	12.5	37.5	12.5	4	25.0	50.0	25.0	75.0	0.0
	開胸+開腹	20,502	3	66.7	0.0	33.3	33.3	0.0	0					
	開腹	870,280	39	59.0	5.1	28.2	33.3	2.6	10	10.0	20.0	60.0	80.0	10.0
	帝王切開	95,674	7	85.7	14.3	0.0	14.3	0.0	1	0.0	0.0	0.0	0.0	0.0
	頭頚部	418,903	2	100.0	0.0	0.0	0.0	0.0	0					
	胸壁・腹壁・会陰	399,482	3	66.7	0.0	33.3	33.3	0.0	1	0.0	100.0	0.0	100.0	0.0
	脊椎	101,476	7	0.0	42.9	42.9	85.7	14.3	7	0.0	42.9	42.9	85.7	14.3
	四肢・末梢血管	489,721	82	45.1	11.0	18.3	29.3	12.2	32	18.8	25.0	31.3	56.3	15.6
	その他	136,917	5	80.0	0.0	0.0	0.0	0.0	0					
	全症例	2,859,224	168	53.0	10.7	19.0	29.8	7.7	56	14.3	30.4	35.7	66.1	12.5
年齢別	-18歳	428,361	5	80.0	20.0	0.0	20.0	0.0	1	0.0	100.0	0.0	100.0	0.0
	-65歳	1,611,319	77	59.7	7.8	19.5	27.3	5.2	28	17.9	21.4	42.9	64.3	10.7
	-85歳	812,882	78	48.7	9.0	20.5	29.5	10.3	23	8.7	30.4	34.8	65.2	17.4
	86歳-	57,599	12	25.0	33.3	16.7	50.0	8.3	5	20.0	60.0	20.0	80.0	0.0
	全症例	2,910,161	172	53.7	10.7	18.6	29.4	7.3	57	13.8	31.0	36.2	67.2	12.1
ASA PS別	定時	2,430,149	140	55.0	8.6	14.3	22.9	11.4	44	15.9	25.0	27.3	52.3	22.7
	緊急	359,858	30	50.0	10.0	30.0	40.0	6.7	11	9.1	27.3	45.5	72.7	18.2
	1+1E	1,173,814	24	75.0	8.3	4.2	12.5	8.3	6	33.3	33.3	16.7	50.0	16.7
	2+2E	1,279,763	84	58.3	6.0	14.3	20.2	10.7	25	16.0	20.0	24.0	44.0	24.0
	3+3E	301,762	52	42.3	9.6	26.9	36.5	11.5	18	5.6	22.2	22.2	44.0	22.2
	4+4E	29,326	8	25.0	37.5	12.5	50.0	12.5	6	16.7	50.0	16.7	66.7	16.7
	5+5E	3,279	2	50.0	0.0	50.0	50.0	0.0	0					
	6+6E	2,063	0						0					
	全症例	2,790,007	170	54.1	8.8	17.1	25.9	10.6	55	14.5	25.5	30.9	56.4	21.8
麻酔法別	全身麻酔	1,482,775	72	51.4	13.9	22.2	36.1	6.9	26	11.5	34.6	38.5	73.1	11.5
	全身麻酔+硬・脊・伝	886,612	55	60.0	1.8	23.6	25.5	3.6	17	16.7	5.9	58.8	64.7	5.9
	CSEA・硬・脊	466,340	42	47.6	14.3	7.1	21.4	14.3	12	16.7	50.0	0.0	50.0	25.0
	全症例	2,835,727	169	53.5	10.0	18.8	28.8	7.6	55	14.5	29.1	36.4	65.5	12.7

転帰の数値は%．CSEA：脊硬麻．

（川島康男，瀬尾憲正，巌 康秀ほか．術中致死的肺塞栓症の現況―日本麻酔科学会麻酔関連偶発症例調査より―．日臨麻会誌 2002；22：98-109より引用）

例）の範囲の外にあった。

欧米での手術別深部静脈血栓発生率を表3に示した。欧米での致死的肺血栓塞栓症発生率（周術期）は、何ら予防法を講じない場合、定時股関節全置換手術で1.65%（95%信頼区間0.38-2.7）、大腿頸部骨折手術で4.0%（95%信頼区間3.0-5.3）、一般外科手術で0.87%（95%信頼区間0.62-1.1）と報告されており[7]、本調査でのデータと約100倍以上の開きがある。

手術部位別の3年間通算心停止発生数では1万症例当たり四肢・末梢血管が32と突出し、次いで開腹10、脊椎7、心・大血管4であった（表2）。心停止発生率でみると脊椎が対1万症例当たり0.69と四肢・末梢血管の0.65と並ぶ高値を示したことが特異的であった。これには腹臥位での手術により、異常発見および治療開始までの時間が延長することが関与している可能性が高い。心・大血管0.38がこれに続き、開頭、開胸、開腹、帝王切開が0.08-0.11で第3グループを形成し、他の手術部位は0.00以下であった。

手術部位別の転帰（表2）をみると、全肺塞栓症では脊椎での予後が最悪で、7症例中後遺症なく回復したのは0%で、術中死亡、術後7日以内死亡各42.9%、植物状態移行14.3%であった。四肢・末梢血管および心・大血管での予後が次に悪く、後遺症なしの回復率が40%前後であった。その他の手術部位では66.7%以上が後遺症なく回復していた。しかし、心停止を来した症例は手術部位に関係なく予後が悪く、後遺症のない回復はいずれも25%以下であった。

6 年齢別解析

年齢別解析が可能であった3年間通算177症例の年齢分布は、18歳以下5症例、19-65歳77症例、66-85歳78症例、86歳以上12症例であった。対1万症例発生率は全肺塞栓症でも、心停止症例でも高年齢群ほど有意に高かった（$p<0.01$）（図6）。転帰を全肺塞栓症についてみると、高年齢群ほど予後が悪かった（表2）。しかし心停止に至った症例では、年齢に関係なく後遺症のない回復は20%以下であった。

7 ASA PS別解析

ASA PS*別解析が可能であった3年間通算170症例の解析で、全肺塞栓症および心停止発生症例ともに、定時手術と緊急手術間で発生率

* ASA PS：American Society of Anesthesiologists Physical Status（米国麻酔学会麻酔リスク）。

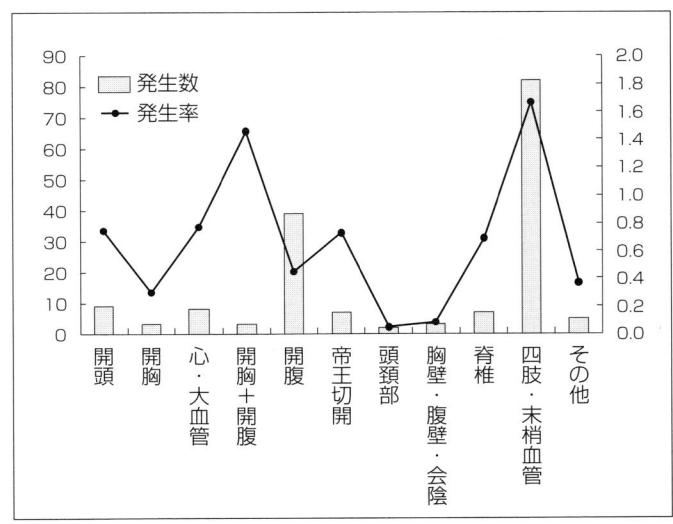

図5：手術部位別全肺塞栓発生数（$n=168$）と対1万症例発生率（$n=2,859,224$）[5]

四肢・末梢血管は発生数、発生率ともに高いが、開腹での発生数の多さは手術症例の多さが原因で、発生率は必ずしも高くない。開胸＋開腹での高発生率は症例数が8,898と開胸の約1/5、開腹の約1/42と少ないことによるバイアスがかかっている可能性がある。（川島康男，瀬尾憲正，巖　康秀ほか．術中致死的肺塞栓症の現況―日本麻酔科学会麻酔関連偶発症例調査より―．日臨麻会誌 2002；22：98-109より引用）

表3：欧米での予防措置をとらなかった場合の手術別深部静脈血栓発生率[7]

手術	解析論文数	患者数	発生率（%）	95%信頼区間（%）
定時股関節置換術	17	851	51	48–54
多発性外傷	4	536	50	46–55
膝関節置換術	7	541	47	42–51
大腿骨骨折	16	836	45	41–48
脊髄外傷	9	458	35	31–39
恥骨上前立腺摘除術	8	335	32	27–32
一般外科	1	4,310	25	24–26
脳神経外科	5	280	22	17–27
婦人科手術（悪性疾患）	4	297	22	17–26
婦人科手術（良性疾患）	4	460	14	11–17
高齢者（65歳超）	1	131	9	5–15
TUR	3	150	9	55

静脈造影またはフィブリノゲン摂取率による確定診断症例のみ。発生率は個々の報告の重みづけ平均。
（Nicolaides AN, Bergqvist. D, Hull R. Consensus statement, Prevention of venous thromboembolism. Int Angiol 1997；16：3–38より引用）

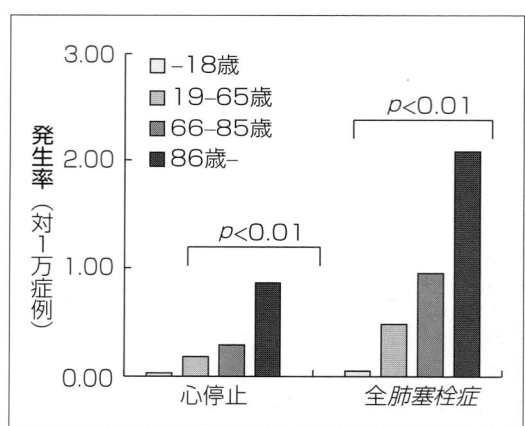

図6：*肺塞栓*年齢別発生率（1999–2001）[5]
全*肺塞栓*、心停止症例ともに高年齢群ほど発生率が有意に高かった。
（川島康男，瀬尾憲正，巌　康秀ほか．術中致死的肺塞栓症の現況—日本麻酔科学会麻酔関連偶発症例調査より—．日臨麻会誌　2002；22：98–109より引用）

に有意差が認められなかった。定時と緊急を含めたASA PS 1，2，3，4，5各1万症例当たりの総*肺塞栓*発生率は0.20、0.66、1.72、2.73、6.10で、群間に有意差が認められた（図7）。心停止症例発生率はPS 1，2，3，4で各0.05、0.02、0.60、2.05と群間に有意差が認められた（$p<0.01$）。PS5の心停止症例は0であった。全*肺塞栓症*のASA PS別転帰は、症例数の少ない5Eを除いて、PSが進むにつれて後遺症なしの回復率が低下した（表2）。心停止症例に限れば、ASA PSと予後との間には一定の傾向が全く認められず、一旦心停止に至れば後遺症なしの回復率は非常に低かった。

8 麻酔法別解析

麻酔法別解析が可能であったのは3年間通算169症例であった。麻酔法を全身麻酔群72症例、全身麻酔＋区域麻酔（硬麻、脊麻、伝麻）群55症例、区域麻酔群（硬麻、脊麻、脊硬麻）42症例の3群に大別して解析した。全肺塞栓症の発生率は1万症例当たり各0.49、0.62、0.90で群間に有意差が認められた（$p<0.01$）（図8）。これは麻酔法そのものの危険性というよりは、最大のリスクグループである四肢・末梢血管手術の麻酔法の分布との関連が高いと考えられ

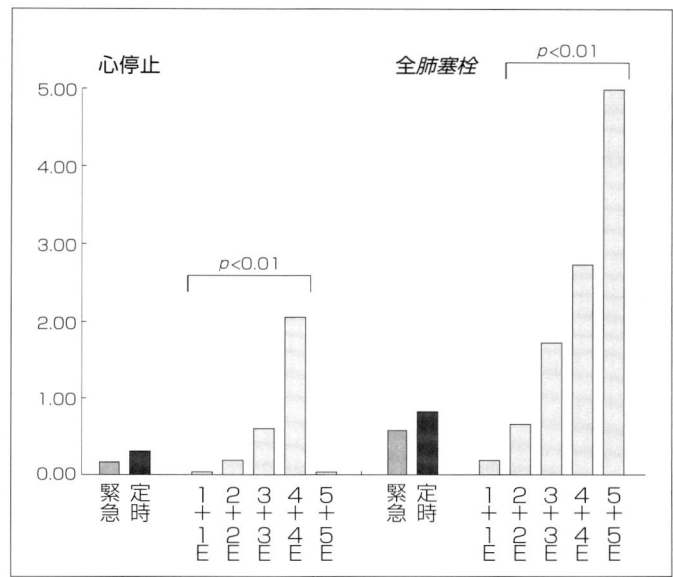

図7：肺塞栓症のASA PS別発症率（1999-2001）[5]

定時、緊急の間で発生率の差はみられなかった。ASA PSの悪い症例ほど発生率が高かった。
（川島康男，瀬尾憲正，巖　康秀ほか．術中致死的肺塞栓症の現況―日本麻酔科学会麻酔関連偶発症例調査より―．日臨麻会誌　2002；22：98-109より引用）

る。心停止発生率には麻酔法間に有意差が認められなかった。全肺塞栓症の転帰では総死亡の占める割合が全身麻酔、全身麻酔＋区域麻酔、区域麻酔の順で高い傾向を示した。しかし、後遺症なしの回復の割合には群間で差がなかった（表2）。心停止発生症例でも麻酔法による転帰の差は認められなかった。

9 予防法と術中発症の肺塞栓発生率

1993-1997年の東京麻酔専門医会の全国アンケート調査（88施設、158症例）[6]では、予防法としてはヘパリンの使用が9％、下肢圧迫が8％、下大静脈フィルター4％、その他の予防法3％であった。時期がほぼ一致する1994-1998年の一次調査における術中発症の肺塞栓発生率は1万症例当たり0.66（95％信頼区間0.45-0.87）であった。一方、2001年の北口による811施設の調査[8]では、回答を寄せた486施設中83.8％で何らかの予防措置がとられ、病院あるいは麻酔科が中心となって院内で一定の方針が図られていると思われる施設が約

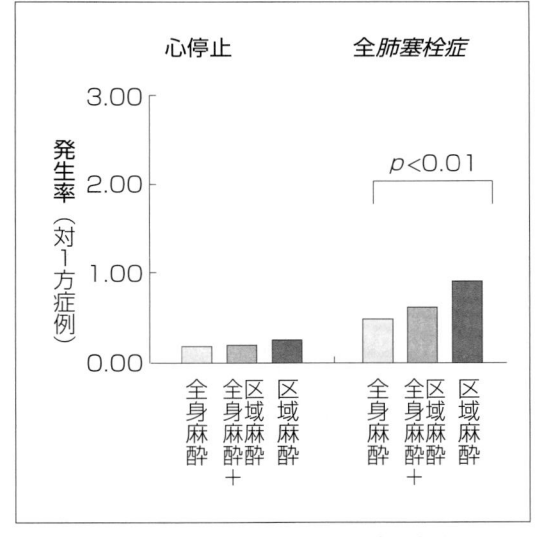

図8：肺塞栓症の麻酔法別発症率（1999-2001）[5]

全肺塞栓症では、全身麻酔、全身麻酔＋区域麻酔（硬麻、脊麻、伝麻）、区域麻酔（硬麻、脊麻、脊硬麻）間に、発生率の有意差が認められた。
（川島康男，瀬尾憲正，巖　康秀ほか．術中致死的肺塞栓症の現況―日本麻酔科学会麻酔関連偶発症例調査より―．日臨麻会誌　2002；22：98-109より引用）

半数であった。しかし、これと時期が一致する二次調査での1万症例当たりの発生率は0.58（95％信頼区間0.42-0.74）と低下の傾向が全く

みられなかった。したがって、一次調査および、二次調査の結果は術中発症の肺塞栓症に関する限り、現在行われている各種の予防法の有効性を立証するデータとはならなかった。

10 術中肺塞栓の救命手段

術中肺塞栓の転帰に関しては、手術部位、年齢、ASA PS、麻酔法に関係なく、術中に心停止に至った症例の予後は非常に悪かった。一次、二次調査通算で後遺症のない回復は13.5%（95%信頼区間6.0-21.0）にすぎず（図3）、高度低血圧、高度低酸素血症など心停止に至らなかった症例を含めた全肺塞栓症でも、後遺症のない回復は49.2%（95%信頼区間43.2-55.1）であった。心停止症例および全肺塞栓症の死亡率の年次変化には改善の傾向は全くみられなかった（図9）。かつて麻酔中の合併症としてもっとも恐れられた悪性高熱は、麻酔科医の努力とダントロレンの導入などにより死亡率は80数%から1991-1994の5年間平均では 20%を切り[9]、現時点では10数%と推測されている。したがって現時点では麻酔中の合併症として、もっとも予後が悪いのは肺塞栓症と考えられる。しかも死亡率に改善の傾向が全くみられず、現在の麻酔科医の通常の蘇生・救命手段では治療効果に限界のあることが統計学的に明瞭に示された。術中肺塞栓の早期診断、治療のガイドラインを含む抜本的な対策[10)-12)]を麻酔科医が総力を上げて講じるべき対象と考えられる。

11 まとめ

日本麻酔科学会指導病院を対象とした麻酔関連偶発症例調査第一次（1994-1998）、第二次（1999-2001）調査8年間の総計5,383,059解析症例中、341症例〔年平均43（95%信頼区間28-58）症例〕に、術中肺塞栓症が発症していた。対1万症例発生率は一次調査5年間で0.66（95%信頼区間0.45-0.87）、二次調査3年間で0.58（95%信頼区間0.42-0.74）で、発生率の増加傾向は認められなかった。二次調査における全手術死亡患者2,054症例中、肺塞栓症による死亡症例は53症例2.6%を占め、死亡原因の第11位であった。二次調査での手術部位別の対1万症例発生率では四肢・末梢血管が1.67と最高で、代表的な手術である開腹は0.45であった。年齢別では高齢者ほど、ASA PS別ではハイリスク群ほど発生率が高かった。緊急手術と定時手術の間では有意差が認められなかった。全肺塞栓症例の総死亡率は30.9（95%信頼区間25.3-36.5）、後遺症なしでの回復率は49.2%

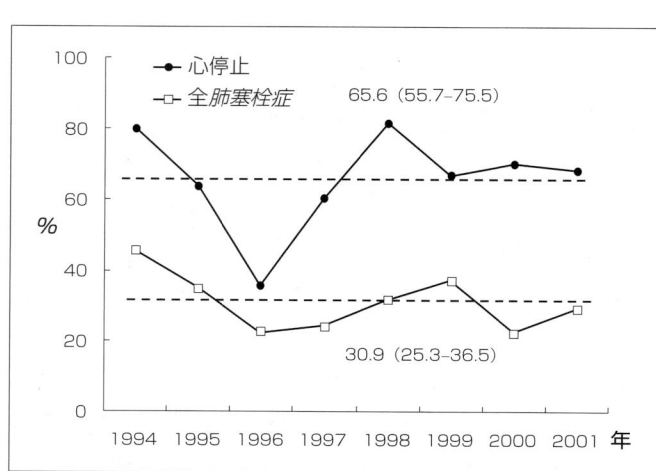

図9：術中の全肺塞栓症例およびその心停止症例の死亡率の推移（1999-2001）[5)]

図の数値は8年間の平均値（95%信頼区間）。全肺塞栓、心停止症例いずれにおいても死亡率の改善傾向は認められなかった。
（川島康男, 瀬尾憲正, 巖 康秀ほか. 術中致死的肺塞栓症の現況―日本麻酔科学会麻酔関連偶発症例調査より―. 日臨麻会誌 2002; 22：98-109より引用）

(95％信頼区間43.2-55.1)であった。全肺塞栓症例の36.2％（95％信頼区間30.8-41.5）が術中に心停止を来したが、心停止症例中後遺症なく回復したのは13.5％（95％信頼区間6.0-21.0）にすぎず、術中死亡が30.0％（95％信頼区間24.2-35.8）、術後7日以内死亡が35.6％（95％信頼区間29.3-41.9）、植物状態移行が8.6％（95％信頼区間1.1-16.0）であった。術中死亡と術後7日以内死亡を合わせた総死亡は65.6％（95％信頼区間55.7-75.5）に達した。術中発症の肺塞栓症に対して、麻酔科医の通常の救命手段では治療効果に限界のあることが明らかで、診断、治療のガイドラインを含めた抜本的な対策に麻酔科医が総力を上げることが緊急の責務である。また、術中発症の肺塞栓症の発生率、死亡率に関する限り、現在行われている予防法の術中発症防止への有効性を示すデータは得られなかった。

【参考文献】
1) 川島康男, 高橋成輔, 鈴樹正大. わが国の麻酔関連偶発症例―5年間236万3038麻酔症例の解析―. 日本醫事新報 2001；4026：21-9.
2) Kawashima Y, Seo N, Morita K, et al. Anesthesia-related mortality and morbidity in Japan (1999). J Anesth 2002；16：319-31.
3) 川島康男, 瀬尾憲正, 津崎晃一ほか.「麻酔関連偶発症例調査2001」について：総論―日本麻酔科学会手術室安全対策特別部会報告―麻酔 2003；52：666-82.
4) kawashima Y, Takahashi S, Suzuki M, et al. Anesthesia-related mortality and morbidity over a 5-year period in 2,363,038 patients in Japan. Acta Anaesthesiol Scand 2003；47：809-17.
5) 川島康男, 瀬尾憲正, 巖 康秀ほか. 術中致死的肺塞栓症の現況―日本麻酔科学会麻酔関連偶発症例調査より―. 日臨麻会誌 2002；22：98-109.
6) 謝 宗安, 池田みさ子, 谷藤泰正. 全国アンケート調査からみた周術期肺塞栓. 麻酔 1999；48：1144-9.
7) Nicolaides AN, Bergqvist D, Hull R. Consensus statement, Prevention of venous thromboembolism. Int Angiol 1997；16：3-38.
8) 北口勝康. 周術期深部静脈血栓症への麻酔科医の対応の日本における現状―アンケートの結果―. 日臨麻会誌 2002；22：S150.
9) 大澤恭浩, 向田圭子, 前原康宏ほか. わが国の悪性高熱症の集計（1994）. 麻酔と蘇生 1995；31（別冊）：25-9.
10) 長谷井真理, 稲森紀子, 人見一彰ほか. 急性肺血栓塞栓症の集中治療. 麻酔2003；52：14-9.
11) Cho KC, Dasika NL. Catheter Technique for Pulmonary Embolectomy or Thrombofragmentation. Seminars in Vascular Surgery 2000；13：221-35.
12) Uflacker R. Interventional therapy for pulmonary embolism. J Vasc Interv Radiol 2001；12：147-64.

2-2 ● 病態生理、診断、治療法

近年、本邦でも食生活や生活様式の欧米化から血栓性疾患が増加しており、特に、高齢化社会や手術適応の拡大から、周術期における静脈血栓塞栓症（venous thromboembolism）が大きな問題となっている。静脈血栓塞栓症は大きく深部静脈血栓症（deep venous thrombosis）と肺血栓塞栓症（pulmonary thromboembolism）に分けられる。肺血栓塞栓症は、深部静脈血栓症の3-12.5％に生じるといわれている[1]が、肺血流スキャンを行うと深部静脈血栓症が証明されている患者のうち約50％に検出され[2]、一方、肺血栓塞栓症は約85％が深部静脈血栓症から生じる[1]といわれている。なお、急性肺血栓塞栓症を発症した場合は、1時間以内の

死亡は10％と極めて死亡率は高い。そのため、周術期においては、肺血栓塞栓症を予防するために、まずは深部静脈血栓症の予防や早期発見、管理が重要である。

本節では周術期を中心に、深部静脈血栓症と肺血栓塞栓症の頻度、病因・病態生理、診断、治療・管理について述べる。

1 頻　度

日本における疫学調査は極めて少なく、諸外国における調査結果と日本の論文からの引用を表4、5[3]に示す。これによると、整形外科領域、泌尿器科、神経外科、婦人科悪性腫瘍の手術で頻度が高い。一方、日本における血栓塞栓症の頻度は欧米に比較して1/10-1/5といわれている[3]。

2 病因・病態生理

血栓症には、動脈血栓症と静脈血栓症の2種類がある。血栓の構成成分は、フィブリンと血液細胞であるが、動脈血栓と静脈血栓ではその構成成分の割合が異なり、動脈血栓では、血小板の関与が大きく、主に血小板凝集塊と細いフィブリン線維からなり、血液凝固系と血小板の両者の活性化が重要である[4]。一方、手術や妊娠、分娩に伴う血栓症は静脈血栓症で、これは動脈血栓に比較して、血流の遅い部位に生じ、主に赤血球と大量のフィブリンから形成され、血液凝固系の活性化が必須であり、血小板の関与は少ないという特徴がある[4]。血栓の形成には、19世紀の病理学者Virchowが提唱した3要因、①血液性状の変化、②血流の停滞、③血管内皮障害が知られているが、周術期に際しては、これらの3要因を背景にもつことがわかる。すなわち、①について、出血に伴う血液性状の変化があり、急速に輸血を行えば血液性状は不安定となる。また、進行性卵巣癌のような悪性腫瘍であれば、慢性DICとも考えられる凝固線溶系の亢進が術前からみられる者も多い。また、②については、術前・術中・術後のベッド上安静のため、特に、骨盤内や下肢の血流の停滞が生じやすく、③については、手術操作に伴う血管挫滅があり、長時間の手術や大手術では、より血管内皮障害が生じやすく、周術期には静脈血栓塞栓症が起きやすい。一般的に、周術期の深部静脈血栓症は下大静脈系に生じるが、まれではあるが長期中心静脈ライン留置による上大静脈系の血栓由来の肺血栓塞栓症も報告されている[2]ので、注意を要する。

また時に、手術前から形成されていた下肢や

表4：深部静脈血栓症の頻度

対象疾患・手術	頻度（％）
International Consensus Statement*	
elective hip replacement（17）	51
total knee replacement（7）	47
hip surgery（16）	45
neurosurgery（5）	22
general surgery（54）	25
retropubic prostatectomy（8）	32
transurethral prostatectomy（3）	14
gynecological surgery –malignancy（4）	22
gynecological surgery –benign disease（4）	14
日本論文	
股関節全置換術［Fujitaら］	23
膝関節全置換術［Fujitaら］	49
脊椎手術［Odaら］	16
大腿骨頚部骨折手術［加藤、松田］	12
一般外科手術［松本ら］	16

＊：Nicolaidesら（2001）によるInternational Consensus Statement より引用。（　）内はまとめた論文数。
（平井正文．わが国における動向—サーベーランスデータをもとに—特集 深部静脈血栓症の背景を探る．血栓と循環 2003；11：24-8より引用）

表5：深部静脈血栓症および肺塞栓症の頻度

報告者	対象疾患・手術	症例数	DVT(%)	PE(%)	症候性PE(%)	致死的PE(%)	備考
松本ら(1994)	外科・婦人科手術	321	49(15.3)	−	2(0.6)	0	
新井ら(1994)	消化器手術	11,400[*1]	−	−	8(0.07)	3(0.03)	
千代倉ら(1997)	大腿骨頚部骨折手術	44	−	17(38.6)	0	0	
平賀ら(1997)	下肢整形外科手術	98	−	39(39.8)	2(2.0)	0	
味村ら(1997)	開腹手術	126	−	−	2(1.6)	0	
玉井ら(1999)	股関節手術	28	10(35.7)	3(10.7)	0	0	アスピリン、ES使用
福田ら(1999)	股関節手術	44	3(6.8)	1(2.2)	−	−	
原口ら(1999)	股関節全置換術	737[*2]	−	−	1(0.1)	0	ES使用
Fujita et al(2000)	股関節全置換術	164	37(22.6)	−	2(1.2)	0	
Fujita et al(2000)	膝関節全置換術	138	67(48.6)	−	2(1.4)	0	
藤田ら(2000)	股関節全置換術	62	17(27.4)	−	0	0	ES、弾力包帯使用
藤田ら(2000)	膝関節全置換術	34	17(50.0)	−	0	0	ES、弾力包帯使用
小池ら(2000)	外傷手術	54	−	−	2(3.7)	−	
馬淵ら(2001)	股関節手術	124	−	−	4(3.2)	0	IPC、ワルファリン、ES使用
米倉ら(2001)	脊椎手術	397	−	−	9(2.3)	1(0.3)	
加藤、松田(2002)	大腿骨頚部骨折手術	114	14(12.3)	5(4.3)	−	−	
和田ら(2002)	外科手術	4,939	−	−	15(0.3)	6(0.12)	
鳥ら(2002)	消化器手術	1,905	−	−	7(0.4)	2(0.10)	
石川ら(2002)	全身麻酔手術	4,780	−	−	8(0.2)	2(0.04)	
総計			214/905(23.6)	65/328(19.8)	64/25,351(0.3)	14/25,297(0.06)	

DVT：深部静脈血栓症、PE：肺血栓塞栓症、ES：弾性ストッキング、IPC：間欠的空気圧迫法
[*1]：%より総数推計、[*2]：関節数
(平井正文．わが国における動向―サーベーランスデータをもとに―特集 深部静脈血栓症の背景を探る．血栓と循環 2003；11：24-8より引用)

骨盤内の無症状の小血栓を核として、手術中・後に血栓が大きく発育し静脈を狭窄ないし閉塞することにより、深部静脈血栓症を発症する。さらに初回歩行時などにこの血栓が遊離して血流に乗り右心系を経て肺動脈に達し、これを完全ないし不完全に閉塞すると、突然に肺血栓塞栓症を発症する。肺血栓塞栓症は、無症候性のものも多いと考えられるが、症候性のものの死亡率は高い。

なお一般的な静脈血栓塞栓症の危険因子を表6[2]に、手術に際しての静脈血栓塞栓症のリスク分類を表7に挙げる[5)6)]。このほかに、デスクワークが長時間に及ぶ生活、あるいは座位での生活を主体とする場合は、下肢の静脈うっ帯から血栓症を来しやすい。また、強い血栓症の素因と考えられている血栓症の既往、抗リン脂質抗体の存在、プロテインC、Sおよびアンチトロンビンの低下や欠損、本邦ではまだ報告例がないが、活性化プロテインC抵抗性（APCレジスタンス）など[2)]を認める場合は、さらに、血栓症のリスクが高くなる。

表6：静脈血栓塞栓症の危険因子[2]

年齢＞60歳
大規模手術*
静脈血栓塞栓症の既往
極度の不動状態、術前または術後
整形外科大手術
　・股関節手術
　・膝関節大手術
骨盤、大腿骨、脛骨の骨折
悪性疾患の手術
術後敗血症
内科重大疾患
　・心不全
　・炎症性腸疾患
　・敗血症
　・心筋梗塞

*：術後の血栓症のリスクは患者の年齢、静脈瘤、肥満、および手術時間により増大する。
(Hirsh J, Hoak J. Management of deep vein thrombosis and pulmonary embolism : a statement for healthcare professionals from the council on thrombosis, American Heart Association. Circulation 1996 ; 93 : 2212-45. より引用改変)

3 診 断

1) 深部静脈血栓症の診断

a．患側の下肢痛と腫脹および腓腹筋圧痛やHomans徴候などの確認

下肢腓腹筋内の深部静脈は静脈洞を形成し静脈血がうっ滞しやすいため、しばしば無症状の静脈血栓をつくりやすいといわれる[2]。この深部静脈血栓が近位部に伸展すると、軽度の下肢痛が出現する[2]。初期の下肢痛は、患者自身は寝違えや腓返りと思っていたということが多く、発症は術後1-3日目が多い。したがって、医療者が常に本疾患の発生を念頭に置きながら、注意深く患者に接し、腓腹筋を掌握して圧痛の有無を確認することが大切である。なお、下肢の腫脹については、膝蓋骨上縁より上方、および下縁より下方へ、それぞれ10cmと20cmの部位の周囲径を測定し、左右差を評価するが、血栓症の疑いがある場合は経過をみるうえでも連日計測する必要がある。Homans徴候は、膝関節を伸展して足関節を強く背屈させたときに、膝窩部から腓腹筋部に牽引痛が生じれば陽性である。

表7：手術に対する静脈血栓塞栓症のリスク分類と頻度[5)6)]改変

	腓腹静脈血栓	近位静脈血栓	肺塞栓発症	致死的肺塞栓発症
低リスク	2%	0.4%	0.2%	0.002%
中リスク	10-20	2-4	1-2	0.1-0.4
高リスク	20-40	4-8	2-4	0.4-1.0
最高リスク	40-80	10-20	4-10	0.2-5

軽リスク：40歳未満の小手術、複雑でない手術、長期臥床
中リスク：40歳以上の患者の一般手術、40歳未満の下肢骨折、慢性疾患、心筋梗塞
高リスク：60歳以上の手術、40歳以上でリスクをもつもの、広汎性悪性疾患の手術
最高リスク：股関節手術、膝関節の大手術、静脈血栓症の既往があるもの、脊髄損傷
*：リスクは患者の年齢、手術時間、肥満、静脈瘤、慢性疾患、および術後敗血症により増大する。
(Geerts WH, et al. Prevention of venous thromboembolism (Sixth ACCP Concensus Conference on Antithrombolic Therapy). Chest 2001 ; 119 : 132S-75S および杉本恒明. 急性肺血栓塞栓症―序論. 日本臨牀 2003 ; 61 (10) : 1703-5 より一部改変)

図10:超音波Bモード(圧迫法)による深部静脈血栓症(DVT)の診断

左大腿部断面:超音波プローブ、大腿動脈、大腿静脈、大腿骨

DVT(+)の場合:強く圧迫しても大腿静脈の血管形状が保たれるが、カラードプラー法では血流がほとんど示されない

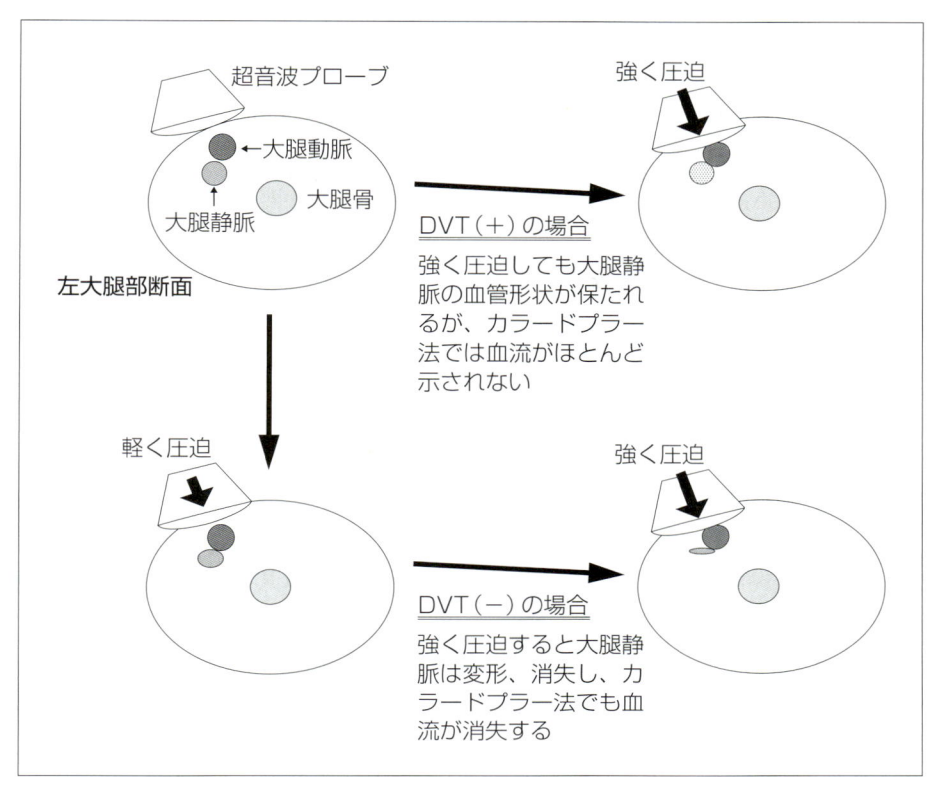

DVT(−)の場合:強く圧迫すると大腿静脈は変形、消失し、カラードプラー法でも血流が消失する

(井槌慎一郎,安達知子.産科ベッドサイドのノウハウ―こんなときどうする100例―.東京:医学書院;1997.p.247より)

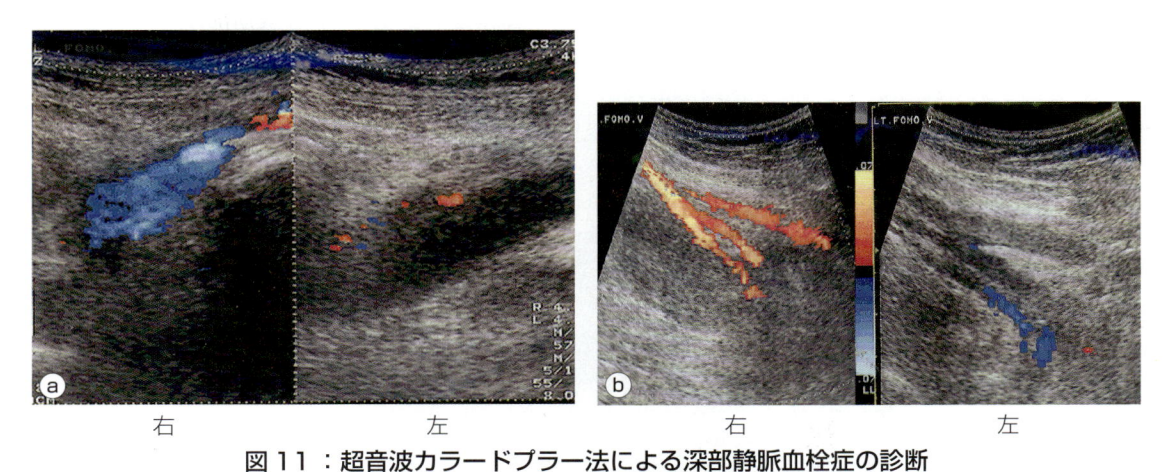

図11:超音波カラードプラー法による深部静脈血栓症の診断
ⓐ外腸骨静脈、ⓑ大腿静脈。左側静脈の血流欠如と血栓による静脈径の拡張を認める。

b．静脈血栓の超音波診断[7]

Bモード法（断層法）による圧迫法（図10）[7]とカラードプラー法（図11）[1)8)]の2つがあり、両法を併用するとさらに有用である。通常、検索可能な範囲は大腿静脈を中心として膝窩静脈の範囲までで、それ以下の静脈での診断は難しい。まず、鼠径部で大腿動静脈の血管断面を同定し、プローブを90度回転させて、血管の位置や走行を確認する。静脈は動脈よりやや内側深部に存在するが、プローブで血管を圧迫すると、動脈は血管壁が強いため血管形状が保たれ、静脈は壁が薄いため圧迫の度合いにより丸い断面が変形・消失する。しかし、静脈血栓が存在すると、強く圧迫しても静脈の形状は変形しない。カラードプラー法で血流を描出し、併用するとさらにわかりやすい。本法は侵襲がなく簡便であるため現在各施設で試みられているが、患者の肥満度や血管の位置の深さなど個別な影響を受けやすく、正確な診断には一定の経験と熟練が必要である。

c．RI（ラジオアイソトープ）静脈造影

下腿を駆血帯で緊迫し、表在静脈を圧迫しておき、少量のアイソトープ〔$^{Tc-99m}$MAA（大凝集アルブミン）：$5\mu Ci$〕を足の静脈より注入し、深部静脈の血流をスキャンする侵襲の少ない検査である（図12）。同時に肺の血流スキャンが施行でき、有用であるが、下肢のRI静脈造影は、深部静脈血栓症に保険適用されていないことなどの問題や、無気肺などのある者は、肺スキャンでは偽陽性（false positive）となりやすいことが問題である。

d．下肢静脈造影

RI静脈造影と同様、下腿を駆血帯で緊迫することにより表在静脈を圧迫し、やや太い静脈より造影剤を注入し、深部静脈を造影する方法である。造影剤は粘稠性が高く駆血帯の圧迫下で注入するため、ある程度の注入圧が必要である。また、流れが悪いため、場合により下肢を運動させて静脈造影を行う。下肢静脈への造影剤の注入量はRI静脈造影に比較して量が多く、やや侵襲が大きい。

e．骨盤腔のCTスキャン

内外腸骨静脈、大腿静脈（上部）の静脈血栓症を診断するが、静脈造影相の画像でのみ診断が可能であるため、あらかじめ、放射線科医にその旨を連絡しておく必要がある。なお、深部静脈血栓症の範囲と程度を知るためにも、本画像は必要である。

2）肺血栓塞栓症の診断

症状や所見は、①肺循環・右心系の高血圧、②肺における血液酸素化の障害に基づく低酸素

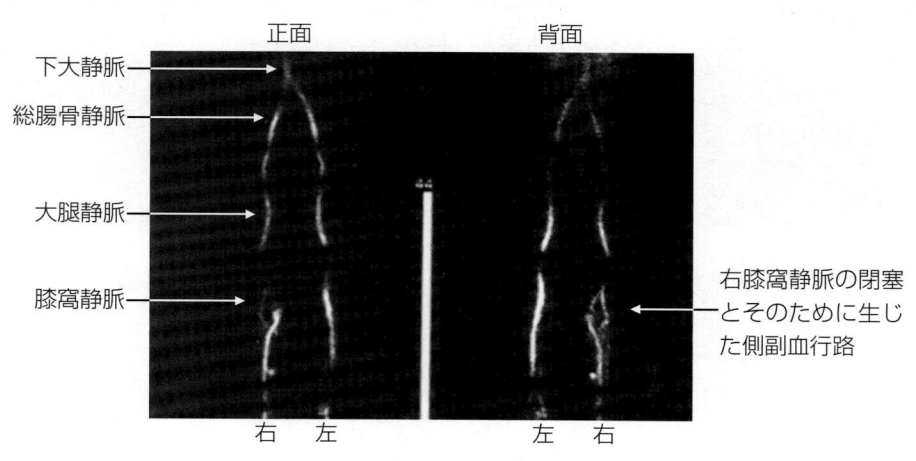

図12：下肢 RI 静脈造影(右深部静脈血栓症)

血症、③肺実質障害の3つの機序に基づいて出現するといわれている[8]。しかし、急性の肺塞栓症の場合は③の所見は乏しい。鑑別疾患としては、心筋梗塞、大動脈解離、胸膜炎などが挙げられる。

a．胸部症状、意識低下などの臨床症状

深部静脈血栓症の症状（下肢症状）が先行するものと、下肢症状を欠如しながらいきなり胸痛、呼吸困難などの胸部症状で発症するものに大別される[9]。本症の10％は1時間以内に死亡するといわれているが、これは肺動脈の主幹部ないしは広範囲な塞栓の場合に起こり、胸部症状とともに意識の低下や消失、時には苦悶感と脳の低酸素症から痙攣を伴う症例もある。重要なことは本症を疑い、後述の心電図、動脈血ガス分析、血液凝固系検査、胸部X線撮影および心エコー検査を補助診断とし、胸部CT、肺血流スキャン、肺血管造影によって確定診断を行いつつ、速やかに並行して治療（後述）を開始することである。

b．心電図、動脈血ガス分析、血液凝固系検査、胸部X線撮影[2)8)9]

補助診断、鑑別診断、治療の経過観察のためにも、上記検査は必要である。また、深部静脈血栓症を発症した患者には、これらの検査を行い、異常を認めれば、胸部症状がなくても後述する画像診断を行い、肺血栓塞栓症の有無を確定する必要がある。

心電図は、右心肥大、肺性P、右軸偏位、S1、Q3、T3、不完全右脚ブロックなど右心系の負荷の所見を示す。動脈血ガス分析で、Sa_{O_2}の低下、Pa_{O_2}（<85mmHg）の低下を認め、Pa_{CO_2}は正常からむしろ軽度低下を示す。Pa_{O_2}値は肥満度や安静度などにより影響を受けるため、血栓症のリスクの高い症例には、対照として術前に血液ガス分析を行っておく必要がある。また、リスクの高い手術では術中に呼気終末時二酸化炭素濃度（end-tidal carbon dioxide： ET_{CO_2} level）のモニターを行い、低下を来した場合は、肺塞栓症を疑う。あわせて血圧や酸素飽和度が低下するようなら、速やかな抗凝固治療への移行が大切であるが、可能ならば経食道心エコーにより、右心系の塞栓子の描出を試み、確定診断を行う[10]。血栓症のリスクの高い症例には術後にパルスオキシメーターで動脈血酸素飽和度を非観血的に連続測定することで、無症候性の肺血栓塞栓症を同定することができる。血液凝固線溶系検査では、アンチトロンビン（AT）、トロンビン-AT複合体（TAT）、FDP、D-ダイマーなどの血栓形成時に増減を示すマーカーの検査が必要であるが、その後に行う抗凝固治療も念頭に置いて、活性化部分トロンボプラスチン時間（aPTT）の測定も行う。胸部X線撮影は、発症初期には特別な変化を認めないことも多い[2]が、重篤なものでは肺門部肺動脈陰影の拡大、横隔膜挙上、また時間の経過したものでは肺浸潤影、胸水貯留などが認められることもある。

c．心エコー検査[2)8)9]

心エコー検査は、ただちにベッドサイドで実施可能なので、有用な検査方法であり、急性右心不全、右心系の負荷の評価として、肺動脈圧の上昇、右室右房の拡大、三尖弁の逆流、肺静脈血流減少に伴う左室の相対的縮小などの所見がみられる。

d．胸部CT

肺動脈造影相での撮影が必要である。早期診断には有用との報告が多く、CT装置が普及していること、肺動脈の画像が直接に得られることなどから、肺塞栓が疑われた場合には有力な検査方法と考えられる。

e．肺血流スキャン

RI静脈造影と同様、少量のアイソトープ（$^{Tc-99m}$MAA：常用量5μCi）を上肢の静脈より注入し、肺動脈の血流をスキャンする侵襲の少ない検査である[1)2)9]（図13）。

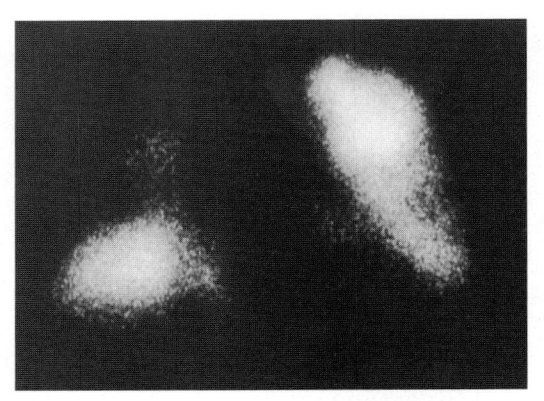

図13：肺血流スキャンによる肺動脈塞栓症の診断
右上中肺野、左下肺野に明らかな血流（RI分布）の低下を認める。

f．肺血管造影

重症の肺塞栓症の場合、しばしば肺動脈カテーテルを挿入して、肺動脈圧や中心静脈圧をモニターして管理する必要がある。この際、肺動脈カテーテルより、肺動脈造影が可能である（図14）[9)11)]。

4 治療・管理

予防的管理および早期発見、早期治療が重要である。

1）周術期の予防的管理

前述したVirchowの3要因を改善することが予防となる。①体位変換、足の背屈運動の奨励、下肢の挙上、術後早期離床により、下肢、骨盤内循環をよくして静脈のうっ帯を予防することは、すべての患者に必要な予防的処置といえる[1)9)11)]。また、術中・術後には、①の静脈うっ滞予防に、下肢の間欠的空気圧迫装置、弾性ストッキング[1)2)12)]などを加え、②脱水による血液濃縮を予防するため十分な輸液を行い血液粘性の亢進を抑制し、術後は利尿薬や抗プラスミン作用のあるトラネキサム酸（トランサミ

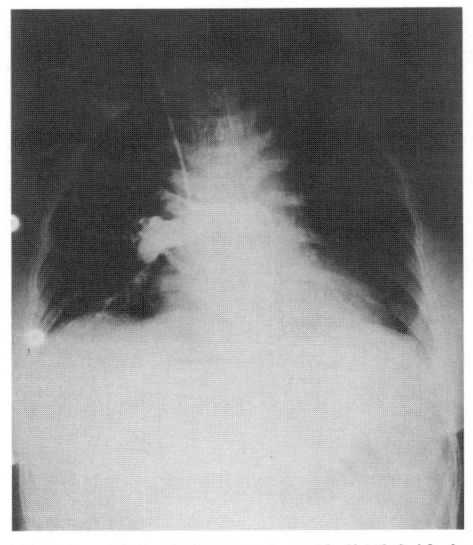

図14：肺血管造影による肺動脈塞栓症の診断
大きな血栓に伴う右主幹肺動脈の閉塞を認める。

ン®）などの投与はできるかぎり控える。また、血栓症のリスクの高い症例には、③積極的な予防的抗凝固療法すなわち未分画ヘパリン（5,000単位2回/dayの皮下注または15,000単位持続点滴）、低分子量ヘパリン（フラグミン®75単位/kg/dayの持続点滴）[2)4)9)13)]、あるいはヘパラン硫酸製剤であるダナパロイドナトリウム（オルガラン®1,250単位1-2回/dayの静脈注射）[14)]を術後6-12時間後より2-3日間投与し、凝固能の亢進を抑制する必要がある。後2者は、血栓症の予防または治療として日本ではまだ保険の適用はないが、トロンビン（活性化第Ⅱ因子：Ⅱa）と活性化第Ⅹ因子（Xa）の作用の阻害が、低分子量ヘパリンは1：2-4、ヘパラン硫酸製剤は1：22と選択的に第Xa因子を阻害して凝固亢進を抑制するため、通常のヘパリンに比較し出血傾向が少なく[13)14)]、安全性が高い。さらに、ヘパリン誘導型の血小板減少症[4)]の発症はまれで、特にヘパラン硫酸製剤ではほとんどない。最近日本における静脈血栓塞栓症の予防ガイドラインが作成されたの

表8：リスクに応じた術後静脈血栓塞栓症の予防法

低リスク	早期離床および積極的な運動
中リスク	弾性ストッキングあるいは間欠的空気圧迫法
高リスク	間欠的空気圧迫法あるいは低用量未分画ヘパリン
最高リスク	・低用量未分画ヘパリンと間欠的空気圧迫法の併用　あるいは ・低用量未分画ヘパリンと弾性ストッキングの併用　あるいは ・用量調節未分画ヘパリン　あるいは ・用量調節ワルファリン

(肺血栓塞栓症/深部静脈血栓症(静脈血栓塞栓症)予防ガイドライン2004より)

で表8[15]に示す。

2）治療・管理

肺血栓塞栓症の原因である深部静脈血栓症を早期に診断し、肺血栓塞栓症を予防することが必要である。東京女子医科大学産婦人科における血栓症発症時管理マニュアルを表9[1]に示す。

ヘパリンはアンチトロンビンの作用を触媒する物質であるため、血中アンチトロンビンが低下しているときは、これを補充して使用する。また、ヘパリンは、血中のヘパリン中和物質と結合したり、非特異的に血管壁に結合するため、初めに5,000単位をボーラスに静脈内注射してから、その後持続点滴とすると有効である[2]。副作用としての、血小板減少症や肝機能障害に注意を要する[4]。また血栓溶解薬は、術後間もない症例では腹腔内または創部に出血や血腫を生じ、全身状態の悪化を来すことがあるため、ヘパリンで全身状態が改善しコントロール可能な場合はできるかぎり使用しない方針としているが、使用する際は慎重に投与する。投与方法としては、種々の報告がある[11]が、当科では、組織プラスミノゲンアクチベータ（t-PA）は、2時間かけて50-100mg（3,000万-6,000万単位）を点滴、または、ウロキナーゼ（UK）は24万-60万単位を4-6時間かけて点滴し、必要ならば2-3日間続けている。なお、胸部症状で発症した急性肺血栓塞栓症の症例に、経皮的心肺補助（percutaneous cardiopulmonary suport：PCPS）を用いた救命例が報告されている[16]。本装置は、大腿静脈に経皮的にカニュレーションしてカテーテルを下大静脈を経て右房に挿入し、ここから脱血を行い膜型人工肺で血液を酸素化した後、大腿動脈に挿入したカテーテルを通して遠心ポンプで送血する装置である。キット化されており、ICUなどで、心臓専門医、救命救急医などによって、5-10分で挿入し作動できるため、肺でのガス交換や右心機能が不全であっても、脳をはじめとする臓器に酸素を送ることができる。心筋梗塞症例にも有効であるため、PCPSを行いつつ鑑別診断し、肺血栓塞栓症の診断後、これに引き続いて、抗凝固療法、血栓溶解療法、手術療法（肺動脈血栓吸引術、血栓除去術）を行うことが可能である。なお、PEを反復する場合は、下大静脈フィルターの挿入を考慮する[17]。すべての症例で、ヘパリン治療後4-7日目でワルファリンを併用し、再発予防のため3-6カ月間のワルファリン治療を行う。

5 おわりに

周術期の血栓症は増加しており、今後致命的な血栓塞栓症に遭遇する可能性も高い。われわれ医療関係者は、本症の病態生理をよく理解し

表9：当施設における血栓症発症時管理マニュアル

検 査
1. 下腿腓腹筋の把握痛出現もしくはHomans徴候陽性時
   - 下肢の太さの左右差の評価、これは以後連日施行
   - 下肢血流ドプラー、大腿静脈エコーで深部静脈血栓症（DVT）の確定診断
   - 骨盤CTで骨盤内血栓症の有無を確認
   - 動脈血ガス分析Pa$_{O_2}$、Sa$_{O_2}$の低下、または心電図で右脚ブロックや右軸偏位陽性→胸部X線写真、肺血流スキャン、胸部CTなど
   - 血液凝固線溶系（aPTT、AT、TAT、FDP D-ダイマー）測定＋抗リン脂質抗体系測定、プロテインC、S測定
2. 胸痛、呼吸困難、血圧低下、意識低下出現時
   - 動脈血ガス分析、心電図、胸部X線写真、心エコーで心筋梗塞と鑑別
   - 肺血流スキャン、胸部CT、肺血管造影など、Swan-Ganzカテーテル挿入時にはここから造影とともに血栓溶解剤の注入も可*
   - 血液凝固線溶系など（1．と同様）

治 療
1. DVTがあり、胸部症状なし（画像上肺塞栓があっても可）
   ヘパリン投与（5,000単位静注、その後、15,000単位/day（生食液）の持続点滴。
   ただし、ヘパリン使用開始1-2時間後にaPTTが2倍またはACTが170-190秒まで延長するように、適時ヘパリン量を増減する。ATが80％以上あることを確認し、低下するようならば、ATを補充する。
   ワルファリンを4-7日目より併用し、トロンボテスト（TT）が30％台でヘパリンを中止。以後、ワルファリンはTT20-35％の範囲で4-6カ月間使用
   歩行許可はヘパリン3日間使用後より
2. 肺塞栓：胸部症状（＋）
   1) 酸素投与、血管確保
   2) ヘパリン投与（1．と同様）
   3) ドパミンの使用
   4) 意識低下のある場合、場合によりPCPS（経皮的心肺補助）の使用（ICU管理）
   5) 画像診断で広範囲なあるいは肺動脈主幹部の閉塞→血栓溶解剤*を考慮
   6) 外科療法（肺動脈血栓吸引術、血栓除去術）
   7) 再塞栓の予防：骨盤内または下肢の血栓の検索→下大静脈フィルター挿入を考慮

*使用例：tPA：2時間かけて50-100mg（3,000万-6,000万単位）点滴
　　　　UK：24-60万単位を4-6時間かけて点滴
　　　　これを2-3日間続ける。

て患者に接することが大切であるが、早期診断、治療を行っても救命できない症例もある。本邦では、欧米に比較して、血栓症の発症は少ないといわれているものの、今後は、症例のリスクに応じて予防的管理が必要となってくる。本稿が周術期の肺血栓塞栓症の管理に役立つことを期待する。

【参考文献】

1) 安達知子．血栓性疾患．武谷雄二総編集．新女性医学体系 32　周産期 産褥．東京：中山書店；2001．p. 127-36．
2) Hirsh J, Hoak J. Management of deep vein thrombosis and pulmonary embolism : a statement for healthcare professionals from the council on thrombosis, American Heart Association. Circulation 1996 ; 93 : 2212-45.
3) 平井正文．わが国における動向―サーベーランスデータをもとに―．特集 深部静脈血栓症の背景を探る．血栓と循環　2003；11：24-8．
4) Hirsh J, Fuster V. Guide to anticoagulant therapy. Part 1 : heparin. American Heart Association. Circulation 1994 ; 89 (3) : 1449-68.
5) Geerts WH, et al : Prevention of venous thromboembolism (Sixth ACCP Consensus Conference on Antithrombotic Therapy). Chest 2001 ; 119 : 132S-175S
6) 杉本恒明：急性肺血栓塞栓症 序論．日本臨床 2003；61 (10)：1703-5
7) 井槌慎一郎，安達知子：血栓症診断でのドプラー法の適応と方法．武田佳彦監修．産科ベッドサイドのノウハウ―こんなときどうする100例―．東京：医学書院；1997．p. 245-8．
8) 長谷川淳．静脈血栓症と肺塞栓症．Medical Practice 1994；11：93-8．
9) Adachi T, Nakabayashi M, et al. Management of venous thrombosis and pulmonary embolism after gynecological surgery. Semin Thromb Hemost 1998 ; 24 : 437-42.
10) Adachi T, Umesaki I, et al. A case of placenta previa totalis complicated with pulmonary embolism during cesarean section. Semin Thromb Hemost 2004 ; (in press)
11) Adachi T, Hashiguchi K, et al. Clinical study of venous thromboembolism during pregnancy and puerperium. Semin Thromb Hemost 2001 ; 27 : 149-53.
12) Turpie AGG, Hirsh J, et al. Prevention of deep vein thrombosis in potential neurosurgical patients : a randomized trial comparing graduated compression stockings alone or graduated compression stockings plus intermittent pneumatic compression with control. Arch Intern Med 1989 ; 149 : 679-81.
13) Kakkar VV. Effectiveness and safety of low molecular weight heparins (LMWH) in the prevention of venous thromboembolism (VTE). Thromb Haemost 1995 ; 74 : 364-8.
14) 安永幸二郎，小川暢也ほか．DICに対するダナパロイドナトリウム（KB-101）の臨床効果の検討．薬理と治療　1995；23：2815-34．
15) 肺血栓塞栓症/深部静脈血栓症（静脈血栓塞栓症）予防ガイドライン作成委員会：肺血栓塞栓症/深部静脈血栓症（静脈血栓塞栓症）予防ガイドラインダイジェスト版．東京：メディカルフロントインターナショナルリミテッド；2004．p. 5-17
16) 村田聖一郎，安達秀雄ほか：抗血栓性経皮的心肺補助により救命し得た広範囲肺動脈塞栓症の1手術例．日胸外会誌　1997；45：1159-64．
17) Greenfield LJ. Pulmonary Embolectomy and Vena Caval Interruption. In : Bergan JJ, Yao JST, editors. Vascular Surgical Emergencies. Orlando : Grune & Stratton ; 1987. p.453-60.

II 最近の診断学

1 放射線診断学

2 エコー

1 放射線診断学

■田中　修（自治医科大学大宮医療センター放射線科）

　肺血栓塞栓症の診断には画像検査が不可欠で、従来、肺血流シンチグラフィーと肺動脈造影の有用性が強調されてきた。しかし、近年の画像診断の発達は目覚しく、本症の診断アルゴリズムにも新たな展開がみられつつある。特にCTの役割が重要視され、ヘリカルCTおよびマルチスライスCTの登場で、もっとも信頼できる検査法として評価されるようになった。

　肺血栓塞栓症ならびにその原因となる深部静脈血栓症の検索における各モダリティーの特徴と臨床的役割、検査方法、画像所見について概説する。

1 胸部X線写真

1）特徴と臨床的役割

　CTやMRIが進歩した今日、単純X線写真は軽視される傾向にあるが、肺血栓塞栓症の診断の第一歩として、X線写真は重要な役割を果たしうる。循環動態を反映した胸部の全体像を1枚の写真上で概観でき、簡便で経済性に優れ、スクリーニング検査や経過観察に適している。

　しかし、急性肺血栓塞栓症では、X線上変化がないか、非特異的な軽微な所見しか呈さないことが多い。また、患者はしばしば重篤で、ポータブル装置による仰臥位の吸気不十分な写真で、異常所見を捉えられない例も少なくない。呼吸困難や低酸素血症が強いのに、X線写真で異常を認めない場合は、むしろ積極的に本症を疑い、検索を進めることが重要である。

2）急性肺血栓塞栓症のX線像[1]

　異常を示さないことも多いが、注意深く読影すると、以下のような所見が認められる。

　①knuckle sign（図1）：肺門部の塞栓で、患側の肺動脈が拡張し、末梢が急に細くなり、肺門影が"こぶし"様に膨らんで見える所見をいう。肺動脈主幹部で閉塞が起こると、逆に肺門影が小さいこともある。

　②肺透過性の亢進（Westermark's sign）（図1）：肺野の血流減少のため、X線透過性が亢進し、明るく見える所見である。局所的な肺の乏血は比較的太い肺動脈の閉塞、肺全体の乏血は広範な末梢の塞栓によると考えられる。

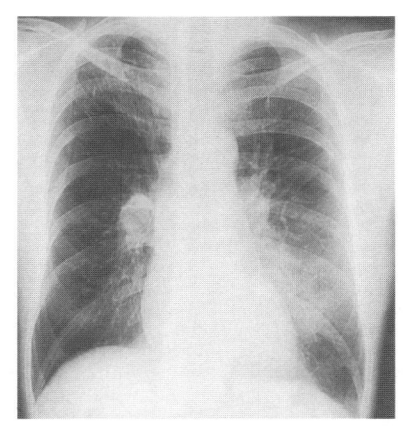

図1：胸部X線写真（肺血栓塞栓症）
右肺門部の肺動脈の拡張を認め、末梢の血管影は急に細くなり、肺門影が"こぶし"様に膨らんで見える（knuckle sign）。右肺全体の透過性は亢進し、明るくなっている（Westermark's sign）。左上肺野の透過性亢進もみられ、左下肺野には浸潤影が認められる。
（埼玉県立循環器・呼吸器病センター症例）

軽微で見落としやすい所見であるが、読影では肺野の明るさの変化に注意する。

③肺野浸潤影（図2）：多くは肺胞出血や肺水腫を反映した所見である。境界不明瞭な斑状の陰影で、胸膜に接して認められることが多い。末梢の肺動脈の塞栓で生じる。

④下肺野の線状・索状影：主として板状無気肺による。

⑤横隔膜の挙上と呼吸性移動の減少

⑥少量の胸水貯留

⑦心陰影拡大：急性型では、心陰影の拡大は軽度であり、正常のことも多い。

3）肺梗塞のX線像[1]

末梢肺動脈の閉塞の結果、肺実質に出血性梗塞を起こすと、次のようなレントゲン・サインが認められる。

①Humpton's hump（図3）

胸膜面を底として肺門に向かって凸を示す三角形の腫瘤状陰影で、特異的ではないが、肺梗塞を疑わせる所見である。有名なサインであるが、実際に典型像を呈する例は少ない。下肺野で多くみられるが、上肺野にも出現する。陰影は徐々に消退し、通常3週間以上を要する。10日以内に消失する場合は、出血や肺炎が示唆される。

②melting sign

肺梗塞の治癒過程で認められる所見で、肺炎との鑑別に用いられる。肺梗塞の陰影は周辺から溶けるように縮小し、境界明瞭で濃厚になるのに対し、肺炎は不鮮明な淡い陰影になりながら消失する。

4）慢性肺血栓塞栓症のX線像

慢性例では、右心負荷による右心系の拡大を来し、心陰影の拡大がみられる。右室拡大は心尖挙上、右房拡大は右2弓の突出を呈する。肺動脈の拡大も出現し、肺野の局所的な血管影減弱、浸潤影、胸水、胸膜肥厚などの所見も認められる。

2 核医学検査

核医学検査とは、放射性同位元素（radioisotope：RI）を用いた画像診断法である。体内に投与されたRIは、特定の臓器や組織に分布し、代謝され、排泄される。その過程を体外

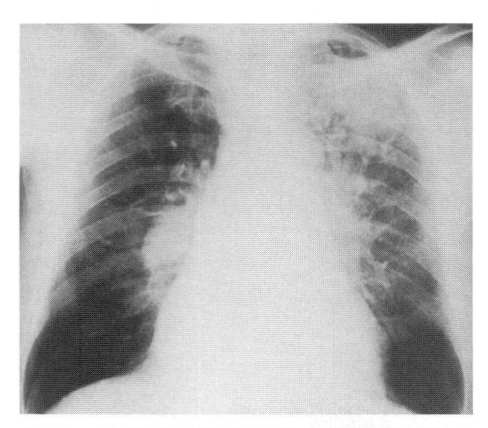

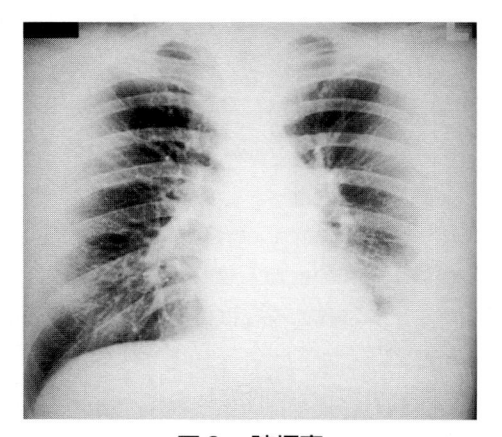

図2：肺血栓塞栓症に伴った肺野浸潤影
左上肺野に不均等な浸潤影が認められ、融合した斑状の濃厚な陰影を呈している。1週間後に消退し、肺塞栓症に伴った肺胞出血と考えられた。右肺門影は腫大し、右肺と左下肺野の透過性は亢進している。心陰影の拡大もみられる。

図3：肺梗塞
左下肺野外側に肺門に向かって凸の腫瘤状陰影を認め（Humpton's hump）、肺梗塞が示唆される。左肺門影の拡大、左横隔膜の挙上、左肋骨横隔膜角の鈍化もみられる。

からシンチカメラで検出し、RIの分布を画像化する検査法がシンチグラフィーである。

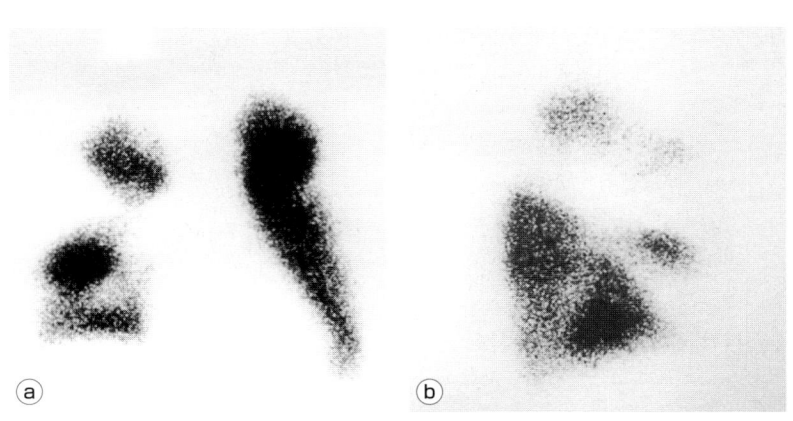

肺血栓塞栓症の診断では、肺血流シンチグラフィーと換気シンチグラフィーが重要となる。また、下肢深部静脈血栓症の検索法としてRIベノグラフィーがある。

1）肺血流シンチグラフィー[2]

a．原理と放射性医薬品

肺の毛細血管を通過できない大きさの放射性微粒子を静注し、微小塞栓を生じさせ、肺内の血流分布を表示する検査法である。RI製剤には、^{99m}Tc標識大凝集ヒト血清アルブミン（^{99m}Tc-macroaggregated human serum albumin：^{99m}Tc-MAA）が用いられる。塞栓は一過性で、肺血管床の0.1％程度を塞栓するにすぎず、塞栓による人体への危険はない。また、^{99m}Tcは半減期が6時間と短く、γ線しか放出しないので、被曝もわずかで、低侵襲性の安全な検査である。

b．検査方法

安静仰臥位で、ゆっくり深呼吸させながら^{99m}Tc-MAAを静注し、5分後以降に正面、後面、側面、斜位の各方向から撮像する。微小塞栓を検出する目的で、必要に応じて、SPECT（single photon emission computed tomography）による断層像を追加する。

c．所見と読影のポイント

肺血栓塞栓症では、塞栓部より末梢が区域性の楔状のRIの欠損像として認められる（図4）。亜区域枝より末梢の塞栓も欠損として捉えることができる。しかし、気道の閉塞や肺炎などの肺病変も欠損を示すため、本症に特異的な所見ではない。読影では、血流欠損が区域性か非区域性かという点に注目する。

胸部X線像が正常に近く、肺血流シンチグラフィーで欠損があれば、肺塞栓症の可能性が高い。多発することが多く、一側肺全体の欠損を示すこともある。fissure signと呼ばれる葉間裂に一致した帯状の欠損像は、微小塞栓のほかに、閉塞性肺疾患や胸膜肥厚、胸水などでも認められる。非区域性や一側肺の欠損では、他の疾患との鑑別を要し、X線像との比較を行う。

d．臨床的意義

血流シンチグラフィー単独では、閉塞性肺疾患などとの鑑別は難しく、診断を確定できない。しかし、換気シンチグラフィーを併用することにより、診断精度は向上する。血流欠損の領域で換気が正常な場合は、換気/血流（$\dot{V}/\dot{Q}$）ミスマッチと呼ばれ、肺血栓塞栓症の可能性が高

図4：肺血流シンチグラフィー
ⓐ正面像。ⓑ右側面像。右上葉S_2およびS_3、右中葉S_5に区域性の楔状のRIの欠損像を認める。

い（図5）[3]。また、血流と換気が共に欠損している例では、気道閉塞や肺実質病変が疑われ、肺血栓塞栓症の可能性は低い。

血流欠損が核医学検査で認められない場合は、肺血栓塞栓症はほぼ否定できる。その点、本症のスクリーニング検査としての診断的価値がある。さらに、肺野全体の血流分布を容易に評価でき、治療効果の判定や再発の診断にも適している。

CTとの比較では、①特異性が低い、②コストが高い、③限られた施設でしか行えず、緊急時に対応できないなどの理由で、血流シンチグラフィーよりCTのほうが優れている。

2）肺換気シンチグラフィー[4]

a．原理と放射性医薬品

^{81m}Krガスや^{133}Xeガスなどの不活性ガスを吸入させて、肺の換気状態を画像として描出する検査法である。^{81m}Krは半減期が13秒と特に短いので被曝が少なく、高画質の画像が得られる。

b．検査方法

立位または坐位で、患者に酸素で後押しされた^{81m}Krガスを吸入させる。過換気呼吸で持続吸入させながら、肺の換気像を多方向から撮像する。

c．所見と読影のポイント

正常人では^{81m}Krは肺内にほぼ均等に分布するが、気道閉塞や肺実質の病変部は欠損像として描出される。血流欠損部の換気は通常正常であり、肺塞栓症では換気シンチグラフィーにて欠損を示さない（図5）。

d．臨床的意義

肺血栓塞栓症を示唆する$\dot{V}/\dot{Q}$ミスマッチは診断上有用であるが、大動脈炎症候群などの他の疾患でも認められ、本症に必ずしも特異的とはいえない。換気・血流シンチグラフィーによる診断基準に、PIOPED（prospective investigation of pulmonary embolism diagnosis）研究によるものがある（表1）[3,5]。これによると、"可能性が高い"と判定された場合は80％以上の確率で肺血栓塞栓症が疑われ、"正常"ならば本症をほぼ否定できる。しかし、約3/4の症例はこの中間のカテゴリーに入り、さらなる精査が必要となる[6]。

3）RIベノグラフィー[7]

a．原理と放射性医薬品

四肢末梢の静脈よりRIを投与し、静脈内を流れるRIを経時的に画像化する検査法である。下肢のRIベノグラフィーは、深部静脈血栓症

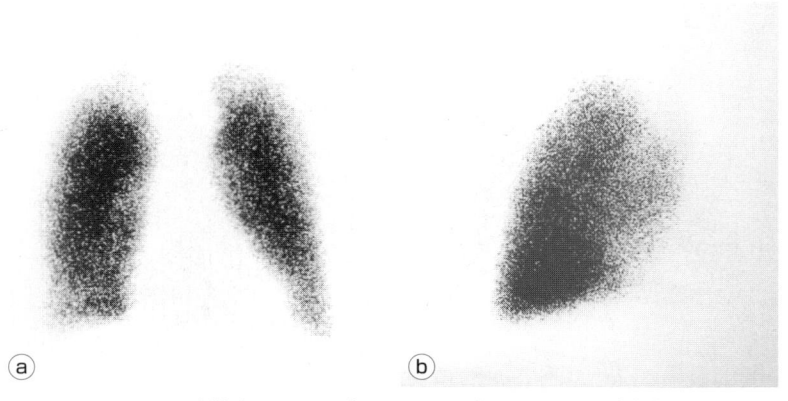

図5：肺換気シンチグラフィー（図4と同一症例）
ⓐ 正面像。ⓑ 右側面像。両側肺の換気に異常はなく、換気/血流（$\dot{V}/\dot{Q}$）ミスマッチを示し、肺血栓塞栓症が強く疑われる。

表1：PIOPED改定診断基準[3) 5)]

1. 可能性が高い（80％よりも高い確率）	
	・2つの区域性（区域の75％以上）あるいはそれに相当する以上の大きさの換気/血流（$\dot{V}/\dot{Q}$）ミスマッチが認められ、X線写真で異常がみられない
2. 中間の可能性（20-80％の確率；決定的ではないが可能性がある）	
	・区域性の$\dot{V}/\dot{Q}$ミスマッチが1つだけ存在し、X線写真上異常を伴わない
	・区域性に満たない複数の小さな$\dot{V}/\dot{Q}$ミスマッチが存在し、X線写真上異常を伴わない
	・下肺野で換気・血流の欠損があり、X線写真上も同部に陰影があるもの
	・少量の胸水貯留を伴う換気・血流の欠損
3. 可能性は低い（20％以下の確率）	
	・多発性の換気・血流の低下・欠損した領域が認められ、X線写真で異常がみられない
	・上肺野または中肺野で換気・血流の欠損があり、X線写真上も同部に陰影を認める
	・大量の胸水貯留を伴う換気・血流の欠損
	・非区域性欠損（心拡大、拡張した肺門部の血管による圧痕）
	・4個以上の小血流欠損で、X線写真で異常がみられない
4. 可能性は極めて低い（10％以下の確率）	
	・3個以下の小血流欠損で、X線写真で異常がみられない
5. 正　常	
	・血流欠損が全く認められない

を診断する目的で行われることが多い。肺血流シンチグラフィーと同じ放射性医薬品である^{99m}Tc-MAAが通常用いられる。

b．検査方法

両側の足背静脈からRIをゆっくり静注しながら、シンチカメラを移動させて、下肢全体を下から上へ段階的に撮像する。深部静脈を描出するために、下腿下部を駆血し、表在静脈への血流を遮断して検査を行う。

c．所見と読影のポイント

深部静脈血栓症では、①静脈の途絶、②狭窄した静脈の描出不良、③側副路の描出などが観察される（図6）。一般に急性例では側副路に乏しく、慢性例では発達した側副路の形成がみられる。血栓へのRIの付着によるhot spotも診断の補助になるが、静脈弁への集積と紛らわしいこともあり、注意を要する。

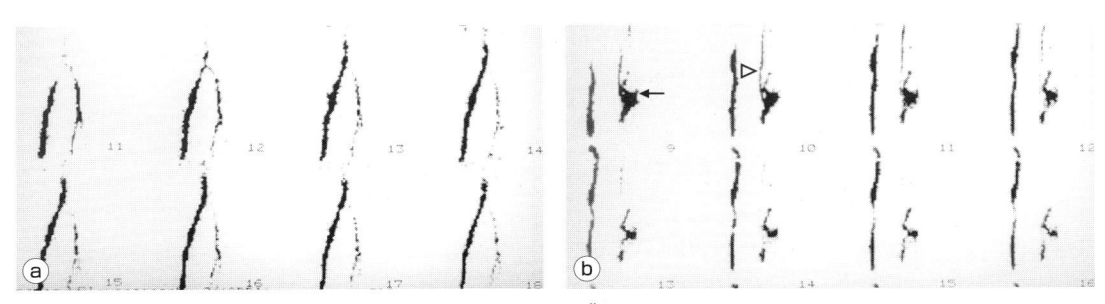

図6：RIベノグラフィー
ⓐ 骨盤から大腿上部。ⓑ 大腿下部から下腿上部。左膝窩静脈の途絶が認められ（矢印）、近位側に側副路の形成を伴っている（矢頭）。左大腿静脈から骨盤内の静脈の描出も不良である。

d．臨床的意義

RIベノグラフィーは侵襲性が低く、重症例にも対応でき、ヨードアレルギーのため静脈造影を行えない場合も施行できる。深部静脈血栓症に対する診断能も高く、静脈造影とほぼ同等といわれている[8]。^{99m}Tc-MAAを用いたRIベノグラフィーでは、下肢静脈の検索に続いて、肺塞栓症の診断を同時に行えるので、臨床的に一石二鳥である。

短所は、①画像の空間分解能が低い、②RI投与と撮像のタイミングが合わないと診断できない、③浮腫のため静脈確保が困難な場合があることである。

3 血管造影

1）肺動脈造影

a．特徴と臨床的意義

肺動脈造影は、従来、肺血栓塞栓症の診断におけるgold standardとされてきた。亜区域枝より末梢の肺動脈までが描出され、塞栓の部位と範囲を明確に診断することができる。しかし、小血栓の検出に劣り、末梢の病変の診断能が低いのが欠点である。

ヘリカルCTが登場する以前は、肺動脈造影の臨床的価値は高かったが、CTの進歩により、CTで診断が確定すれば、肺動脈造影の必要性は低くなった。最近は、血栓溶解などインターベンション目的でカテーテルが挿入されたついでに、補助的な検査として肺動脈造影が行われることが多い。

b．DSA（digital subtraction angiography）

DSAは、造影剤で満たされた血管像から造影前の像を減算（サブトラクション）して、骨や軟部組織を消去し、血管像のみを表示する方法である。多くの施設で、DSAが血管造影の主流になっている。DSAはカテーテルを用いずに肺動脈を描出することも可能で、コントラストに優れ、鮮明な血管のイメージがリアルタイムに得られる。撮影中の体動で画像が劣化する、視野が狭い、空間分解能がやや低いなどが短所である。

c．検査の実際

肺動脈のDSAでは、末梢の静脈から造影剤を投与する方法と、右房や肺動脈幹へカテーテルを進めて、経カテーテル的に造影剤を注入する方法がある。末梢からの造影は簡便であるが、多量の造影剤が必要で、肺動脈末梢の描出能に劣り、穿刺部で造影剤の血管外漏出なども起こりうる。したがって、肺動脈の末梢まで鮮明に造影するために、カテーテルを用いることが多い[9]。

高画質のDSAを得るには、体動を抑えることが重要で、しっかり呼吸を止めさせ、患者を固定して検査を行う。また、鼠径部からのアプローチでは、骨盤静脈や下大静脈に血栓がないことを確認してカテーテルを進める。

d．所見と読影のポイント

肺血栓塞栓症の血管造影の直接所見は、①肺動脈の途絶cut off sign、②肺動脈内の陰影欠損であり、間接所見として、③肺実質の染まりの欠如、④血流の遅延が認められる（図7）。間接所見は非特異的であり、直接所見を重視して読影を行う。また、血管の重なりで偽陰性、不十分な造影で偽陽性となりやすいので、読影の際には慎重に判断する[9]。

2）下肢静脈造影

a．特徴と臨床的意義

肺血栓塞栓症と診断された場合は、その主要な原因である下肢の深部静脈血栓症の有無を早急に精査しなければならない。静脈血栓の評価には、下肢静脈造影が一般に広く施行され、今日でももっとも確実な画像検査といえる[10]。

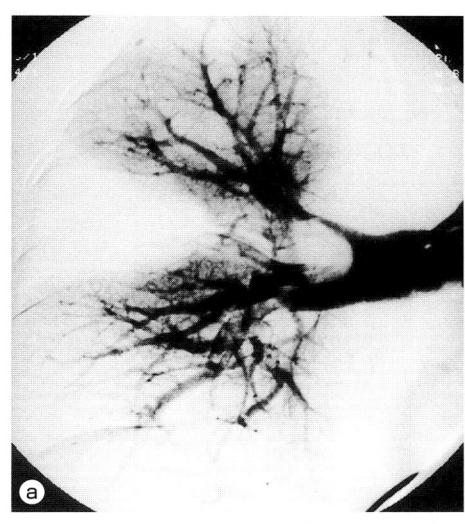

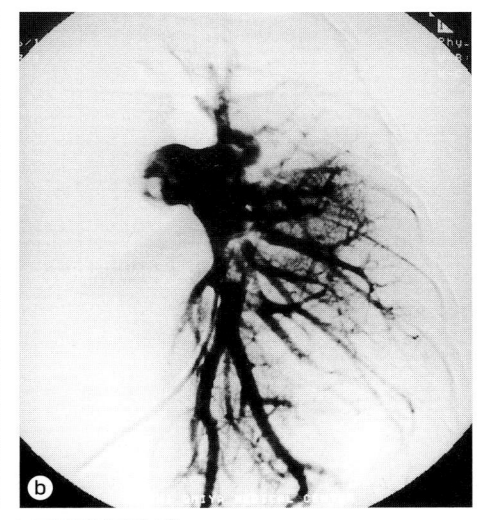

図7：DSAによる肺動脈造影
ⓐ 右肺動脈。ⓑ 左肺動脈。右肺動脈上幹と下幹の分岐部をまたぐような大きな陰影欠損を認める。両側の下葉動脈内にも血栓による不規則な欠損像がみられる。右中肺野、右肺底部、左上・下肺野の肺実質の染まりが欠如している。

近年、ベッドサイドで行える非侵襲的な超音波検査が普及し、静脈造影と同等の診断能が得られている。また、ヨードアレルギーや妊娠などで静脈造影ができない場合も、超音波検査は有用である。静脈造影の臨床的意義は、超音波検査が苦手とする骨盤静脈や下腿の筋静脈の血栓の有無と進展範囲の評価にある。

b．検査の実際[11]

下肢の静脈造影では、仰臥位で両側足背の皮静脈から造影剤をゆっくり注入しながら、テーブルを移動させて、下肢全体の撮影を行う。下腿下部と大腿下部を駆血するが、これは、表在静脈の血流を遮断して、深部静脈の良好な造影を得るためである。また、足背からの造影では描出能はかなり劣るが、骨盤静脈の撮影も忘れてはならない。

c．所見と読影のポイント

血栓は静脈内の陰影欠損像として認められ、静脈の無描出や側副路の描出も静脈の閉塞を示唆する所見である（図8）。無症状の血栓を見落とさないために、下腿の深部静脈が全部揃って造影されていることを確認する。ただし、駆血しても下腿の深部静脈がすべて描出されるとは限らず、血栓による閉塞との区別が難しいことがある。しかし、非駆血下の造影を併用することで、通常鑑別可能である。

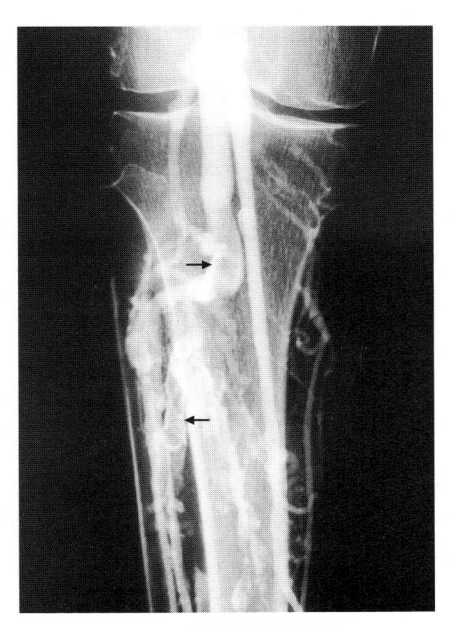

図8：下肢静脈造影
右膝窩静脈、前脛骨静脈および腓骨静脈内に鋳型状の陰影欠損を認め（矢印）、側副血行路の形成を伴っている。

4 CT

1）最近の進歩

CTは断層画像をX線投影データから再構成し、人体の横断解剖を明確にできる。近年、ヘリカルCTおよびマルチスライスCTが出現し、CTは劇的に進歩した[12]。

a．ヘリカルCT

X線管球を連続的に回転させて、患者を乗せたテーブルを移動させながららせん状にスキャンを行うのがヘリカルCTである。撮像時間が短縮し、連続データ（ボリュームデータ）の収集により体軸方向の空間分解能が向上して、CTによる血管イメージング法であるCTA（CT angiography）が可能になった。

b．マルチスライスCT

検出器を複数もつことからMDCT（multidetector-row CT）とも呼ばれる。マルチスライスCTでヘリカルスキャンを行うと、CTの能力は飛躍的にアップする。すなわち、より薄いスライス厚で、より広い範囲のボリュームデータを得ることができる。全肺の高分解能の撮像が容易となり、肺動脈末梢の描出にも有用である。

c．画像再構成法

三次元画像をはじめ、CTの画像再構成法には種々の手法があるが、肺動脈の検査では、MPR（multi-planar reformation）法と MIP（maximum intensity projection）法が重要である。MPR法では、ボリュームデータを元に、冠状断や矢状断、その他任意の断面像を表示できる。MIP法はボクセル中の最大CT値を投影して画像を作成するもので、造影された血管内腔がDSA類似の画像として描出される。

2）検査方法

a．単純CT

肺血栓塞栓症の塞栓子としては血栓のほかに、脂肪や空気などがあり、肺動脈原発の腫瘍の可能性も考えられる。塞栓子の質的診断において、造影前に単純CTを撮ることが勧められる。

b．造影法

CTで本症を確実に診断するには、造影剤を急速に注入し、肺動脈が十分に造影されるタイミングで撮像しなければならない。左上肢から造影剤を注入すると、左腕頭静脈からのアーチファクトを受けるので、可能な限り右上肢から造影を行う。

造影剤の注入法は、末梢の小血栓を検出するために、比較的高濃度の造影剤（300-370mgI/ml）を2-3ml/secで投与するのが一般的である。右心負荷で循環が遅れている患者では、造影剤注入から撮影までの時間設定に注意が必要である。通常の右心機能であれば15-20秒、右心機能が低下している場合は20-30秒のdelay timeで撮影を開始する。

c．肺動脈の撮像法

肺塞栓症が疑われる場合は、呼吸停止下に、できるだけ薄いスライス厚で撮像することが重要である。末梢の肺動脈を描出するには、少なくとも2.5mm以下のスライス厚が望まれる。画像表示には、横断像のみならず、MPRによる冠状断像なども有用である。

d．下肢静脈の撮像法

肺動脈のCT検査に引き続いて、下肢の静脈血栓を検索する場合は、下腿下部から横隔膜下までの範囲を、スライス厚5mm前後でヘリカルスキャンを行う。

3) CT所見[1]

a. 肺動脈の変化

造影CTにて、肺血栓塞栓症は肺動脈内の陰影欠損として描出される。血栓は血管の分岐部にまたがって存在することが多く、血管内を浮遊している場合もある。血栓の進展範囲の評価にはMPRによる冠状断像が適している（図9）。また、新鮮な血栓は単純CTでしばしば高吸収域として認められる。

慢性例では、中枢側の肺動脈が拡張し、末梢動脈は狭小化している。肥厚した血管壁や肺門部のリンパ節が血栓様に見えることがあるので、注意を要する。血栓の石灰化を認めることもある。

b. 肺野および胸膜の変化

塞栓領域は乏血のため、肺血管が細くなり、肺野の透過性は亢進する。また、スリガラス様の淡い陰影や濃厚な陰影などさまざまな形状の陰影が時に認められる（図10）。多くは7–10日で消失し、肺出血と考えられる。

肺梗塞のCT所見は、典型的には胸膜に接する楔形または台形の陰影で、中枢側には拡張した血管を伴っている（図11）。多発性のことも多く、内部に梗塞を免れた肺実質がみられる場合がある。梗塞例では高率に胸水貯留を伴い、梗塞部の胸膜は浮腫状に肥厚している。慢性例では、肺野濃度はモザイク状を呈し、動脈の径不同、末梢肺野の瘢痕性変化、線状または索状影などが認められる。

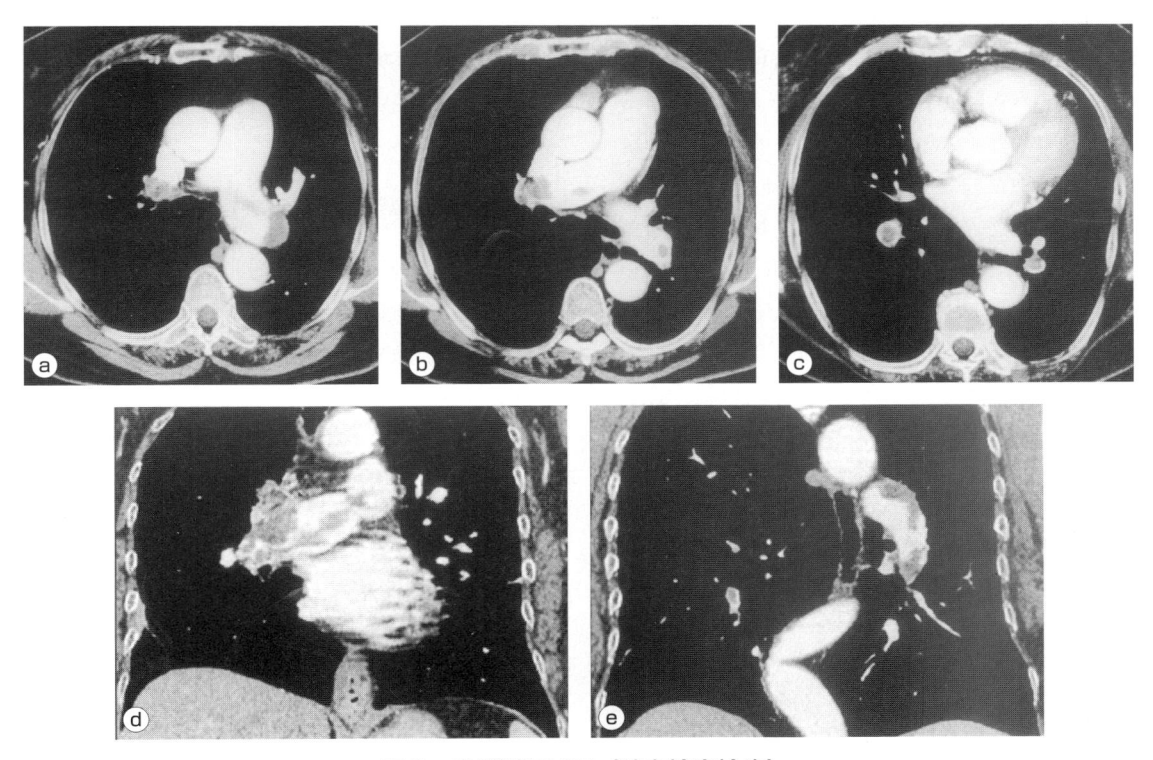

図9：胸部造影CT（肺血栓塞栓症）
ⓐ左肺動脈幹レベル。ⓑ右肺動脈幹レベル。ⓒ下葉動脈レベル。ⓓMPR冠状断像（右肺動脈幹）。ⓔMPR冠状断像（左肺動脈幹）。両側肺門部の肺動脈内に血栓による陰影欠損が認められ、肺動脈幹内を浮遊する血栓の存在も描出されている。両側の下葉動脈内にも血栓の進展がみられる。

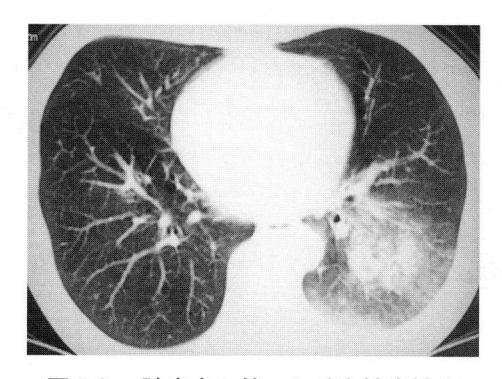

図10：肺出血を伴った肺血栓塞栓症
肺野条件の胸部CTにて、左下葉に不均等な融合性のconsolidationを認め、周囲にはスリガラス様の淡い陰影がみられる。右下葉の血管影は細く、肺野の透過性は亢進している。

4) CTの診断能

　従来のスライス厚7-10mmのCTでも、造影を行えば、主肺動脈から中間肺動脈幹までの中枢側の肺血栓塞栓症の診断は可能であった。ヘリカルCTおよびマルチスライスCTの出現で、より末梢の病変が容易に検出できるようになった。薄いスライス厚を用いると、肺葉および区域動脈の肺血栓塞栓症のsensitivityとspecificityは共に90％を超える[13]。亜区域枝以下の血栓の同定はまだ困難な場合もあるが、1.25mmの薄いスライス厚では、70％以上の検出率を示している[14]。CTの性能のさらなる向上に伴い、これまで見逃されていた末梢の小血栓も、今後さらに確実に診断できるようになると期待される。

5) CTの臨床的意義

　肺血栓塞栓症の診断におけるCTの最大の利点は、血栓を直接描出でき、その検出能に優れ、決定的な診断根拠になりうることである。肺動脈造影と比較すると、①侵襲が少ない、②小血栓を検出できる、③緊急に対応できる、④肺梗塞や出血など肺の変化を診断できる、⑤胸水貯留や心拡大を評価できるなどの点で、CTの有用性は明らかである[13]。

　CTは肺血栓塞栓症の否定にも重要な臨床的役割を果たす。また、本症が疑われても、70％前後は別の疾患が原因であり、CTはこれらの疾患の診断にも役立つことが多い。その意味でも、肺血栓塞栓症が疑われる症例では、CTがまず最初に行われるべきであり、CTのみで診断が確定し、他の検査を省略できる場合も少なくない。

6) 下肢深部静脈血栓症の検索

　マルチスライスCTの登場で、1回の造影剤投与で、肺動脈の検査に引き続いて、下腿静脈から下大静脈までの範囲を20-30秒の時間でス

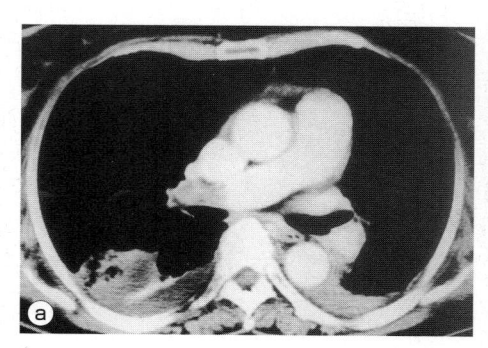

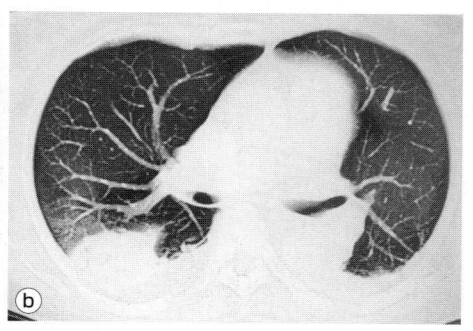

図11：肺梗塞を伴った肺血栓塞栓症
ⓐ造影CT（縦隔条件）。ⓑ肺野条件。右下葉背側に胸膜に接する造影効果の乏しい腫瘤状のconsolidationが認められる。肺野条件にて腫瘤周囲には出血と思われる淡いスリガラス様陰影を認める。両側に胸水貯留がみられ、縦隔条件では右肺動脈幹内には血栓の存在が明らかである。

キャンできるようになった。胸部の撮像が終了した造影剤注入開始5分後前後は、下肢の静脈系が良好に造影されており、撮像のタイミングとして都合がよい。

　静脈血栓は造影された静脈内の陰影欠損として同定される（図12）。閉塞部より遠位の静脈は拡張し、浮腫により皮下の脂肪織内には濃度上昇がみられる。また、側副路として拡張した表在静脈も観察される。

　CTは下大静脈から膝窩静脈までの比較的大きな静脈の血栓の描出に有用である。下腿の筋静脈の血栓の検出は容易ではないが、CTの利点は、静脈造影や超音波が苦手とする骨盤静脈から下大静脈内の血栓の有無を明確に診断できることである[15]。また、静脈造影で問題となる逆流や層流による影響がないことも長所である。

5 MRI/MRA

1) MRI

a．特徴

　MRIは核磁気共鳴現象を利用し、水素原子核の存在状態を反映した信号強度の分布を画像化したものである。①放射線を用いない、②軟

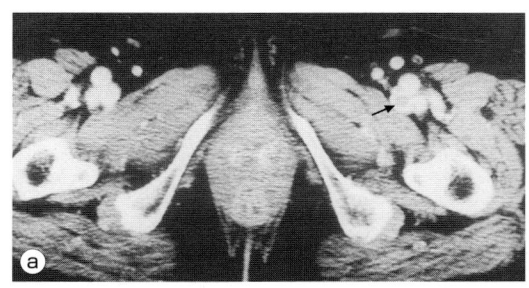

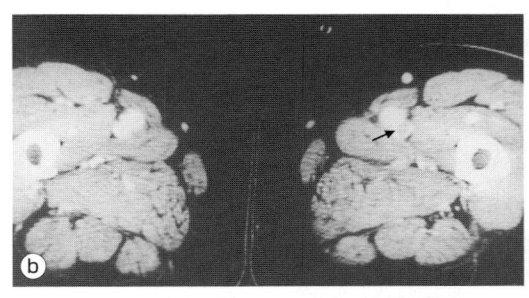

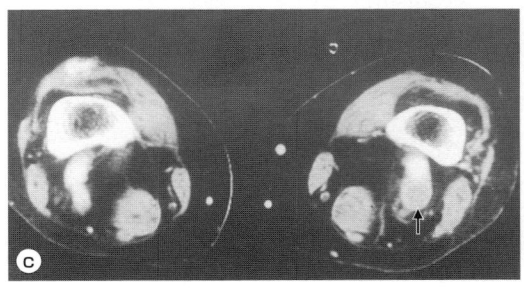

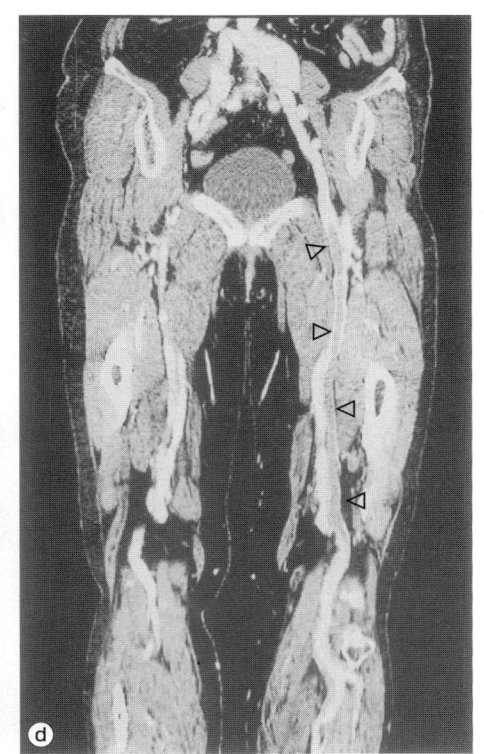

図12：下肢静脈血栓症
ⓐ 鼠径部レベル。ⓑ 大腿部レベル。ⓒ 膝窩部レベル。ⓓ MPR冠状断像。左大腿静脈から膝窩静脈の広い範囲に血栓による閉塞が認められる（矢印）。血栓の進展範囲はMPR冠状断像にて容易に知ることができる（矢頭）。

部組織の濃度分解能に優れる、③冠状断やその他、任意の断面像が得られる、④血流を評価できるなどの特長がある。短所としては、①空間分解能に劣る、②撮像時間が長く、体動の影響を受けやすい、③重篤な患者で対応が難しい、④ペースメーカーなど禁忌となる例があるなどが挙げられる。

b．臨床的意義

MRIは空間分解能が低く、中枢側の肺動脈の血栓は比較的容易に診断できるが、区域枝以下の末梢の病変の検出は困難である。血流による信号が血栓と区別できないこともあり、診断能には限界がある[16]。したがって、MRIが肺血栓塞栓症の診断プロトコルに乗ることはほとんどないが、ヨードアレルギーで造影CTを行えない例や、CTで確診が得られない場合には、適応がある。

一部の最新の装置では、灌流MRIや換気MRIなどの新しい試みがなされており[17]、MRIの将来的な有用性には期待がもてる。

c．所見と読影のポイント

MRIでは血流部分はflow voidを示し、肺動脈内腔は通常無信号の構造として黒く描出される。血栓は肺動脈内の塊状または結節状の高〜中等度信号域として認められる（図13）。しかし、血栓に伴う血流の停滞が高信号を呈する場合があり、血栓の大きさを過大に評価しやすい点に留意する。

2）肺動脈MRA（MR angiography）

a．特徴と撮像法

MRAとはMR装置で血管のイメージングを行う検査で、種々の撮像法がある。肺動脈のMRAは、従来、二次元 time of flight（2D-TOF）法や3D-TOF法で撮像されていたが、最近はGd-DTPAなどのMR造影剤を使用した造影3D-MRAが主流になっている[18]。肺動脈を鮮明に描出するには、造影剤を急速に静注し、肺動脈内のT1緩和時間が短縮している間に、高速撮影法を用いて、呼吸停止下に撮像を行う。

b．臨床的意義

通常の血管造影（DSA）は二次元の投影像であるため、血栓の前後に重なる造影剤によって、太い肺動脈の小血栓が不明瞭な場合がある。これに対して、3D-MRAでは連続した薄いスライスの断層像が得られるため、小血栓の検出に優れている。また、MIP処理を行うことによって、血管の重なりを避け、さまざまな方向から肺動脈を観察することができる。

現段階のMRAの最大の欠点は空間分解能に

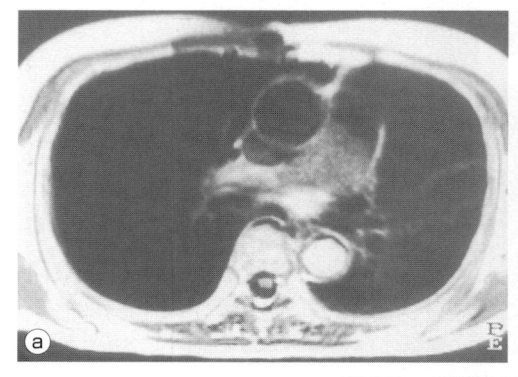

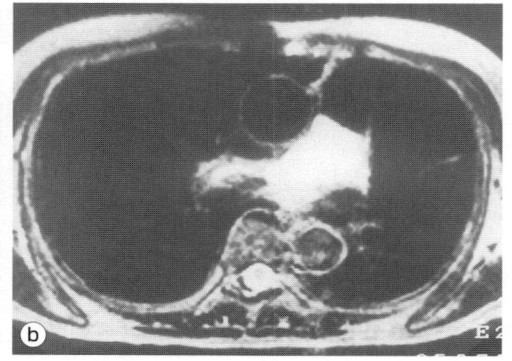

図13：肺動脈MRI（軟骨肉腫）
ⓐT1強調像。ⓑT2強調像。肺動脈幹内にT1強調像で低信号、T2強調像で著明な高信号を示す病変が認められる。血栓にしてはT2強調像での信号が著しく高く、腫瘍の可能性が疑われる。本例は肺動脈原発の軟骨肉腫であった。

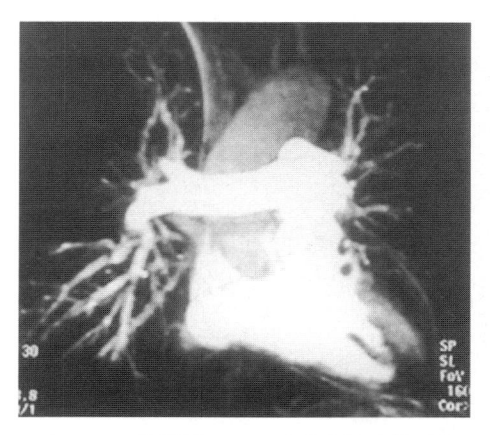

図14：肺動脈MRA（肺血栓塞栓症）
造影MRAにて右房・右室、肺動脈本幹および血流を有する正常の肺動脈は高信号を呈している。左下幹および右上幹は描出されず、血栓による閉塞が示唆される。

劣ることであり、MRAによる肺動脈末梢の血栓の描出はまだ不十分である。

c．所見と読影のポイント

造影MRAにて、高信号を示す肺動脈内の血栓は低信号の欠損像として描出される（図14）。MIP処理を行った場合、MIP像だけでは、血管造影と同様に小血栓が不明瞭になることがある。そのため、3D-MRAの元画像も注意深く観察する必要がある。

3）下肢MRベノグラフィー

a．特徴と撮像法

まだ一般的な検査ではないが、下肢静脈血栓症に対して、MR装置で静脈系を描出するMRベノグラフィーが試みられている。低侵襲性で、下腿の筋静脈を含めた下肢静脈の全体像を評価でき、その有用性が認識されつつある。

大腿-骨盤部の静脈に対しては、造影剤を用いない2D-TOF法が用いられ、静脈造影と同等の診断に十分な画像が得られる。下腿部の静脈は流れが遅いため、2D-TOF法では描出が悪く、診断上限界がある。造影剤を用いたMRベノグラフィーでは、筋静脈を含めた下腿の深部静脈の描出率が向上する[19]。MR造影剤を上肢から静注し、5-6分後より撮像を開始する。静脈の造影欠損を詳細に診断するために、サブトラクションやMIP処理などの工夫も行われている[20]。

b．臨床的意義

肺血栓塞栓症の原因の多くは下肢の深部静脈血栓症であるが、実際に静脈造影で血栓が証明される率は低い。血栓は下肢の筋静脈に初発するといわれているが、静脈造影では筋静脈の評価は不十分である場合が多い。その点、MRベノグラフィーでは、筋静脈内の血栓も明瞭に検出することができ、塞栓源の検索に有用である。

c．所見と読影のポイント

正常例では、下肢の深部静脈はMRベノグラフィーにて比較的良好に描出される。したがって、静脈の無描出は血栓性の閉塞が疑われる（図15）。静脈造影で診断が難しい骨盤静脈の血栓も、MRベノグラフィーでは血管の無描出と側副路血行路の描出によって診断可能である。

さらに、造影前のT1強調の元画像にて、血栓が高信号を示し、小血栓の検出に役立つ場合がある。造影により高信号構造が静脈内にあることを確認する[20]。

6 おわりに

肺血栓塞栓症は早期に正確な診断が要求される疾患であるが、診断に手間取り、適切な治療が遅れる場合が多い。診断の第一歩はまず本症の可能性を積極的に疑うことであり、次いで、適切な画像検査で診断を速やかに確定することが重要である。肺血栓塞栓症および深部静脈血栓症の画像診断に関する十分な理解が、患者の予後を大きく左右することを強調したい。

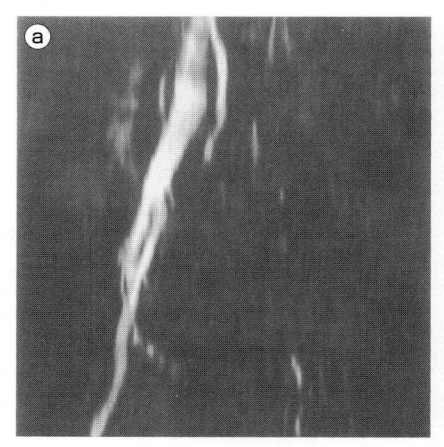

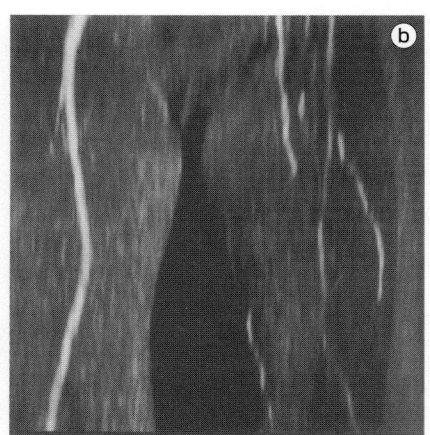

図15：MRベノグラフィー（下肢静脈血栓症）
ⓐ 骨盤部レベル。ⓑ 大腿部レベル。左側の大腿静脈および骨盤部の静脈は描出されず、側副路の形成を伴い、血栓性の閉塞が疑われる。右側の静脈は良好に描出されている。
（埼玉県立循環器・呼吸器病センター症例）

【参考文献】

1) Fraser RS, Muller NL, Colman N, et al. Thrombosis and thromboembolism. In：Fraser and Pare's Diagnosis of the Chest. 4th ed. Philadelphia：WB Saunders；1999. p.1773-843.
2) 本田憲業. 肺血流シンチグラフィ. 久田欣一監修. 最新臨床核医学. 第3版. 東京：金原出版；1999. p.294-305.
3) Gottschalk A, Sostman HD, Juni JE, et al. Ventilation-perfusion scintigraphy in the PIOPED study：Part II evaluation of the scintigraphic criteria and interpretations. J Nucl Med 1993；34：1119-26.
4) 楢林 勇. 放射性ガスによる肺換気・血流シンチグラフィ. 久田欣一監修. 最新臨床核医学. 第3版. 東京：金原出版；1999. p.305-19.
5) Freitas FE, Sarosi MG, Nagle CC, et al. The use of modified PIOPED criteria in clinical practice. J Nucl Med 1995；36：1573-8.
6) Sostman HD, Coleman RE, DeLong DM, et al. Evaluation of revised criteria for ventilation-perfusion scintigraphy in patients with suspected pulmonary embolism. Radiology 1994；193：103-7.
7) 瀬戸 光. 末梢循環動態：ベノグラフィ. 久田欣一監修. 最新臨床核医学. 第3版. 東京：金原出版；1999. p.264-5.
8) Gomes AS, Webber MM, Buffkin D：Contrast venography vs. radionuclide venography：a study of discrepancies and their possible significance. Radiology 1982；142：719-28.
9) van Rooiji WJ, den Heeten GJ, Sluzewski M：Pulmonary embolism：diagnosis in 211 patients with use of selective pulmonary digital subtraction angiography with a flow-directed catheter. Radiology 1995；195：793-7.
10) Hull RD, Hirsh J, Carter CJ, et al：Pulmonary angiography, ventilation lung scanning, and venography for clinically suspected pulmonary embolism with abnormal perfusion lung scan. Ann Intern Med 1983；98：891-9.
11) 小寺研一. 下肢静脈造影法. 末梢血管病変の画像診断. 東京：医学書院；1992. p.62-3.
12) Prokop M. Principles of CT, spiral CT, and multislice CT. In：Prokop M, Galanski M editors. Spiral and multislice computed tomography of the body. Stuttgart：Thieme；2003. p.11-38.
13) Remy-Jardan M, Remy J, Wattinne L, et al. Central pulmonary thromboembolism：diagnosis with spiral volumetric CT with the single-breath-hold technique：comparison with pulmonary angiography. Radiology 1992；185：381-7.
14) Patel S, Kazerooni EA, Cascada PN. Pulmonary embolism：optimization of small pulmonary artery visualization at multi-detector row CT. Radiology 2003；227：455-60.

15) Baldt MM, Zontsich T, Stumpflen A, et al. Deep vein thrombosis of the lower extremity : efficacy of spiral CT venography compared with conventional venography in diagnosis. Radiology 1996 ; 200 : 423-8.

16) Erdman WA, Peshock RM, Redman HL, et al. Pulmonary embolism : comparison of MR images with radionuclide and angiographic studies. Radiology 1994 ; 190 : 499-508.

17) Amundsen T, Kvaerness J, Jones RA, et al. Pulmonary embolism : detection with MR perfusion imaging of lung : a feasibility study. Radiology 1997 ; 203 : 181-5.

18) Loubeyre P, Revel D, Douek P, et al. Dynamic contrast-enhanced MR angiography of pulmonary embolism : comparison with pulmonary angiography. Am J Roentgenol 1994 ; 162 : 1035-9.

19) Evans AJ, Sostman HD, Knelson MH, et al. Detection of deep venous thrombosis : prospective comparison of MR venography. Am J Roentgenol 1993 ; 161 : 131-9.

20) 星 俊子, 蜂谷 貴, 叶内芳夫ほか. 下腿静脈のGd-enhanced subtraction MR venography―静脈の描出能と静脈血栓症への応用―. 日本医放線会誌 1999 ; 59 : 674-8.

2 エコー

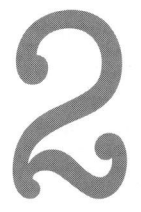

■穂積健之、吉田　健、吉川純一（大阪市立大学大学院循環器病態内科学）

1 肺血栓塞栓症・深部静脈血栓症診断におけるエコーの役割

　肺血栓塞栓症は、静脈系からの血栓が塞栓子となり、肺動脈系が閉塞される病態で、胸痛・呼吸困難・多呼吸を呈し、重篤な場合はショックに至る。肺血栓塞栓症を来すと、機械的な閉塞、および低酸素に伴う肺血管の収縮のため、肺高血圧が引き起こされる。本症は、周術期における重要な救急疾患であり、その迅速な診断は臨床上極めて重要である。心エコーを用いれば、肺高血圧による右室圧負荷所見の有無をベッドサイドで、非侵襲的に素早く診断できる。特に近年、携帯型心エコー装置が臨床の場に登場し、本症診断における心エコーの利点がよりいっそう生かされると期待される。肺血栓塞栓症の診断が各種検査にて確定されれば、次に重要なのは、その主要な原因である深部静脈血栓症の検索である。それには、非侵襲的に診断可能な下肢静脈エコーが重要な役割を果たしうる。

2 心エコー図による肺血栓塞栓症の診断

1) 胸壁心エコー図

　探触子は、2.5-3.5MHzのセクタ型探触子が用いられる。本症診断における観察ポイントは、次のとおりである。

a．右室圧負荷所見
　前述のように、肺動脈血栓症を疑う間接所見として重要である。傍胸骨アプローチでは、長軸断面（図1）および短軸断面（乳頭筋レベル、

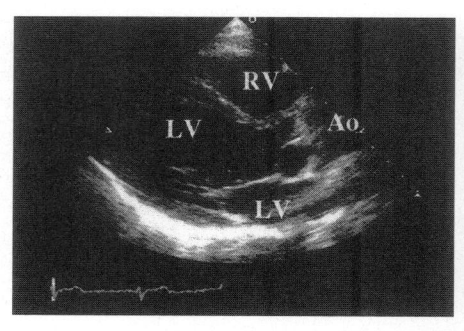

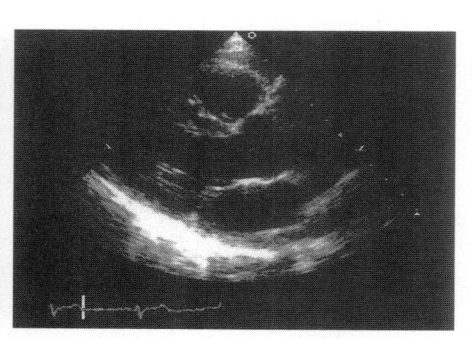

図1：傍胸骨長軸断面
心エコー図における基本となる断面である。正常では、右室内径は左室内径の約半分である。肺塞栓により右室拡大が生じればこのバランスが変わることが、この断面でわかる。また、この断面は、大動脈解離を鑑別する際、上行大動脈内のintimal flapの有無を確認したり、心タンポナーデを鑑別する際の心膜液貯留（左室後方や右室前方のエコーフリースペース）を評価するのにも用いられる。LV：左室、RV：右室、Ao：大動脈

図2)の描出を試みる。心尖部アプローチでは、四腔断面（図3）あるいは長軸断面（図4）を描出する。右室圧負荷所見として断層図で評価するポイントは、①右室の拡大、②右心圧負荷の程度に応じて生じる左室の変形、である（図5）。肺動脈圧の上昇により、左室短軸断面にて観察

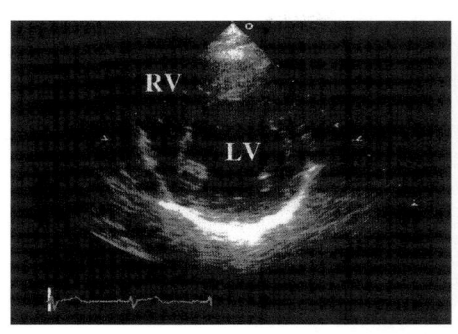

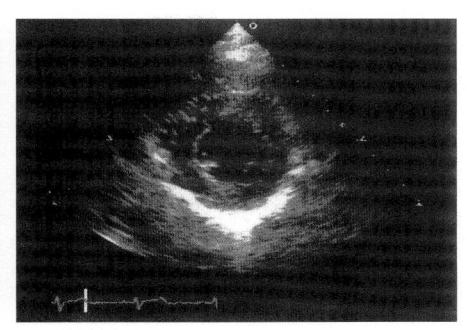

図2：傍胸骨短軸断面（乳頭筋レベル）
図1とともに、重要な基本断面である。短軸断面は、大動脈弁レベル・僧帽弁レベル・乳頭筋レベル、の主に3レベルが標準断面として描出されるが、乳頭筋レベルは、特に重要な断面である。すなわち、肺血栓塞栓症の際、右室の拡大や左室の変形を観察するのに適している。また、詳細な左室の壁運動を評価することにより、急性心筋梗塞を鑑別するのにも適した断面である。LV：左室、RV：右室

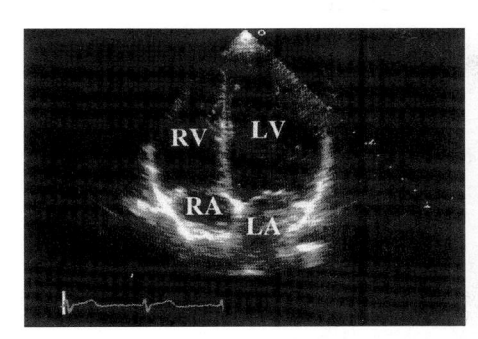

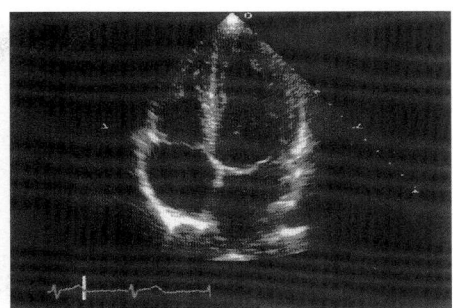

図3：心尖部四腔断面
左右心室および心房の観察に適した断面である。LV：左室、RV：右室、LA：左房、RA：右房

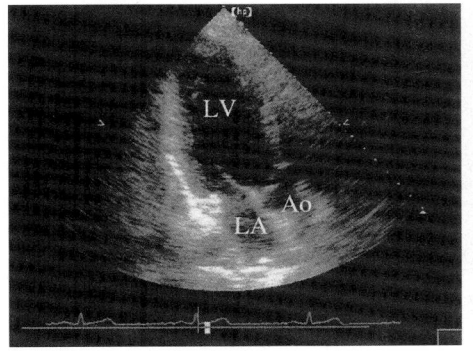

図4：心尖部長軸断面
傍胸骨長軸像と同様の断面であるが、心尖部の観察が可能である。LV：左室、LA：左房、Ao：大動脈

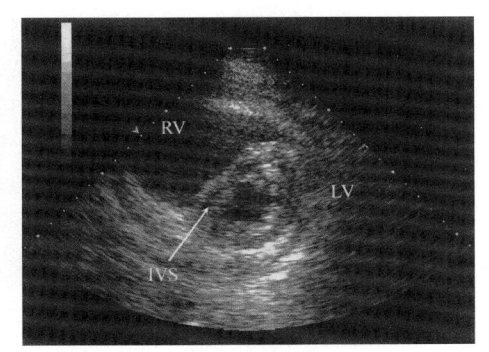

図5：肺動脈血栓症例から得られた心エコー図（傍胸骨短軸断面、乳頭筋レベル）
右心圧負荷の増加による右室の拡大、左室の変形（心室中隔の扁平化）と左室の狭小化が認められる。LV：左室、RV：右室、IVS：心室中隔

される収縮期左室形態は、楕円形（肺動脈圧＜50mmHg）、半円形（50mmHg＜肺動脈圧＜70mmHg）、三日月形（70mmHg＜肺動脈圧）と変形する（図6）。ショックに至るような肺動脈血栓症を来した場合は、左室の狭小化と変形が認められる。

右室圧の上昇をより正確に評価するには、ドプラー法が用いられる。カラードプラー法にて三尖弁逆流が存在する場合は、連続波ドプラー法を用いて次のようにして右室圧の推定を行う。すなわち、連続波ドプラー法にて三尖弁逆流血流の最大血流速度を計測すると、簡易ベルヌーイ式から、右室－右房圧較差＝4×（三尖弁逆流の最大血流速度)^{2}として計測される。平均右房圧を10mmHgとすると、右室圧（肺動脈圧）＝（右室－右房圧較差）＋10（mmHg）と推定できる（図7）。

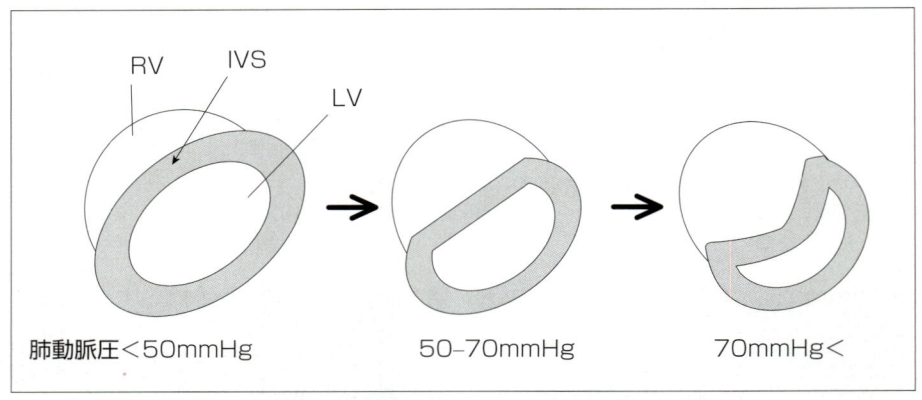

図6：左室の変形度による右室圧（肺動脈圧）の推定
拡張早期の左室が楕円であれば軽度の肺高血圧を、半円形であれば中等度の肺高血圧を、三日月状であれば高度の肺高血圧と推定できる。LV：左室、RV：右室、IVS：心室中隔

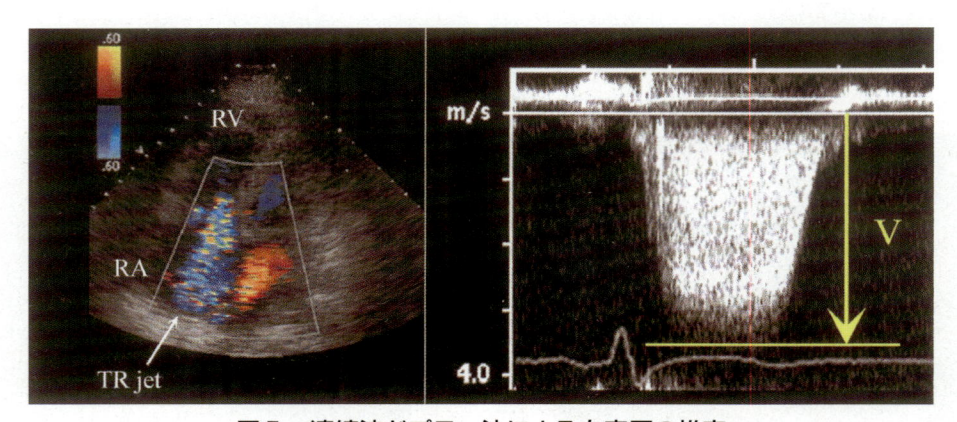

図7：連続波ドプラー法による右室圧の推定
右室－右房圧較差＝$4V^2$（mmHg）
推定右室圧（肺動脈圧）＝$4V^2$＋10（mmHg）
連続波ドプラー法で計測される三尖弁逆流の最大血流速度(V)は3.8m/secであり、簡易ベルヌーイ式から右室－右房圧較差($4V^2$)は58mmHgと算出される。平均右房圧を10mmHgとすると、右室圧は68mmHgと推定される。RV：右室、RA：右房、TR jet：三尖弁逆流カラードプラーシグナル、V：三尖弁逆流最大血流速度(m/sec)

b．肺動脈・右室・右房内の血栓描出

　肺動脈内に血栓を直接描出できれば、肺動脈血栓症と診断することができる。描出すべき断面は、傍胸骨アプローチによる短軸断面（大動脈弁レベル、図8）である。血栓が右房・右室・肺動脈内に残存することもあるため、傍胸骨アプローチにて、傍胸骨短軸断面（大動脈弁レベル）での右室流出路から肺動脈を追跡し（図9）、心尖部アプローチにて四腔断面を描出し、右室・右房内の血栓の有無について検索を行う（図10）。断層図にて肺動脈内の血栓描出がされれば、肺動脈血栓症との診断がつき、その診断的意義は大きい。ただし、経胸壁アプローチでは、必ずしも肺動脈の描出が良好とは限らないため、観察できる範囲で血栓が検出されなくても、本症の否定はできない。臨床的に肺血栓塞栓症が疑われ、前述の右室圧負荷所見が認められれば、本症を強く疑って肺血流シンチグラフィー、胸部CT、経食道心エコー図などの検査に進むべきである。肺動脈内の血栓検索をエコーで十分にする目的には、後述の経食道心エコー図が有用である。

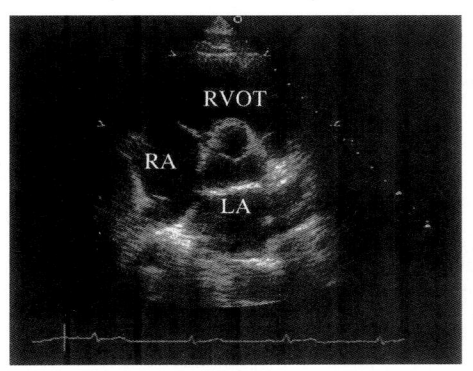

図8：傍胸骨短軸断面（大動脈弁レベル）
乳頭筋レベルの短軸像に比べ探触子を上方に向けて、心基部をスキャンすることにより得られる。本断面は、右室流出路を観察するのに適している。LA：左房、RA：右房、RVOT：右室流出路

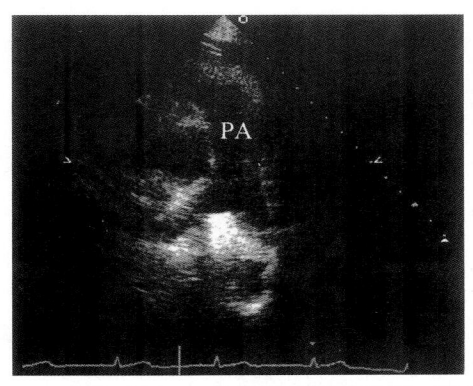

図9：主肺動脈から左右肺動脈分岐部の描出
大動脈弁レベルの傍胸骨短軸断面を描出すると、肺動脈主幹部が描出されるが、さらにその末梢を追うように探触子を動かすことにより描出される断面である。PA：肺動脈（主幹部）

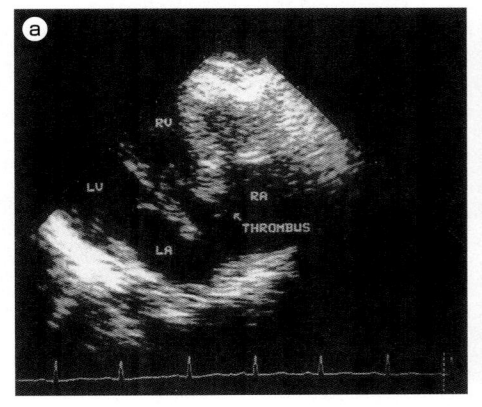

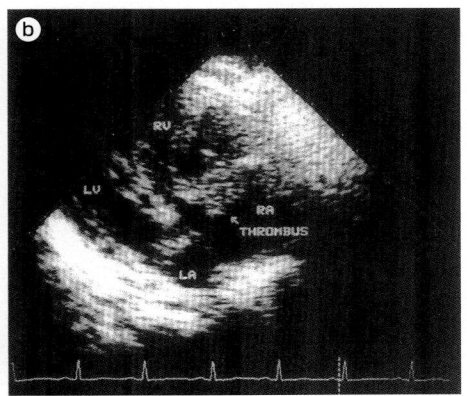

図10：心エコー図による右房内血栓の描出
ⓐ：拡張期、ⓑ：収縮期。右室・右房を描出するよう、心尖部長軸断面から探触子を反時計方向に回転させた断面にて、右房内に血栓エコーが描出されている。右房内血栓は、拡張期には右室内に入り込み、可動性があることがわかる。LV：左室、RV：右室、LA：左房、RA：右房

2) 胸痛・呼吸困難を来すほかの疾患の鑑別

胸痛・呼吸困難を来す他疾患の鑑別も、心エコー図における重要なポイントの一つである。前述のような右室圧負荷所見が観察されれば、肺血栓塞栓症を疑って次のステップに進めばよいが、右室圧負荷所見が観察されない場合は、急性冠症候群や大動脈解離などの救急疾患の可能性も考える必要がある。その鑑別のポイントとしては、次のような所見がある。

a．局所壁運動異常の有無

前述の断面を描出して、明らかな左室壁運動異常を認めた場合は、心筋梗塞の可能性も考える必要がある。

b．大動脈内の intimal flap

上行大動脈基部に解離した内膜（intimal flap）が観察されれば、大動脈解離を考える必要がある。

c．心タンポナーデ

心膜液貯留と拡張早期の右室虚脱（collapse）所見がみられれば、心タンポナーデを考える必要がある。ただし、タンポナーデの診断には、心膜液の多寡は重要でなく、あくまでも右室虚脱所見の有無が重要である。

3) 右室圧負荷所見のみられる他疾患

以下の疾患においても、右室圧負荷所見がみられるので、注意が必要である。

①僧帽弁疾患による肺高血圧
②先天性心疾患による肺高血圧
③肺疾患（慢性閉塞性肺疾患）による肺高血圧
④膠原病による肺高血圧
⑤原発性肺高血圧

通常、上記疾患では、慢性の肺高血圧のため、右室肥大を来している。また、①、②については、心エコー図にて、僧帽弁の異常あるいは先天性心疾患にみられる他の所見から鑑別できる。③、④については、心エコー図だけからでは鑑別が困難であり、他の方法で基礎疾患が診断されていることが必要である。これら疾患に肺血栓塞栓症を合併した場合は、肺動脈血栓あるいは右室・右房内の血栓を描出できなければ、心エコー図での鑑別は困難であり、他の検査法にて肺動脈血栓の検索が必要である。

4) 経食道心エコー図

経食道心エコー図では食道から超音波を投入するため、胸壁アプローチのような超音波の減衰やアーチファクトが少ない。そのため、高周波探触子（5-7.5MHz）を用いて、高分解能の画像を得ることができる。また、本アプローチによれば、胸壁からの描出が必ずしも容易でない肺動脈についても、主幹部から分岐部、そして右肺動脈にかけて、明瞭な断面描出ができる。具体的には、探触子の設定角度を0度にし、大動脈弁レベルの短軸断面（左心耳を含む断面）を描出し（図11）、少し探触子を引き抜き、肺動脈主幹部から肺動脈分岐部、そして右肺動脈までを描出する（図12）。また、探触子をそのレベルに保持し、探触子の設定断面を90度に

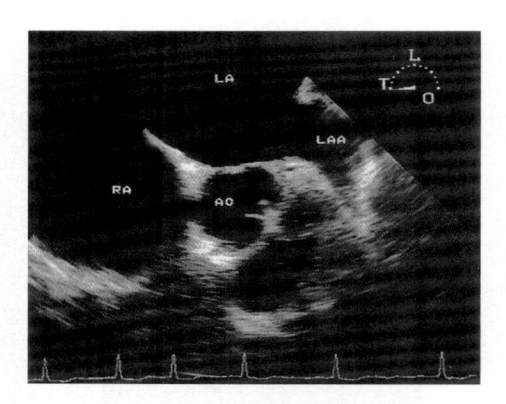

図11：経食道心エコー図による大動脈弁レベルの短軸断面描出

探触子角度0度にて、四腔断面が描出されるレベルから、探触子を引き抜いてくることにより得られる断面である。LA：左房、RA：右房、Ao：大動脈、LAA：左心耳

すると、右肺動脈分岐部の短軸断面および上行大動脈の長軸断面が良好に描出できる（図13）。0度での断面に比べて、90度での断面のほうが、右肺動脈の描出はしやすく、血栓の描出もしやすい（図14）。右室・右房内の血栓描出も、右室圧負荷所見に加えて、肺動脈血栓症を強く示唆する所見として重要である（図15、16）。

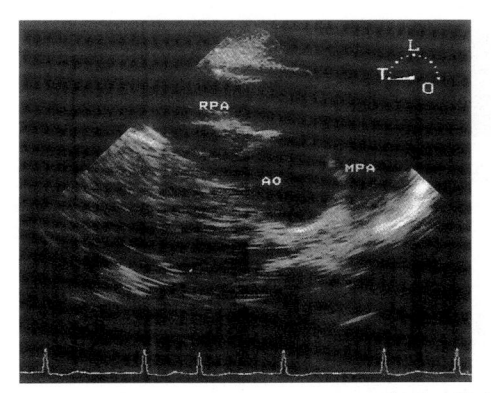

図12：経食道心エコー図による肺動脈の描出
探触子角度0度にて、大動脈弁レベルから、さらに探触子を引き抜いてくることにより得られる断面である。この断面では主肺動脈から右肺動脈への分岐が確認できる。ただし、このレベルは気管分岐部に近く、症例によっては、エコー画像の十分な描出が困難な場合がある。Ao：上行大動脈、MPA：主肺動脈、RPA：右肺動脈

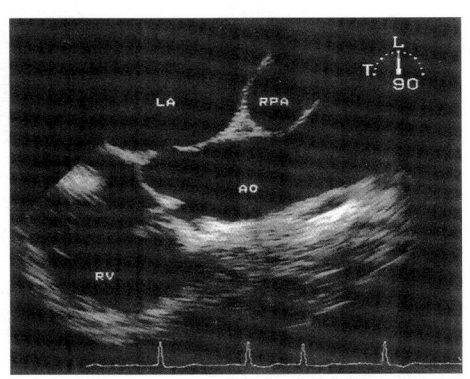

図13：経食道心エコー図による右肺動脈分岐部の短軸断面
図12を描出した探触子位置で、探触子角度を90度にして得られる断面である。探触子角度0度にて右肺動脈の描出が困難であっても、この断面の描出は多くの症例で可能であり、ぜひ描出を試みる断面である。Ao：上行大動脈、LA：左房、RV：右室、RPA：右肺動脈

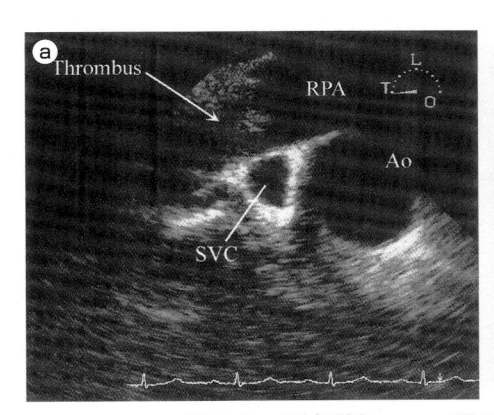

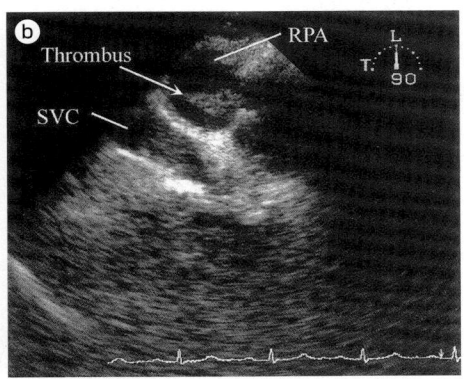

図14：経食道心エコー図による右肺動脈内血栓の描出
ⓐ探触子角度0度の断面にて、右肺動脈内に血栓像を認める。ⓑ右肺動脈の短軸断面（探触子角度90度）にて、肺動脈内に血栓像が認められる。Ao：上行大動脈、RPA：右肺動脈、SVC：上大静脈

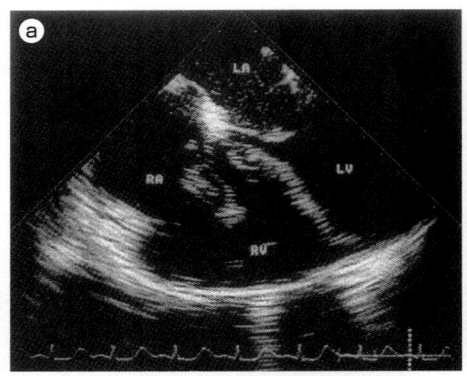

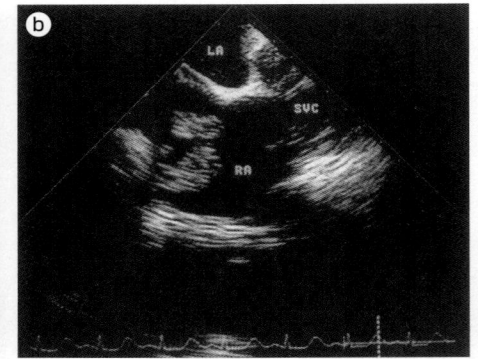

図15：経食道心エコー図による右房内の血栓描出（図10と同一症例）
ⓐ四腔断面（探触子角度0度）にて、拡張期に右房から右室内に入り込む血栓エコーが認められる。ⓑ左右心房の長軸断面（探触子角度110度）にて、右房内に血栓エコーが描出されている。LV：左室、RV：右室、LA：左房、RA：右房、SVC：上大静脈

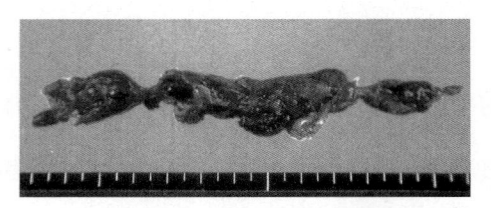

図16：外科的に摘出された右房内血栓
図10,15の症例では、右房内の可動性血栓であり、肺動脈血栓の再発リスクがあるため、外科的に血栓摘出がされた。

3 下肢静脈エコー図による深部静脈血栓症の診断

　下肢深部静脈血栓症は、下肢の深部静脈が血栓により閉塞し灌流障害を来した状態である。本症における重篤な合併症が肺血栓塞栓症である。肺血栓塞栓症が疑われた場合の原因として、本症の存在を検索することは、その再発予防にとって重要である。また、肺血栓塞栓症を起こしていなくても、深部静脈血栓症のリスクが高い場合、あるいは臨床的に深部静脈血栓症が疑われる場合、周術期に本症の診断を非侵襲的に行うことは、意義あることと思われる。非侵襲的検査として、体表面からアプローチする下肢静脈エコーが有用である。

1）下肢静脈エコー図の方法

　下肢静脈エコーの具体的な方法は、次のとおりである。探触子は、大腿より末梢の静脈に対しては7-15MHzのリニア型探触子、骨盤腔内や下腿深部の静脈に対しては3-5MHzのコンベックス型探触子を用いる。心エコー図と異なり、ドプラー法の設定は、遅い静脈血流速に合わせて15-20cm/secと低い設定で行う。まず仰臥位にて鼠径部に探触子を当て、大腿静脈の観察から始め、腸骨静脈、そして大腿静脈から膝窩静脈（図17）、さらには下腿静脈へと末梢にかけて探触子を移動させていき観察を行う。膝窩静脈付近の観察には、膝関節を外旋させるか腹臥位で行う。下腿静脈の観察には、座位が適している。

2）静脈内血栓の診断のポイント

　下肢静脈エコーにおける静脈内血栓の診断のポイントは、以下のとおりである。

a．静脈内腔の拡大・内腔の血栓エコー描出の有無

　血栓による静脈の閉塞を来すと、同部の静脈は拡大する。血栓エコーは、直接所見として重要である（図18）。ただし、エコー性状が淡くてノイズと見分けるのが難しい場合もある。そ

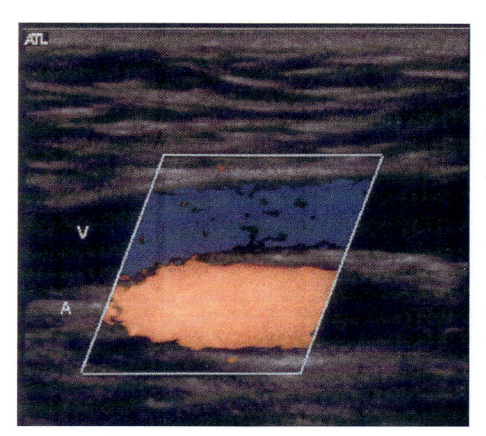

図17：下肢静脈エコーにより描出された右膝窩動脈および静脈血流
健側の膝窩動脈および静脈では、カラードプラー法にて、静脈（V）および動脈（A）の血流が確認される。

のような場合、以下の所見が参考となる。

b．探触子による圧迫で静脈内腔変形の有無

通常、静脈は内圧が低いので探触子による圧迫で内腔が容易に扁平化する。静脈内腔に血栓が存在すれば、圧迫しても変形しにくくなるので、静脈血栓の間接的所見となる。

c．静脈内の血流シグナルの有無

カラードプラー法にて、静脈内の血流シグナルの有無を確認する。静脈内腔と考えられる部位に血流シグナルが検出されないか、健側に比べて検出が不良の場合、血栓の存在を示唆するものである（図19）。

d．深呼吸あるいは下腿の圧迫（milking）による静脈内血流速の変化

中枢側の静脈の閉塞がなければ、深呼吸にて静脈内の血流速の増加がパルスドプラー法で認められる。それが減弱あるいは消失していれば、それより中枢側の静脈血栓の存在が示唆される。

末梢側の静脈に閉塞がなければ、下腿の圧迫（milking）によって、パルスドプラー法で静脈内の血流速増加が認められる。それが減弱あるいは消失していれば、それより末梢側の静脈血栓の存在が示唆される。

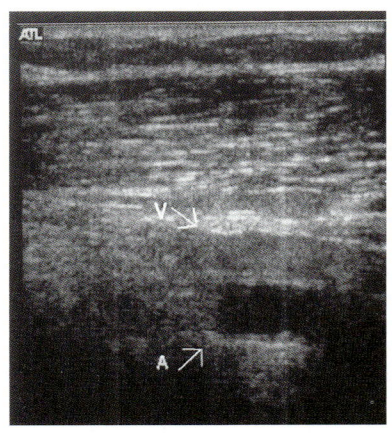

図18：下肢静脈エコー図により描出された左膝窩静脈内血栓（図17と同一症例）
患側の膝窩静脈の内腔は高エコー輝度を有しており、同部は血栓閉塞していると診断される。V：膝窩静脈、A：膝窩動脈

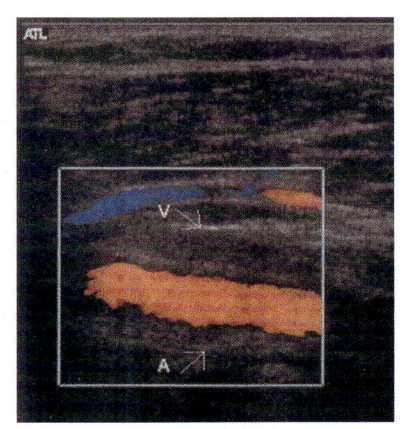

図19：下肢静脈エコー図により描出された右膝窩動脈および静脈血流（図17と同一症例）
カラードプラー法にて、患側では、左膝窩動脈には血流シグナルが描出されるのに対して、膝窩静脈には血流シグナルが描出されておらず、静脈内血栓の存在が示唆される。図18のような所見が得られた後、カラードプラー法で血流シグナルが描出されないことを確認すれば、血栓との診断がより確かなものとなりうる。V：膝窩静脈、A：膝窩動脈

【参考文献】

1) Farfel Z, Shechter M, Vered Z, et al. Review of echocardiographically diagnosed right heart entrapment of pulmonary emboli-in-transit with emphasis on management. Am Heart J 1987 ; 113：171-8.

2) Nixdorff U, Erbel R, Drexler M, et al. Detection of thromboembolus of the right pulmonary artery by transesophageal two-dimensional echocardiography. Am J Cardiol 1988 ; 61：488-9.

3) Klein AL, Stewart WC, Cosgrove DM 3rd, et al. Visualizationof acute pulmonary emboli by transesophageal echocardiography. J Am Soc Echocardiogr 1990 ; 3：412-5.

4) Mugge A, Daniel WG, Haverich A, et al Diagnosis of noninfective cardiac mass lesions by two-dimensional echocardiography. Comparison of the transthoracic and transesophageal approaches. Circulation 1991 ; 83：70-8.

5) Wittlich N, Erbel R, Eichler A, et al. Detection of central pulmonary artery thromboemboli by transesophageal echocardiography in patients with severe pulmonary embolism. J Am Soc Echocardiogr 1992 ; 5：515-24.

6) Musset D, Parent F, Meyer G, et al. Diagnostic strategy for patients with suspected pulmonary embolism：a prospective multicentre outcome study. Lancet 2002 ; 360：1914-20.

7) Wells PS, Hirsh J, Anderson DR, et al. Accuracy of clinical assessment of deep-vein thrombosis. Lancet 1995 ; 345：1326-30.

8) Mattos MA, Melendres G, Sumner DS, et al. Prevalence and distribution of calf vein thrombosis in patients with symptomatic deep venous thrombosis：a color-flow duplex study. J Vasc Surg 1996 ; 24：738-44.

9) 伊藤　浩, 穂積健之. 一目で分かる心エコー診断―Quick Look Diagnosis―吉川純一編. 東京：文光堂；2003.

Ⅲ 各科領域での取り組み

- ① 消化器・一般外科
- ② 脳神経外科
- ③ 整形外科
- ④ 産婦人科
- ⑤ 救急部
- ⑥ 心臓血管外科
- ⑦ 深部静脈血栓を有する患者の周術期管理
- ⑧ 各施設での取り組み
- ⑨ 看護計画

1 消化器・一般外科

■左近賢人、池田正孝、関本貢嗣、門田守人（大阪大学大学院病態制御外科）

要旨　消化器・一般外科手術後の肺血栓塞栓症は従来から極めてまれとされてきたが、最近増加傾向にある。突然発症し、死亡率も高いことから予防が特に重要である。予防法には薬物的予防法と理学的予防法があるが、基本的には本邦独自のガイドラインに基づく、個々のリスクに応じた予防法の選択が重要である。しかし、本邦ではその基礎となる、レベルの高い臨床データが少なく、リスクや予防法の有効性に関する評価は困難である。本稿ではできるかぎり本邦の臨床データを引用し、また、本邦にデータがない場合は欧米のデータを引用して、消化器・一般外科における静脈血栓塞栓症の現状とその予防法を概説した。

1 はじめに

従来より本邦における消化器・一般外科手術後の静脈血栓塞栓症は、欧米に比較してその発症頻度が低いと考えられていた[1]。しかし、最近その頻度はかなり増加していることが推測されている[2]。中でも術後肺血栓塞栓症は突然発症し、死亡率も高いことから、医療訴訟にもなりやすい。したがって、患者のみならずリスク管理の点からも、その予防が急務である。術後肺血栓塞栓症の約9割が深部静脈血栓症、特に下肢のそれによることから、術後肺血栓塞栓症の予防は下肢深部静脈血栓症の予防と考えられる。

静脈血栓塞栓症の予防法には薬物的予防法と理学的予防法があり、リスクに応じてこれらを選択することが基本である。それには、レベルの高いエビデンスが不可欠であるが、欧米と比較して本邦では臨床データそのものが極めて少ない。このような現状から、本稿では原著、症例報告のみならず、会議録のデータをも集計した。また、本邦に臨床データがない場合は欧米のデータを引用することにより、消化器・一般外科における静脈血栓塞栓症の現状とその一次予防について概説した。

2 発症頻度

深部静脈血栓症の頻度は^{125}I-fibrinogen uptake testにより検討されてきた。本邦における報告では開腹術後の深部静脈血栓症は14-19%であり、全体では約16%となっている（表1）。しかし、悪性疾患の手術例では28%という報告もあり、さらに高頻度となる。この頻度は第6回ACCPによるガイドライン[3]のリスク分類で中等度から高リスクに相当し、一般外科術後の深部静脈血栓症は欧米と比較しても決して低くないことを示唆している。

臨床上特に問題となるのは症状を有する症候性肺血栓塞栓症である。本邦における消化器外科術後の症候性肺血栓塞栓症の発生頻度は0.08-2%と報告によりかなりの差がみられ、全

表1：本邦における一般外科手術後深部静脈血栓症の発症頻度（予防なし）

報告者（報告年）	頻度 %（DVT/全例）
熊田ら（1979）[2]	18.9（7/37）
稲田ら（1982）[3]	16.4（42/256）
松本ら（1994）[4]	13.5（17/126）
合計	15.8（66/419）

注：検査法はすべて^{125}I-fibrinogen uptake testによる。
DVT：深部静脈血栓症

症例では0.35％であった。腹腔鏡下手術では0.62％と約2倍の頻度であった（表2）。一方、呼吸器外科は0.32％とほぼ消化器外科のそれと同等であった。腹部・胸部外科をすべて含む一般外科として検討された報告は4報告あり、その頻度は0.18％と相対的に低値であった（表3）。しかし、全般的に症例数が多いと肺血栓塞栓症の頻度が少なくなる傾向が認められた。その理由として、母数の多い研究では軽症例が見過ごされている可能性が考えられる。一般外科全集計例での症候性肺血栓塞栓症の発症頻度は0.34％（123/35,834例）であった。症候性肺血栓塞栓症患者の死亡率は消化器外科領域では14.3％であり、全消化器外科手術症例の0.04％であった（表4）。一方、呼吸器外科では症候性肺血栓塞栓症患者における死亡率が37.0％と高く、全呼吸器外科手術症例の0.34％と高値であった（表5）。肺血栓塞栓症発症例の死亡率は各報告の症例数が少ないため0-50％と幅広く分散している。一般外科全手術症例における致死性肺血栓塞栓症の発症頻度は0.08％（26/30,933例）、症候性肺血栓塞栓症症例の31％（26/84例）であった。この頻度は第6回ACCPのガイドライン[16]によると低リスクと中等度リスクの間に位置する。一方、これは一般外科手術全体の検討であり、悪性腫瘍患者などの危険因子を有する症例ではさらに高い死亡率が予想される。この結果は、本邦においても術後肺血栓塞栓症のリスクを層別化したガイドラインを作成し、それに応じた予防法を行う必要性を示唆している。

表2：消化器外科手術における症候性肺血栓塞栓症の発症率（予防なし）

報告者（報告年）	PE発生症例数	手術件数	PE発生率(%)	対象疾患
亀山ら（1996）	14	2,762	0.51	消化器外科
味村ら（1997）	2	126	1.59	
金本ら（1999）	4	4,829	0.08	開腹手術
今村ら（2001）	4	1,002	0.40	消化器外科
鳥ら（2002）	7	1,905	0.37	消化器外科
辻ら（2002）	2	109	1.84	消化器外科（腸切除）
小計	33	10,733	0.31	
中村ら（1999）	1	880	0.11	腹腔鏡下大腸切除
吉田ら（2000）	1	193	0.52	腹腔鏡下手術
飯尾ら（2002）	6	295	2.03	腹腔鏡下手術
藤崎ら（2002）	2	254	0.79	腹腔鏡下手術
小計	10	1,622	0.62	
総計	43	12,355	0.35	

PE：肺血栓塞栓症

表3：呼吸器・一般外科手術における症候性肺血栓塞栓症の発症率（予防なし）

報告者（報告年）	PE発生症例数	手術件数	PE発生率（％）	対象疾患
村山ら（1985）	7	301	2.33	呼吸器外科
磯上ら（1985）	11	1,071	1.00	胸部外科
根本ら（1990）	6	700	0.86	呼吸器外科
久田ら（1990）	2	702	0.28	呼吸器外科
岡部ら（1999）	5	400	1.25	呼吸器外科
成毛ら（2000）	3	102	2.90	呼吸器外科
高尾ら（2000）	3	212	1.40	呼吸器外科
永廣ら（2002）	7	337	2.08	胸部外科
小　計	44	3,825	0.32	
梅澤ら（2002）	5	2,098	0.24	胸部外科・腹部外科（除く心臓血管外科）
和田ら（2002）	15	4,939	0.30	一般腹部・胸部外科
石川ら（2002）	8	4,780	0.17	一般腹部、乳腺、胸部外科、一部婦人科含む
遠藤ら（2002）	8	7,837	0.10	消化器・一般外科
小　計	36	19,654	0.18	

PE：肺血栓塞栓症

表4：消化器外科手術における致死性肺血栓塞栓症の発症率（予防なし）

報告者（報告年）	死亡数（PE発症数）	死亡率（％）	致死性PE発症率（％）	手術件数	対象疾患
味村ら（1997）	0（2）	0.0	0.00	182	消化器外科
金本ら（1999）	0（4）	0.0	0.00	4,829	開腹手術
今村ら（2001）	0（4）	0	0.00	1,002	消化器外科
鳥ら（2002）	2（7）	28.6	0.10	1,905	消化器外科
辻ら（2002）	1（2）	50.5	0.92	109	消化器外科（腸切除）
藤崎ら（2002）	0（2）	0.0	0.00	277	腹腔鏡下手術
全症例	3（21）	14.3	0.04	8,304	

PE：肺血栓塞栓症

3 癌手術に伴う肺血栓塞栓症の発症頻度

　一般外科手術後における静脈血栓塞栓症の危険因子として悪性腫瘍がある。しかし、本邦では癌の手術における術後肺血栓塞栓症を詳細に検討した報告は少ない（表6）。しかし、報告された結果を単純に集計すると癌手術の肺血栓塞栓症発症頻度（1.6％）は非悪性腫瘍の手術（0.2％）に比較して8倍高くなっている。また、肺血栓塞栓症の頻度は癌の種類や術式により異なる傾向が認められ、0.6-3.8％と6倍以上の差が認められる。膵癌、肺癌、食道癌など長時間で侵襲の大きい手術では高頻度（2.9-3.6％）に認められるが、胃癌、大腸癌など、比較的侵襲の少ない手術では0.6-1.1％と低くなっている。

表5：呼吸器・一般外科手術における致死性肺血栓塞栓症の発症率（予防なし）

報告者（報告年）	死亡数（PE発症数）	死亡率（%）	致死性PE発症率（%）	手術件数	対象疾患
磯村ら（1985）	5（11）	45.5	0.47	1,071	呼吸器外科
根本ら（1990）	2（ 6）	33.3	0.29	700	呼吸器外科
岡部ら（1997）	2（ 5）	40.0	0.50	400	呼吸器外科
久田ら（1999）	1（ 2）	50.0	0.14	702	呼吸器外科
成毛ら（2002）	0（ 3）	0	0.00	102	呼吸器外科
小　計	10（27）	37.0	0.34	2,975	
梅澤ら（2002）	2（ 5）	40.0	0.10	2,098	胸部外科・腹部外科（除く心臓血管外科）
和田ら（2002）	6（15）	40.0	0.12	4,939	一般腹部・胸部外科
石川ら（2002）	2（ 8）	25.0	0.04	4,780	一般腹部・胸部外科、一部婦人科含む
遠藤ら（2002）	3（ 8）	37.5	0.04	7,837	消化器・一般外科
小　計	13（36）	36.1	0.07	19,654	

PE：肺血栓塞栓症

表6：本邦における癌手術に伴う術後症候性肺血栓塞栓症の発症率

悪性腫瘍	PE/全症例	頻度（%）	ACCPリスクレベル[*]
肺　癌	3/102	2.9	高
食道癌	24/745	3.2	高
胃　癌	13/1,176	1.1	中等度
膵　癌	3/78	3.8	高
大腸癌	6/1,059	0.6	低
直腸癌	3/193	1.6	中等度
小　計	52/3,353	1.6	
非悪性腫瘍	4/2,014	0.2	低

[*]：肺血栓塞栓症のリスクレベル（第6回ACCPガイドライン[3]による）；最高（4-10%）、高（2-4%）、中等度（1-2%）、低（0.2%）
（左近賢人，池田正孝，門田守人．一般外科領域．特集急性肺血栓塞栓症．日臨 2003；61（10）1780-6を改変）

これらの発症頻度は第6回ACCPガイドラインの中等度リスクから高リスクレベルにほぼ分類される。ACCPガイドラインでは年齢が40歳以上、大手術、癌の3危険因子を満たす症例はすべて最高リスクに分類される。ほとんどの癌手術症例がこの条件を満たすことから、本邦では欧米より、ほぼ1-2リスクレベル低い肺血栓塞栓症の発症頻度であると推測される。

4 一次予防の実際

1）病歴の聴取と術前評価

術前に血栓性素因の有無を知り、予防することが基本である。家族歴や現病歴では静脈血栓塞栓症の危険因子である、血栓症の既往、癌とその治療法、下肢静脈瘤、心不全、妊娠、エストロゲン製剤の服用などについて聞くことが大切である。さらに先天性の血栓性素因（アンチトロンビンⅢ欠乏症、プロテインCまたはS欠乏症、線溶系異常症など）や後天的素因である抗リン脂質抗体（ループスアンチコアグラント、抗カルジオリピン抗体）陽性の免疫疾患などにも留意しておく必要がある。手術関連素因である術式、手術部位と体位、時間、麻酔方法、感

染の有無、術後の安静度など、非手術的危険因子をも総合的に判断してリスク評価をすべきである。

2）術中・術後の予防法

a．理学的予防法

①早期離床と下肢運動

早期離床は術後管理の基本で、下肢静脈血のうっ滞を防止する。離床が困難な場合は下肢の挙上や屈曲、足関節の運動を勧める。足関節の自動運動により大腿静脈血流量は2倍に増加し、他動運動でも50％も増加する。1時間に数回は努めて下肢の運動や足・膝関節の運動を行うよう指導する。

②弾性ストッキング（elastic stockigs：ES）と弾性包帯

弾性ストッキングや弾性包帯は下肢を圧迫することにより、静脈床の容積を減じ、静脈血流速度の増加を図るものである。装着が正しく行われているか、チェックする必要がある。弾性ストッキングにはハイソックスタイプとストッキングタイプがある。その圧迫圧は20mmHg前後である。基本は足部で高く、大腿部で低くすることである。弾力包帯は圧迫圧が不明でゆるみやすい一方、圧を調節できる利点がある。比較的安価であるが、現在は自己負担である。Inadaら[5]は対側肢を対照とした前向きな検討を行い、弾性ストッキングにより深部静脈血栓症の頻度が14.5％から3.6％と、有意に減少したことを報告している。また、弾性ストッキング装着肢における大腿静脈の血流速度が対照肢に比較して有意に増加することも認めている。しかし、高リスクの症例では十分な予防が不可能で、抗凝固療法や間欠的空気圧迫法と併用される。

③間欠的空気圧迫法（intermittent pneumatic compression：IPC）

下肢全体や足底部にカフを装着し、間欠的に

表7：一般外科手術における症候性肺血栓塞栓症に対する間欠的空気圧迫法の効果

報告者 （報告年）	予防なし% （PE/全症例）	予防あり% （PE/全症例）	p値	予防法	予防期間	対象疾患
味村ら （1997）	1.6 （2/126）	0 （0/56）	0.34 0.22	IPC IPC	不明 術中～離床	消化器外科
辻ら （2002）	1.8 （2/109）	0.46 （1/216）				消化器外科 （腸切除）
小　計	1.7 （4/235）	0.37 （1/272）				
永廣ら （2002）	2.1 （7/337）	0 （0/362）	0.006	IPC	術中～離床	胸部外科
梅澤ら （2002）	0.24 （5/2,098）	0 （0/330）	0.37	IPC	不明	胸部外科・腹部外科（除く心臓血管外科）
小　計	0.49 （12/2,435）	0 （0/692）				
総　計	0.60 （16/2,670）	0.10 （1/964）	0.055			

PE：肺血栓塞栓症、IPC：間欠的空気圧迫法

空気を注入することにより静脈還流を促進させる。血管に対する物理的刺激が線溶活性を増加することはよく知られている。また、弾性ストッキングと同様、副作用である出血の危険性がない。しかし、同装置が高価で現在のところ保険適用でないことが問題である。術後症候性肺血栓塞栓症に対する間欠的空気圧迫法の予防効果を表7にまとめた。消化器外科単独および腹部・胸部外科共に装着例（予防あり）における症候性肺血栓塞栓症の発症率は低い傾向にある。両手術症例を合わせても同様の傾向が認められ、間欠的空気圧迫法によりに発症率が1/6減少する。また、弾性ストッキング＋間欠的空気圧迫法についても非装着例（予防なし）の0.18％に対し、装着例（予防あり）では0.04％であり、発症率に差が認められた（表8）。弾性ストッキングと間欠的空気圧迫法の比較では、腹腔鏡手術症例では間欠的空気圧迫法がより効果的であると報告されている。以上、理学的予防法は有効であるとの結果であるが、検討のほとんどが前向きな比較臨床試験ではなく、データの解釈には注意が必要である。一方、欧米でも間欠的空気圧迫法の有効性は抗凝固療法ほどではないが、研究されている。間欠的空気圧迫法が深部静脈血栓症の発生リスクを非装着群を1とすると0.32まで低下させる。したがって、間欠的空気圧迫法装着に伴う合併症（神経障害など）に十分注意すれば、本法は有用な静脈血栓塞栓症予防法と考えられる。ただし、高リスク症例では静脈血栓塞栓症を完全には予防できないことが問題である。

b．薬物的予防法

本邦においては術後肺血栓塞栓症に対する抗凝固薬の予防効果が十分に検討されておらず、その有効性や抗凝固薬の優劣についてはエビデンスがない。一方、欧米では古くから詳細な検討がなされ、レベルの高いエビデンスが集積されている。本稿ではこのような現状から、欧米のデータを中心に概説する。今後、本邦独自のレベルの高い臨床研究が期待されるが、現状においては欧米のデータを参考にしながら、個々の病態を考慮して予防法を決定するしか方法がない。

①ヘパリン

欧米においては無作為比較試験やメタアナリシスにより低用量の未分画ヘパリン（low dose

表8：一般外科手術における症候性肺血栓塞栓症に対する理学的予防法弾性ストッキング＋間欠的空気圧迫法の効果

報告者 （報告年）	予防なし% （PE/全症例）	予防あり% （PE/全症例）	p値	予防法	予防期間	対象疾患
高尾ら (2000)	1.4 (3/212)	0 (0/73)		ES＋ IPC	術中− 離床	呼吸器外科
石川ら (2002)	0.17 (8/4,780)	0 (0/5,198)	0.003	ES＋ IPC	術中− POD1	一般腹部、乳腺、および胸部外科、一般婦人科含む
鳥ら (2002)	0.37 (7/1,905)	0 (0/155)	0.45	ES＋ IPC	不明	消化器外科
遠藤ら (2002)	0.10 (8/7,837)	0.11 (3/2,610)	0.86	ES＋ IPC	不明	消化器・一般外科
合　計	0.18 (26/14,734)	0.04 (3/8,036)	0.17			

PE：肺血栓塞栓症、ES：弾性ストッキング、IPC：間欠的空気圧迫法

unfractionated heparin：LDUH) や低分子量ヘパリン (low molecular weight heparin：LMWH) の効果がよく研究されている。方法としては活性化部分トロンボプラスチン時間を正常上限を目標にして投与量を調節する用量調節ヘパリン (adjusted dose heparin：ADH)、未分画ヘパリン (5,000単位、8時間あるいは12時間ごと) の皮下注を行う低用量未分画ヘパリン、さらには本邦では保険適用となっていないが低分子量ヘパリンがある (表9)。低用量未分画ヘパリンにおける8時間ごとの投与と12時間ごとの投与の比較では、8時間ごとの投与でより効果的とされる。低用量未分画ヘパリンは深部静脈血栓症の頻度を25%から8%に減少させる (表9)。また、低分子量ヘパリンでは6%と、低用量未分画ヘパリンと同程度その発生を抑制している。出血の頻度は、基本的に投与量 (抗凝固活性) に相関する。高用量低分子量ヘパリン (>3,400抗-Xa単位/日) は低用量未分画ヘパリン (5,000単位、2-3回/日) より出血の頻度が高い。しかし、中等度のリスク患者では低用量の低分子量ヘパリン (<3,400抗-Xa単位/日) はその予防効果は同等であるものの、低用量未分画ヘパリンより出血は少ないとされている[6]。ヘパリンの投与開始時期であるが、低分子量ヘパリン (<3,400抗-Xa単位) では、術前2時間に投与しても術中出血量の増加はないと報告されている。高リスク腹部外科手術患者の静脈血栓塞栓症予防に対して米国連邦食品医薬品局 (FDA) は低分子量ヘパリンの処方 (エノキサパリン40mg/日、ダルテパリン2,500-5,000単位/日) を認めている[7]。低分子量ヘパリンは1日1回の投与ですみ、ヘパリン起因性血小板減少症も少なく、さらに凝固能のモニタリングも必要としないなどの特徴をもつ。しかし、本邦では、静脈血栓塞栓症の予防に対しては保険適用となっていない。また、人種差、費用対効果などについての検討が残っている。第6回ACCPガイドラインによるヘパリン投与法の実例を表10に要約する。

②ワルファリン

一般外科手術後の静脈血栓塞栓症に対するワルファリンの検討は本邦ではみられない。しかし、欧米ではその有効性は認められている[8]。少量投与が行われるようになり、副作用としての出血は減少したが、プロトロンビン時間のモニタリングが必要である。国際標準化比を2-2.5、あるいはコントロールの1.2-1.5倍の時間延長を目標とする。一般外科領域ではないが、国際標準化比1.5-2.0を目標にした低用量ワルファリンでも極めて有効であることが報告されている[9]。長期的な予防が必要な場合、経口投与が可能なために術後、あるいは退院時にヘパリンから切り替えられる。

表9：一般外科手術後深部静脈血栓症に対する予防法とその効果

予防法	報告数	症例数	頻度 (%)	リスク減弱率 (%)
対照	54	4,310	25	-
アスピリン	5	372	20	20
弾性ストッキング	3	196	14	44
低用量未分画ヘパリン	47	10,339	8	68
低分子量ヘパリン	21	9,364	6	76
間欠的空気圧迫法	2	132	3	88

(第6回ACCP、Geerts WH, Heit JA. Clagett GP, et al. Prevention of venous thromboembolism. Chest 2001：119：132S-75S を改変)

③アスピリン

アスピリンは廉価で服用しやすく、また比較的副作用が少ない。しかし、周術期の静脈血栓塞栓症に対する予防効果については結果が一致せず、その有効性は確認されていない[3]。

3）予防法の選択における基本的な考え方

一般外科手術における深部静脈血栓症、肺血栓塞栓症の予防については欧米ではすでに数多くの検討がなされ、ACCPのようなガイドラインも多く出されている（表11）。しかし、人種

表10：術後深部静脈血栓症・肺血栓塞栓症に対するヘパリンの予防投与

低用量未分画ヘパリン	ヘパリン（5,000単位）皮下注、手術1-2時間前より、同量を8-12時間ごと
用量調節ヘパリン	ヘパリン（3,500単位）皮下注、8時間ごと、活性化部分トロンボプラスチン時間を正常上限に
低分子量ヘパリン	
中等度リスクグループ	ダルテパリン（2,500単位）皮下注、術前1-2時間より、以後連日
	エノキサパリン（20mg）皮下注、術前1-2時間より、以後連日
	ナドロパリン（2,850単位）皮下注、術前2-4時間より、以後連日
	チンザパリン（3,500単位）皮下注、術前2時間より、以後連日
高リスクグループ	ダルテパリン（5,000単位）皮下注、術前8-12時間より、以後連日
	ダナパロイド（750単位）皮下注、術前1-4時間より、以後12時間ごと
	エノキサパリン（40mg）皮下注、術前1-2時間より、以後連日
	エノキサパリン（30mg）皮下注、術前8-12時間より、以後12時間ごと

（第6回ACCP、Geerts WH, Heit JA, Clagett GP, et al. Prevention of venous thromboembolism. Chest 2001；119：132S-75S を改変）

表11：一般外科手術におけるPEのリスク分類と予防法

リスクレベル	PE（%）	本邦ガイドライン*	第6回ACCP	予防
低	0.2	60歳未満の非大手術 40歳未満の大手術	40歳以下あるいは危険因子のない小手術	早期離床、積極的な運動
中等度	1-2	60歳以上あるいは危険因子がある非大手術 40歳以上あるいは危険因子がある大手術	危険因子のある小手術 40-60歳の非大手術 40歳未満の大手術	弾性ストッキングあるいは間欠的空気圧法
高	2-4	40歳以上の癌の大手術	60歳以上あるいは危険因子がある非大手術 40歳以上あるいは危険因子がある大手術	弾性ストッキングあるいは低分子量未分画ヘパリン
最高	4-10	静脈血栓塞栓症既往あるいは血栓性素因のある大手術	40歳以上で静脈血栓塞栓症の既往、癌あるいは高血栓症のある大手術	低分子量未分画ヘパリンと間欠的空気圧法あるいは弾性ストッキングの併用

PE：肺血栓塞栓症
*：肺血栓塞栓症/深部静脈血栓症（静脈血栓塞栓症）予防ガイドライン[10]

の違いによる血栓形成の差、体重差など不明な点が多く、本邦独自の臨床データに基づく予防ガイドラインが不可欠である。周術期の静脈血栓塞栓症予防、特に抗凝固療法に関する検討がない本邦では、現実的には第6回ACCPのガイドラインを参考にする以外、方法はないように思われる。つまり、個々の手術における肺血栓塞栓症頻度をACCPのカテゴリーで分類し、そのレベルに対応する予防法を選択することである。本邦の癌患者手術例はACCPのガイドラインに当てはめると、前述のようにほとんど最高リスクに分類されるが、発生頻度をもとに分類すると、1ないし2レベル低い中等度リスク-高リスクとなる（表6）。したがって、現時点でのデータは限られてはいるものの、おおよそ本邦では第6回ACCPより1ないし2レベル下げた予防法を選択するのが妥当と考えられ、それを考慮して作成したのが本邦ガイドライン（表11）である[10]。しかし、人種間の体重や抗凝固療法における差異については考慮する必要がある。

5 おわりに

つい最近まで、消化器・一般外科領域では術後出血の予防に止血薬を使用するのが当然と考えられていた。したがって、現在でも術後静脈血栓塞栓症の予防に抗凝固薬の使用をためらう外科医も多い。しかし、一般外科手術後の肺血栓塞栓症の発症率は欧米と比較してもそれほど低くはない。また、肺血栓塞栓症は発症すると致死率が高いことから、予防が極めて重要である。一方、予防法の選択は正確な臨床データ、つまりエビデンスに基づくことが基本であるが、現状はそれが極めて少なく、欧米のほぼ30年前の状況である。最近、日本肺塞栓症研究会が中心となり、関連学会の参加のもとに本邦独自の肺塞栓症予防ガイドラインが作成された[10]。今後、これが契機となって統一された基準のもとにデータが集積され、本邦においてもリスクに応じた予防法の選択が可能となることを期待する。

【参考文献】

1) Gore I, Hirst AE, Tanaka K. Myocardial infarction and thromboembolism. Arch Int Med 1964；113：323-30.
2) 左近賢人：外科手術と肺塞栓症：術前・術後における塞栓症の予防. Heart View 2002；6：117-21.
3) Geerts WH, Heit JA, Clagett GP, et al. Prevention of venous thromboembolism. Chest 2001；119：132S-75S.
4) 左近賢人, 池田正孝, 門田守人. 一般外科領域. （10月号特集）急性肺血栓塞栓症. 日臨 2003；61：1780-6.
5) Inada K, Shirai N, Hayashi M, et al. Postoperative deep venous thrombosis in Japan. Incidence and prophylaxis. Am J Surg 1983；145：775-9.
6) Koch A, Bouges S, Ziegler S, et al. Low molecular weight heparin and unfractionated heparin in thrombosis prophylaxis after major surgical intervention：update of previous meta-analyses. Br J Surg 1997；84：750-9.
7) Quader MA, Stump LS, Sumpio BE. Low molecular weight heparins：current use and indications. J Am Coll Surg. 1998；187：641-58.
8) Taberner DA, Poller L, Burslem RW, et al. Oral anticoagulants controlled by the British comparative thromboplastin versus low-dose heparin in prophylaxis of deep vein thrombosis. BMJ 1978；1：272-4.
9) Ridker PM, Goldhaber SZ, Danielson E, et al. Long-term, low-intensity warfarin therapy for the prevention of recurrent venous thromboembolism. N Engl J Med 2003；348：1425-34.
10) 肺血栓塞栓症/深部静脈血栓症（静脈血栓塞栓症）予防ガイドライン作成委員会：肺血栓塞栓症/深部静脈血栓症（静脈血栓塞栓症）予防ガイドライン. メディカルフロントインターナショナル, 2004.

2 脳神経外科

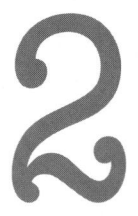

■宮　史卓（山田赤十字病院脳神経外科）、滝　和郎（三重大学医学部脳神経外科）

> **要旨**　本邦において脳卒中はいまや死亡原因の第3位になっており、脳神経外科においては周術期に関係なく、歩行障害を有し寝たきりになる患者に接する機会がことのほか多い。このような実情から深部静脈血栓症・肺血栓塞栓症に遭遇する可能性も当然多くなってくる。回復を目指してリハビリテーションを始めたころに肺血栓塞栓症を起こし不幸な転機を迎えてしまうことにもなりかねない。このような事態を防ぐためには予防が大事である。

1 はじめに

　われわれの病棟でも年間約400人の入院患者で1-2人の深部静脈血栓症の発症を認めている。幸いなことに、ここ数年間は内科医との協力があり迅速で適切な治療が行うことができ、深部静脈血栓症からの肺血栓塞栓症で死亡した患者はいない。われわれの病院は大学病院という特性から急性期を脱するとリハビリ病院などに転院することが多い。そのことを考えると亜急性期や慢性期の患者を入院させておく必要のある施設ではその危険性は格段に高くなると考えられ、十分な対策を講じておかなければならない。

　また、深部静脈血栓から脳梗塞を起すこともある。これは奇異性脳塞栓といわれ、卵円孔などの右左シャントを介して血栓が動脈側に流入し脳梗塞を引き起こす。明らかな脳梗塞の原因が判明しない場合、特に若年者においては奇異性脳塞栓を考え検査を進めなければならない[1]。深部静脈に血栓がないかを超音波ドプラー[2]や静脈造影、MRI画像による検査をしたり[3]、経食道心エコーを使用して卵円孔や心房中隔欠損の有無を調べる必要がある。また、山下らは経頭蓋カラードプラーの有用性を報告している[4]。

2 特徴的な原因

　脳神経外科における肺血栓塞栓症の原因としては、①座位の手術、②肥満者の腹臥位手術、③長時間の手術、④安静臥位、⑤脳血管障害急性期、⑥脊髄損傷急性期、⑦手術後、⑧鼠径部での静脈カテーテル留置、⑨大腿動脈からの脳血管撮影後の動脈圧迫、⑩運動麻痺、⑪悪性脳腫瘍、などが挙げられる。もちろん脳血管障害を発症した患者は高齢者が多く、糖尿病をもつ者も多く、一般的な静脈血栓症を起こしやすい素因をあわせもつ患者には十分な注意が必要である。

1）脳卒中患者

　脳卒中患者は発症後すぐに運動麻痺が生じ、血管障害による血液凝固能の亢進が起こることを考えると、深部静脈血栓症発症の危険性をは

らんでいる。欧米の報告では肺血栓塞栓症は5-20%の頻度で発生するとされている[5]。一方、本邦における大規模な調査は非常に少ないが、秋田脳血管研究センターの山田らの報告では脳卒中患者において肺血栓塞栓症が起こった頻度は9,101例中41例（0.45%）となっている[6]。欧米と本邦では大きな差があるが、食生活や生活習慣の欧米化が進んでおり、今後本邦でも肺血栓塞栓症の患者は増加することが予想される。

虚血性疾患においては急性期よりアスピリン、低分子デキストラン、オザグレルナトリウムを使用することより深部静脈血栓症に至ることは少ない。

しかし、出血性疾患になると抗凝固薬や線溶系薬剤の投与が禁忌となる。また、脳浮腫を軽減させる目的でD-マンニトールや濃グリセリン果糖の使用による脱水傾向も下肢静脈血栓症を引き起こしやすくしてしまう。さらに不穏状態で血圧のコントロールが困難なことより鎮静薬により強制的に安静を図る必要も出てくる。このような結果から下肢静脈血栓症を惹起しやすい状況になりやすい。

2) 外傷患者

頭部外傷患者では卒中患者同様、脳浮腫に対する浸透圧利尿薬、不穏状態に対する鎮静薬による安静や血液凝固能の亢進が起こり、下肢静脈血栓症は起こりやすくなる。また、同時に多発外傷により下肢の骨折などを伴っていることも多く、静脈血栓に対する予防が十分に行えないこともある。

脊髄損傷の急性期にも血液凝固能が亢進するといわれている。Toddらは急性期脊髄損傷における^{125}Iフィブリノゲンでの血栓陽性率が100%と報告している[7]。これは欧米人における1976年の古い報告であり、従来日本人にはそれほどの頻度で血栓症は起こらないとされていたが、近年の食生活の変化などに伴い日本人でも肺血栓塞栓症は増加傾向にある。

3) 脳腫瘍患者

転移性か脳原発かにかかわらず脳浮腫の増強に対する浸透圧利尿薬の使用、ステロイドの使用、全身状態の悪化などが血栓形成を促進すると考えられる。

われわれが経験した悪性膠芽腫の1例では麻痺はあるが杖歩行できる状態にあったにもかかわらず、健側の下肢の深部静脈血栓を形成した。この患者においては悪性腫瘍と軽度の麻痺が存在する以外には明らかなリスクファクターはなく、ステロイドはリンデロン（0.5mg）6T/日が投与されていた。白血球、血小板の増加が認められたが、ステロイドの影響と考え問題にはしていなかった。突然呼吸困難が出現し精査したところ肺塞栓を起こしており、健側下肢の深部静脈に血栓の形成が確認された。われわれはこの症例を通じて過去3年の深部静脈血栓症と判明した患者について調べたところ、全例が悪性脳腫瘍でステロイドを大量に長期にわたり投与していたことが判明した。深部静脈血栓形成とステロイドとの明らかな因果関係はないが、大量に長期間ステロイドを用いると血小板を含む血球成分の増加、血清蛋白増加やうっ血性心不全、全身浮腫などの副作用が下肢の麻痺による下肢の静脈血流の障害をより悪化させ、深部静脈血栓を形成しやすくなるのではないかと推測している。

4) 手術

脳神経外科の手術は長時間にわたることも多い。さらに術野である頭部からの出血を防ぐために頭部を挙上することより、下肢の血流うっ滞が起こりやすい。座位の手術では下肢静脈の血流うっ滞は著しくなる。また後頭蓋窩および脊椎の手術で腹臥位をとると、腹圧により静脈還流が障害される危険性がある。腹圧による静

脈還流障害は肥満患者で著明であり、腰椎手術時の静脈性の出血を比較しても肥満患者では明らかに多いことをよく経験する。

また、最近では脳神経外科領域では血管内手術の症例も増える傾向にある。鼠径部の動脈穿刺部に術後圧迫を加え、下肢の安静を保つように指導するが、動脈と併走する静脈に対しても圧迫が加わり、血流が停滞し血栓が生じる可能性がある。血管内手術後にはほとんどの場合抗凝固療法を行うので血栓のできる可能性は少ない。しかしわれわれの施設では、かなり以前の症例ではあるが、静脈の長時間の圧迫により深部静脈に血栓が形成した患者を経験している。抗凝固療法に伴い大腿動脈の止血のための圧迫が強く長時間にわたることになり、結果として下肢の深部静脈の血流を停滞させてしまうこととなったことが原因と推測された。

5）その他

脳神経外科の患者は麻痺を有していることが多い。麻痺があれば静脈の還流障害は当然起きやすくなる。さらに意識障害が加わると、不穏状態であれば鎮静薬の投与にて安静が必要となるし、反対に昏睡などでは健側の上下肢の運動も極端に減少する。このようにまず運動機能の面から静脈還流は障害される。さらに脳浮腫軽減のための薬剤の使用による脱水傾向や、肺炎や尿路感染などの感染症での発熱による脱水傾向や炎症などからの凝固系の亢進が起こる。また、経口摂取ができないことから長期にわたり中心静脈カテーテルが留置されていることによる血栓形成もある。このように脳神経外科の患者では静脈血栓が形成される素因がそろっているといってもおかしくない。

なお、もっとも大事なことは静脈血栓症による疼痛、熱感などの症状を意識障害や知覚障害のために伝えることのできない患者が多いことである。

3 予防

深部静脈血栓症予防に対する未分画ヘパリン投与の有効性は International Stroke Trial [8] で明らかにされている。また、2001年第6回 American College of Chest Physicians ガイドライン [9] や『肺血栓塞栓症/深部静脈血栓症（静脈血栓塞栓症）予防ガイドライン（ダイジェスト版）』[10] にもヘパリンの使用が推奨されている。しかし出血性疾患や術後にはもちろん、虚血性疾患においても出血性梗塞の可能性から未分画ヘパリンの投与には抵抗があるのが実情である。われわれの施設でも予防目的でヘパリンを投与することはまだ行っていない。

われわれの施設では入院時、全身麻酔による手術を受ける予定の患者や麻痺を有して入院となった患者には下肢深部静脈のエコー検査を行うことを基本としている。入院時にすでに深部静脈血栓が確認された患者に関しては内科医と相談のうえ、ワルファリンの投与や静脈フィルターの留置などを行うことにしている。

また、われわれは独力で歩行できない患者には入院時より弾性ストッキングの着用を基本的に義務付けている。麻痺側のみではなく健側にも着用させている。これは以前われわれの施設に入院していた患者が健側の下肢の深部静脈血栓から肺血栓塞栓症を起こした経験による。また、手術を受ける患者では手術時間の長短や体位に関係なく全員に着用を義務付けている。しかし、弾性ストッキングの着用に対しても注意が必要である。痴呆、大腿骨頚部骨折があり施設に入所中に意識障害を起こし、検査の結果脳内出血と判明し入院治療を行った患者に弾性ストッキングをしていたところ、弾性ストッキングにより膝窩部に皮膚の潰瘍形成を生じてしまった症例をわれわれは経験している（図1）。先にも述べたが、脳神経外科関連疾患の患者は意識障害や知覚障害を有していることを忘れて

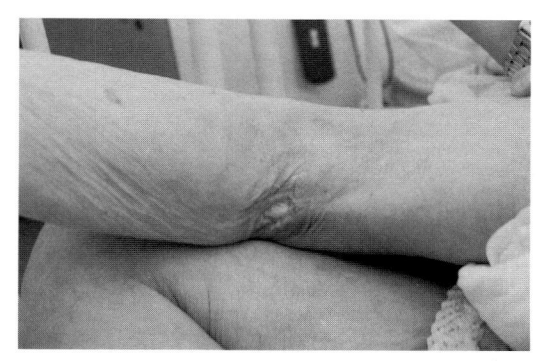

図1：弾性ストッキングによる皮膚潰瘍形成

はならない。弾性ストッキング着用時は定期的に丹念に着用部の状態に注意を払う必要がある。

輸液管理も重要である。脳浮腫にばかり目が向き、脱水にならないように十分に気を付ける必要がある。輸液ルートに麻痺側を使用しないことは当然である。われわれは中心静脈ルートは鼠径部からとらない、特に麻痺側には留置しないことを義務付けている。

脳卒中患者ではリハビリテーションは重要な治療である。リハビリテーションについては早期開始が提唱されている。これは深部静脈血栓形成の予防のためにも非常に重要な治療である。病状の問題からリハビリテーションの開始が遅くなった際には、開始に当たって下肢の状態のチェックを忘れてはならない。血栓が形成され、リハビリテーションで下肢を動かすことによって遊離して、肺血栓塞栓症を発症する可能性が高くなるからである。リハビリテーション開始前のエコーによる検査で血栓形成が疑われる患者では、下大静脈フィルターの留置をしてからリハビリテーションを始めるようにするべきである。また、リハビリテーションが早期から行えなくとも、ベッドサイドで体位変換を頻繁に行ったり、下肢のマッサージを積極的に行う。脳卒中患者の早期リハビリテーションについては開始のためのチェックポイントや早期離床を回避すべき病状などを原がまとめている（表1、表2）[11]。

われわれは長時間手術、腹臥位手術、座位手術などの手術時や肥満患者、血液凝固能亢進患者、リハビリテーション開始が遅れる患者などに対しては間欠的空気圧迫装置を使用するようにしている。当科では下肢全体を圧迫するタイプを使用している。多発外傷などで下肢全体にできない際には足部のみに圧迫を加えるタイプを使用することもある。血管撮影や血管内手術後の大腿動脈の圧迫は動脈のみに圧迫タンポンを置き、強くなりすぎないように心がけている。また、下肢の状態は頻回にチェックをし、できるだけ早く除去するようにしている。最近では通常の診断のための血管撮影は手首の橈骨動脈

表1：早期リハビリテーション開始のためのチェックポイント

1. 脳卒中の病型、病巣による層別化（画像所見による）
    - 脳出血（被殻出血、視床出血、脳幹部出血、小脳出血）
        ○血腫量、○血腫の局在、○入院後の血腫の増大、○水頭症の発現、○脳動脈瘤、AVM、ウイルス動脈輪閉塞症などの合併の有無
    - 脳梗塞
        ○主幹動脈の閉塞あるいは狭窄、○穿通枝梗塞、心原性脳塞栓、○静脈洞血栓症、○脳底動脈血栓症、○解離性脳動脈瘤、○出血性梗塞
2. 年齢、既往歴、発症前のADL
    ○年齢、○脳卒中の既往、○心疾患の既往、○呼吸性疾患の既往、○糖尿病の有無、○骨関節の疾患既往、○発症前ADL、○発症前痴呆の有無
3. 意識レベル
4. バイタルサイン
    ○呼吸状態、○血圧、○脈拍、○心機能、○Sa_{O_2}
5. 片麻痺の重症度、失調症の重症度
6. 健側機能：健側の筋力、健側の関節疾患の有無
7. 深部静脈血栓症の有無

AVM：arteriovenous malformation　動静脈奇形
ADL：activity of daily life　日常生活
（原 寛美．私の脳卒中急性期リハプロトコール（Ⅱ）Clinical Rehabilitation 1998；8（1）：41-5より引用）

Ⅲ．各科領域での取り組み

表2：早期離床を回避して、離床のタイミングを個別に検討すべき病型・病巣・病態

- 脳出血：入院後の血腫の増大例、水頭症の出現、降圧薬でのコントロールが困難な血圧上昇例、橋出血例
- 脳梗塞：主幹動脈の閉塞あるいは狭窄例、脳底動脈血栓症、解離性脳動脈瘤、出血性梗塞
- 意識レベル・バイタルサインの増悪例
- 低酸素血症・DICなどを伴う重症感染症例などの内科的合併症
- 深部静脈血栓症例

早期離床待機中でも、ベッド上にて拘縮予防と健側筋力訓練は実施する。

（原　寛美．私の脳卒中急性期リハプロトコール（Ⅱ）Clinical Rehabilitation 1998；8（1）：41-5より引用）

より行い、検査後の四肢の自由度をより高めることにしている。血管内手術時には穿刺部に対して止血デバイスを用いることにしており、圧迫は行わないようにしている。止血デバイスには穿刺部をコラーゲンスポンジで止血する方法と、穿刺部を縫合する方法がある（図2）。われわれの施設では縫合する方法で確実な止血を行い、不要な圧迫をなくし早期に離床できるようにしている。

患者本人や家族に対しても肺血栓塞栓症の予防を啓蒙していき、自らベッドサイドで下肢を動かすように、また家族の来院時に下肢のマッサージをしてもらうように指導していくことも重要なことである。

肥満患者、血液凝固能亢進患者などリスクファクターをもつ患者に目が行きがちであるが、われわれの経験からはリスクファクターの多くない患者に起こっていることのほうがむしろ多い。この事実からわれわれはすべての患者に起こる可能性があると考え予防するように心がけている。

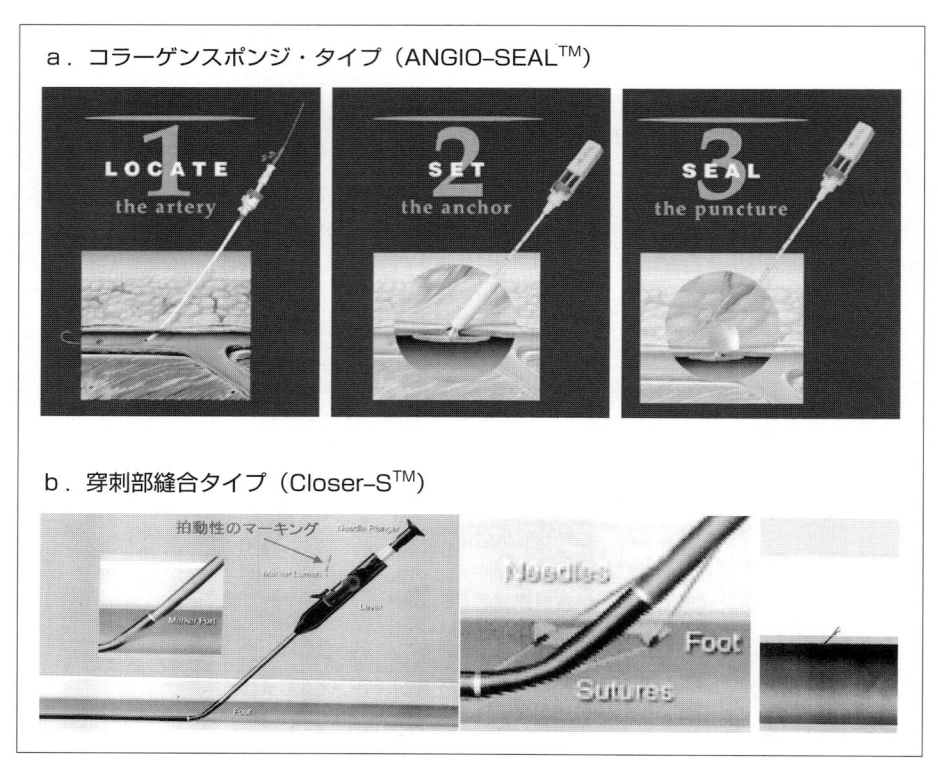

図2：出血デバイス

（GETZ BROS. CO., LTD. による使用説明書より抜粋）

IN：OUTバランスやルートの確保の注意、弾性ストッキング着用、早期リハビリテーションなどはどの患者にも行っている。残念ながら間欠的空気圧迫装置は全患者に行き渡る台数をそろえておくことができないことより、危険性が高いと判断される患者にのみ使用している。今後は麻痺を有する全患者に行き渡るようにしなくてはならないと考えている。

4 おわりに

すべての脳神経外科入院患者は深部静脈血栓形成の危険に常にさらされており、本来の病状が落ち着いてきたときに重大な合併症を引き起こす可能性が高いことを忘れてはならない。もっとも大事なことは医療従事者（医師、看護師、理学療法士など）がその危険性を十分に認識し、リスクファクターや初期症状などの知識をもち、積極的な予防、早期発見に努めるようにすることである。また同時に、医師、看護師、理学療法士などの密接な協力が必要である。

【参考文献】

1) Webster MW, Chancellor AM, Smith HJ, et al. Patient foramen ovale in young stroke patients. Lancet 1998；2：11-2
2) White RH, McGahan JP, Daschbach MM, et al. Diagnosis of deep-vein thrombosis using duplex ultrasound. Ann Intern Med 1989；111 (4)：297-304
3) Hoshi T. Gd-enhanced subtraction MR venography. 日本医学放射線学会雑誌　1999；59：674-8
4) 山下　賢．心内左右シャント診断における経頭蓋超音波カラードプラ法の有用性．臨床神経 1998；38：407-11
5) Prevention of venous thromboembolism. International consensus statement Guidelines complied in accordance with the scientific evidence. Int Angiol 2001；20：1-37
6) 山田真晴，波出石弘，安井信之ほか．脳卒中に合併する肺塞栓症．脳卒中 1997；19：60-5
7) Todd JW, Frisbie JH, Rossier AB, et al. Deep venous thrombosis in acute spinal cord injury. A comparison of ^{125}I fibrinogen leg scanning, impedance plethysmography and venography. Paraplegia 1976；14：50-7
8) International Stroke Trial Collaborative Group. The International Stroke Trial (IST). a randomized trial of aspirin, subcutaneous heparin, both, or neither among 19435 patients with acute ischemic stroke. Lancet 1997；349：1569-81
9) Geerts WH, Heit JA, Clagett GP, et al. Prevention of venous thromboembolism. Chest 2001；119：132S-75S.
10) 肺血栓塞栓症/深部静脈血栓症（静脈血栓塞栓症）予防ガイドライン作成委員会．肺血栓塞栓症/深部静脈血栓症（静脈血栓塞栓症）予防ガイドラインダイジェスト版；2004.
11) 原　寛美．脳卒中急性期リハプロトコール．私の脳卒中急性期リハプロトコール（Ⅱ）．Clinical Rehabilitation 1999；8(1)：41-5

III．各科領域での取り組み

3 整形外科

■藤田　悟（宝塚第一病院整形外科）

> **要旨**
> 整形外科の下肢手術は、安静の長期化や下肢血流障害のために、深部静脈血栓症や肺血栓塞栓症が発生しやすい。特に人工股関節全置換術、人工膝関節全置換術、股関節骨折手術については、本邦でも高頻度に深部静脈血栓症や肺血栓塞栓症が発生していることが明らかになりつつある。したがって人工股関節全置換術、人工膝関節全置換術、股関節骨折手術に際しては、早期離床や弾性ストッキングの着用に加え、間欠的空気圧迫装置の使用または予防的抗凝固療法の実施を検討すべきである。

1 はじめに

　整形外科の下肢手術は、安静の長期化や下肢血流障害が起こりやすく、他の外科手術よりも高率に深部静脈血栓症や肺血栓塞栓症が発生していると考えられる。欧米では、人工股関節全置換術、人工膝関節全置換術、股関節骨折手術の術後に発生する深部静脈血栓症や肺血栓塞栓症に関する研究が進んでいる。第6回 ACCP ガイドライン[1]によれば、欧米の術後深部静脈血栓症の発生頻度は、人工股関節全置換術45-57％、人工膝関節全置換術40-84％、股関節骨折手術36-60％であり、肺血栓塞栓症の発症頻度は人工股関節全置換術0.7-30％、人工膝関節全置換術1.8-7％、股関節骨折手術4.3-24％と報告されており、非常に高頻度である。したがって同ガイドラインは、このような手術の際には低分子量ヘパリンやワルファリンによる予防的抗凝固療法の施行を推奨している。

　本邦の場合、整形外科術後の深部静脈血栓症や肺血栓塞栓症の発生頻度に関する疫学調査は少ない。新しく発売された『肺血栓塞栓症/深部静脈血栓症（静脈血栓塞栓症）予防ガイドライン（ダイジェスト版）』[2]は、本邦における過去10年間の報告をもとに第6回ACCPガイドラインを参考にして作成された。しかし、間欠的空気圧迫装置は本邦で十分に普及しているとはいえず、予防的抗凝固療法として使用できる薬剤は、原則として凝固線溶系のモニタリングが必要な未分画ヘパリンとワルファリンのみである。したがって本邦は欧米と違って深部静脈血栓症や肺血栓塞栓症を予防する環境がまだ十分に整っているとは言えない。

2 現　状

1）深部静脈血栓症の発生頻度

　全国9施設の病院に協力してもらって、1997年6月-1998年3月の10カ月間に下肢人工関節置換術後の深部静脈血栓症発生頻度に関する疫学調査を行った[3]。調査対象は人工股関節全置換術62例と人工膝関節全置換術34例の計96例

である．術後は弾性ストッキング以外の深部静脈血栓症予防は行わず，術後14日目に両下肢の静脈造影を行い，深部静脈血栓症の有無を調査した．深部静脈血栓症発生頻度は人工股関節全置換術 27.4％，人工膝関節全置換術 50.0％であり，本邦でも高率に深部静脈血栓症が発生していることが明らかとなった．さらに肺血栓塞栓症の危険性が高い大腿部に発生した深部静脈血栓症（近位型深部静脈血栓症）の発生頻度は，人工股関節全置換術 4.8％，人工膝関節全置換術 11.8％であった．

2）深部静脈血栓症の臨床症状

深部静脈血栓症の臨床症状として，患肢の腫脹，疼痛，表在静脈の怒張などがあり，他覚的所見としてHomans徴候（足関節を強く背屈したときの腓腹筋部の疼痛）が有名である．前述の多施設疫学調査において，主治医が臨床症状に基づいて診断した深部静脈血栓症は6肢（表在静脈の怒張：3肢，Homans徴候：3肢）あったが，この6肢の静脈造影結果は，深部静脈血栓症あり：2肢（Homans徴候：2肢），深部静脈血栓症なし：4肢であった．静脈造影結果がすべて正しいと仮定した場合，深部静脈血栓症の臨床診断の感受性はわずか4.8％（2/42）であり，臨床症状では深部静脈血栓症の診断は困難であることがわかった．

3）肺血栓塞栓症の発症状況

静脈造影で診断される深部静脈血栓症のほとんどが無症候性であり，歩行の開始や循環動態の改善により深部静脈血栓症は自然に消失していく．深部静脈血栓症陽性例の中で特別な患者，つまり長期臥床，高齢，肥満，血管内皮損傷，凝固線溶系異常，いまだに未解明な遺伝的疾患などの危険因子をもつ患者においてのみ深部静脈血栓は増大し肺血栓塞栓症を発症すると考えられる．本邦における整形外科周術期の肺血栓塞栓症の発症状況は不明な点が多い．渉猟できる範囲で過去12年間（1990-2001年）に報告された股関節手術後の肺血栓塞栓症 44報（107症例）を集計し検討した[4]．

107人中23人が死亡し，2人が植物状態となっていた．先行手術の内訳は，人工股関節全置換術60報，人工骨頭置換術18報，骨盤骨切り術18報，大腿骨骨切り術4報，股関節骨折観血的整復固定術3報であった（表1）．患者の年齢は16-93歳（平均59.9歳），肥満指数（BMI）は16.2-34.7（平均25.6）であり，やや肥満の傾向があった．肺血栓塞栓症の発症日は，術当日7例，1週以内24例，1-2週38例，2-3週18例，3-4週3例，4週以降2例であり，平均は術後9.3日であった（図1）．肺血栓塞栓症の発症状況は，トイレ8例，リハビリ中6例，安静時5例，術中4例，体位変換時4例，車椅子3例，起床時1例であり（表2），術後の安静から体を動かしたときに多く発症していた．

肺血栓塞栓症の予防は，記載のあったものの

表1：先行手術

人工股関節全置換術	60報
人工骨頭置換術	18報
骨盤骨切り術	18報
大腿骨骨切り術	4報
観血的整復固定術	3報
その他および不明	4報

THRがもっとも多かった．

表2：肺血栓塞栓症の発症状況

トイレ	8例
リハビリ中	6例
安静時	5例
術中	4例
体位変換時	4例
車椅子	3例
起床時	1例

トイレ，リハビリなど安静時から体を動かすときに多く発症していた．

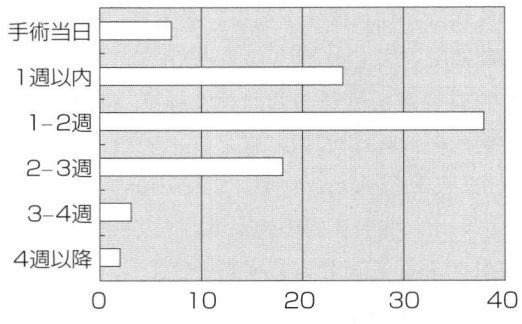

図1：肺血栓塞栓症の発症日

平均は術後9.3日であった。

表3：肺血栓塞栓症の治療

抗凝固療法	54報
血栓溶解療法	29報
血栓除去術	3報
血栓吸引	3報
経皮的体外循環	2報
救命処置のみ	6報
下大静脈フィルター	13報

抗凝固療法が治療の原則であった。

み集計すると、弾性ストッキング6例、間欠的空気圧迫装置4例、未分画ヘパリンによる抗凝固療法4例であり、ほとんどの症例で予防は行われていなかった。

肺血栓塞栓症の治療は、抗凝固療法54報、血栓溶解療法29報、血栓除去術3報、血栓吸引3報、経皮的体外循環2報、救命処置のみ6報、下大静脈フィルター13報であった（表3）。軽症例では抗凝固療法と血栓溶解療法が治療の原則となっていた。一方、重症例では、経皮的体外循環を施行できずに早期死亡していた症例が6例あった。カテーテルや手術により物理的に血栓を除去した報告数は計6報と少なかったが、1994年から保険適用となった下大静脈フィルターは計13報と比較的多くの症例で挿入されていた。

4）肺血栓塞栓症の発生頻度

前述44報の報告の中で母集団の記載があり肺血栓塞栓症の発生率を算出できる報告は12報あり、これらを集計すると股関節の手術総数は5,218例、術後に発症した肺血栓塞栓症は55報、そのうち死亡例は8報であった。したがって本邦における股関節術後の肺血栓塞栓症と致死性肺血栓塞栓症の発生頻度はそれぞれ1.05％と0.15％と算出された。また先行手術を人工股関節全置換術に限定すると、肺血栓塞栓症と致死性肺血栓塞栓症の発生頻度はそれぞれ0.79％（17/2,149）と0.23％（5/2,149）と算出された。本邦の肺血栓塞栓症発生頻度は欧米ほど高率ではないが、計算上は股関節手術を受けた患者の約100人に1人が肺血栓塞栓症を発症し、約600人に1人が死亡していることになる。

3 取り組み

1）早期手術・早期離床

骨折の場合、早期手術・早期離床が深部静脈血栓症や肺血栓塞栓症を予防するうえで非常に重要である。塩田らは、股関節骨折後に発生する深部静脈血栓症を静脈造影で診断し、深部静脈血栓症発生頻度は受傷後48時間以内に手術を施行した患者は14.3％であるが、48時間以上経過すると58.6％であったと報告している[5]。加藤らは大腿骨頸部骨折患者の下肢エコー検査により、受傷後6日以内に離床できた症例の深部静脈血栓症発生頻度は5.3％であるが、7日以上になると26.3％であったと報告している[6]。股関節骨折の場合、受傷後48時間以内に手術を行い、受傷後6日以内に離床させることが肺血栓塞栓症のリスクを低下させる近道である。骨折で寝たきりとなる高齢者の約70％が大腿骨頸部骨折であり、早期手術・早期離床は

寝たきり予防にとっても必要不可欠である。

2）足関節の運動

足関節の運動により大腿静脈の最大血流速度は安静時の2-3倍に増加するため、足関節の運動は最も基本的な深部静脈血栓症予防である。万歩計を足背部につけてベッド上で足関節の運動を積極的に行わせている施設もある。腓腹筋部をマッサージすることによっても深部静脈血栓症の予防効果があるが、膝関節を他動的に屈伸するCPM（continuous passive motion）は、血流速度の増加が得られないので深部静脈血栓症の予防効果はない。

3）弾性ストッキング

第6回ACCPガイドラインによると、弾性ストッキングの深部静脈血栓症予防効果は相対危険度減少率（relative risk reduction）でみると人工股関節全置換術23％、人工膝関節全置換術6％である。弾性ストッキング本来の予防効果は小さいが、ゼロではないため可能なかぎり装着させるべきである。またこれを装着させることにより、医師、患者、コメディカルがそれぞれ早期離床に前向きになり、もし肺血栓塞栓症が発症した場合に早期診断につながる効果がある。

4）間欠的空気圧迫装置

間欠的空気圧迫装置は、抗凝固療法で問題となる出血の合併症はないので、適応を守れば安全な予防法である。間欠的空気圧迫装置は高価（本体価格は13-66万円であり、付属品も必要）で、予防を行っても原則的には保険請求できないため、病院側にとってコストのかかる予防法である。医療用具またはマッサージ器として認可されている機種に限れば、消炎鎮痛等処置（1日につき35点）で都道府県によっては請求可能である。ただし手術日と運動療法を施行した日は請求できない。

間欠的空気圧迫装置の問題点は、すでに深部静脈血栓症のある症例に使用した場合、肺血栓塞栓症を誘発する可能性があることである。間欠的空気圧迫装置の取扱説明書を読むと使用禁忌として「すでに深部静脈血栓症に罹患している患者」や「深部静脈血栓症が疑われる下肢」などの記載がある。したがって間欠的空気圧迫装置を使用する場合は、深部静脈血栓症を否定してから使用すべきであり、深部静脈血栓症を否定できない場合は、十分なインフォームドコンセントをとっておく必要がある。間欠的空気圧迫装置を使用する場合の注意事項を列挙する。

①間欠的空気圧迫装置を使用する場合は原則として術前から使用する。
②骨折や外傷患者は原則として受傷直後より使用を開始する。
③下肢に腫脹のある患者や長期臥床していた患者には使用しない。
④静脈造影やエコー検査をして深部静脈血栓症が否定できれば、いつでも使用できる。
⑤間欠的空気圧迫装置使用開始時に深部静脈血栓症を否定できない場合は、十分なインフォームドコンセントをとっておく。

整形外科の下肢手術は、術野の消毒や空気駆血帯の使用により間欠的空気圧迫装置を使用することはできない。深部静脈血栓症が術前や術中から発生している可能性がある以上、下肢手術の術後に深部静脈血栓症の有無を評価することなしに間欠的空気圧迫装置の使用を開始することは危険である。また注意事項④の静脈造影やエコー検査を術後すぐに施行するのは現実的に不可能である。したがって整形外科の下肢手術のほとんどが注意事項⑤の適応となり、肺血栓塞栓症の発症に十分注意を払わなければならない。

5) 抗凝固療法

本邦で深部静脈血栓症や肺血栓塞栓症の予防に保険が適用されている薬剤は、未分画ヘパリンとワルファリンのみである。新しい『肺血栓塞栓症/深部静脈血栓症（静脈血栓塞栓症）予防ガイドライン（ダイジェスト版）』において推奨されている用量、用法は以下の方法である。

１．低用量未分画ヘパリン
　未分画ヘパリン5,000単位を8-12時間ごとに皮下注する。
２．用量調節未分画ヘパリン
　まず未分画ヘパリン3,500単位から8時間ごとに皮下注を開始する。次にAPTT（活性化部分トロンボプラスチン時間）が正常上限になるよう未分画ヘパリンの1回量を調節していく。
３．用量調節ワルファリン
　まず1日5-10mgのワルファリンから投与を開始する。次に国際標準化比（international normalized ratios）が1.5-2.5の範囲になるようワルファリンの量を調節していく。

　低用量未分画ヘパリンの投与法は凝固線溶系のモニタリングが必要なく簡便であるが、用量調節未分画ヘパリンや用量調節ワルファリンのほうが安全で有効な方法であると考えられる。往来、本邦でよく見かけた低用量未分画ヘパリン投与法は、未分画ヘパリン2,500単位1日2回皮下注であり、欧米の投与量の半分以下である。本邦の人工股関節全置換術や人工膝関節全置換術を受ける患者の平均体重は欧米と比較して約30kg軽いが[7)8)]、1回2,500単位の投与量は予防効果が検証された投与量ではない。EBM（evidence based medicine）に基づくのであれば、低用量未分画ヘパリン投与法は未分画ヘパリン5,000単位1日2回皮下注が原則であり、低体重や出血のリスクが高い場合のみ1回用量を減らすべきである。

　未分画ヘパリンの投与開始は、原則として手術翌日からとし、硬膜外チューブを留置している患者の場合は、チューブを抜去してから投与を開始するほうが安全である。一方ワルファリンの場合は投与開始から作用発現までに24-36時間を要すため、手術前夜から投与開始するほうが予防効果が高い。

　抗凝固療法の至適施行期間は不明であるが、第6回 ACCPガイドラインによると最低7-10日間は必要であるとされている。なぜなら欧米では有症状の深部静脈血栓症や肺血栓塞栓症の多くは退院後発症し、発症日の平均は人工股関節全置換術が術後17日、人工膝関節全置換術が術後7日と遅いからである[9)]。本邦でも股関節手術後の肺血栓塞栓症の発症日の平均は術後9.3日であり、最低1週間は施行すべきであろう。

6) 各予防法の選択

　整形外科領域においては、前述したように深部静脈血栓症や肺血栓塞栓症の発生頻度に関する疫学調査がほとんどないため、現状ではどの予防法を選択すべきか根拠をもって決めるのは難しい。下肢手術においては、他の外科手術よりは深部静脈血栓症や肺血栓塞栓症の発生頻度が高いと考えられるため、可能なかぎり早期離床、足関節の運動、弾性ストッキング、間欠的空気圧迫装置による深部静脈血栓症・肺血栓塞栓症予防を施行すべきである。また下肢手術を受ける患者に静脈血栓症の既往や肥満などの危険因子が存在する場合は、抗凝固療法の使用も検討すべきである。下肢手術の中でも特に人工股関節全置換術、人工膝関節全置換術、股関節骨折手術については、本邦においても高頻度に深部静脈血栓症が発生していることが明らかになりつつある。したがって人工股関節全置換術、人工膝関節全置換術、股関節骨折手術において

は、危険因子の有無にかかわらず間欠的空気圧迫法または抗凝固療法を選択すべきである。

4 症例提示

●症例1（75歳・男性）

1993年に変形性膝関節症に対して左人工膝関節全置換術を施行した（図2a）。駆血帯下に手術を行い、手術時間は100分であった。術後血栓の予防的処置は行わなかった。術後3日の回診の際に膝の屈伸を行わせたところ、しばらくして突然「うっ」と短い発声のあとショック状態となり、救命処置にもかかわらず1時間後に死亡した。挿管処置後の胸部レントゲン写真を示す（図2b）。病理解剖所見は肺動脈分岐部に血栓を認め、肺血栓塞栓症の診断を得た。臨床的には死亡の前日より軽度の両膝窩部痛を訴えていたが、深部静脈血栓症を疑わせるような下肢の腫脹はなかった。

●症例2（53歳・女性）

変形性股関節症に対して右人工股関節全置換術を施行した（図3a）。患者の肥満指数は21.8、手術時間は120分であった。歩行訓練開始までの1週間は弾性ストッキングによる深部静脈血栓症予防を行った。術後2週で右下腿の腫脹が認められ、下腿周径差は2cmであった（図3b）。術後2週に右下肢の静脈造影を行ったところ、右浅大腿静脈内に巨大な深部静脈血栓症が認められ、ワルファリンによる抗凝固療法を開始した（図3c）。その後深部静脈血栓症は術後5週で縮小し（図3d）、術後7週で消失した（図3e）。肺血栓塞栓症の発症はなく、術後10週でワルファリンを中止した。

●症例3（67歳・男性）

変形性股関節症に対して右人工股関節全置換術を施行した。患者の肥満指数（BMI）は30.1で肥満があり、手術時間は160分であった。症例2と同様に弾性ストッキングによる深部静脈血栓症予防を行った。右下肢の腫脹が持続するため、術後6週に右下肢の静脈造影を行ったと

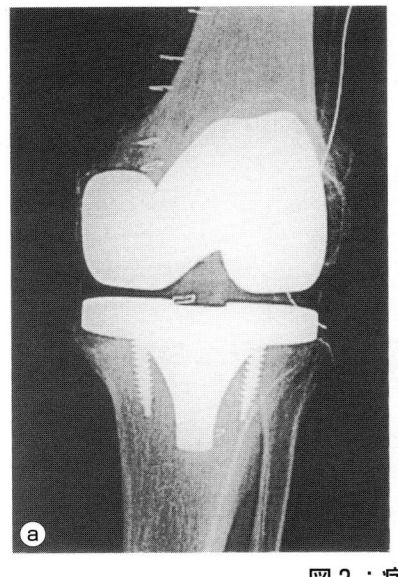

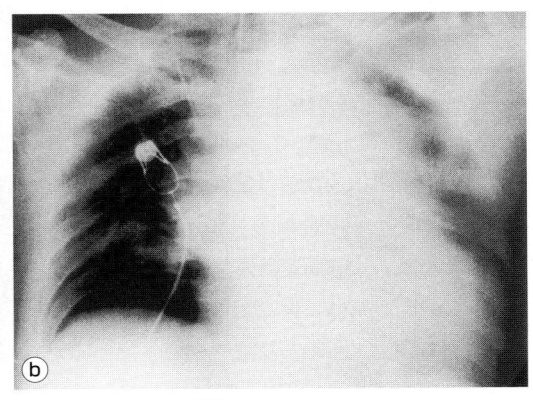

図2：症例1（75歳・男性）
ⓐ 変形性膝関節症に対して左人工関節全置換術を施行した。　ⓑ 術後3日に致死性肺血栓塞栓症を発症した。

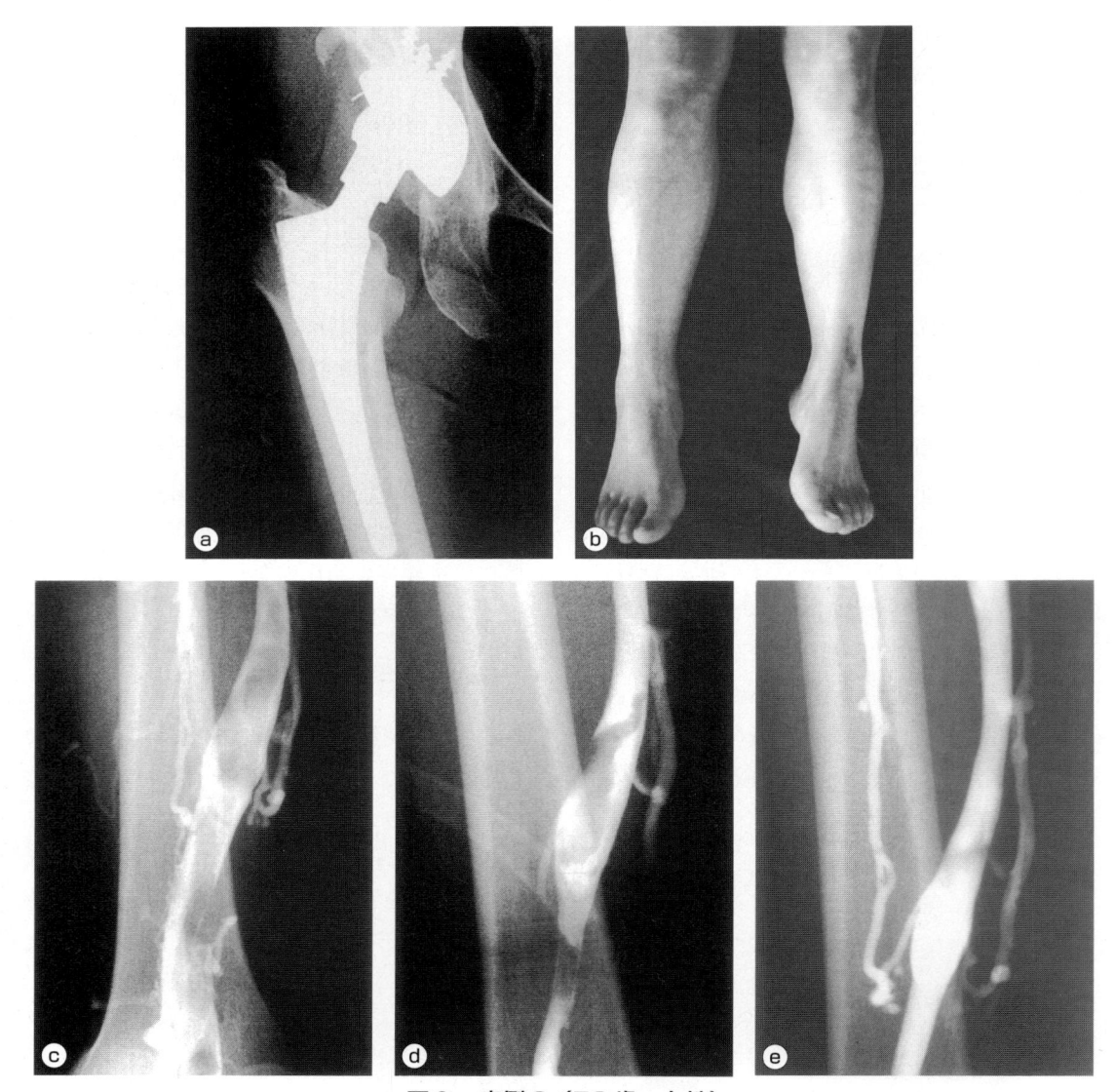

図3：症例2（53歳・女性）
ⓐ 変形性股関節症に対して右人工股関節全置換術を施行した。　ⓑ 術後2週で右下肢の腫脹が認められた。　ⓒ 術後2週の静脈造影において、右浅大腿静脈内に巨大な深部静脈血栓症が認められたためワルファリンによる抗凝固療法を開始した。　ⓓ 術後5週：深部静脈血栓症は縮小している。　ⓔ 術後7週：深部静脈血栓症は消失している。

ころ、右浅大腿静脈が深部静脈血栓症により完全に閉塞していることが判明した（図4a）。ワルファリンによる抗凝固療法を2カ月間施行し、肺血栓塞栓症の発症は予防できた。術後6カ月経過しても右下肢の腫脹は軽減せず（大腿周径差12cm、下腿周径差7cm）、静脈血栓後遺症（postthrombotic syndrome）を併発した（図4b）。

5 今後の展望

1）肺血栓塞栓症予防管理料

2004年4月の診療報酬改定により、肺血栓塞栓症の予防を目的とし、弾性ストッキングまたは間欠的空気圧迫装置を用いて計画的な医学管理を行った場合に、入院中1回に限り305点の

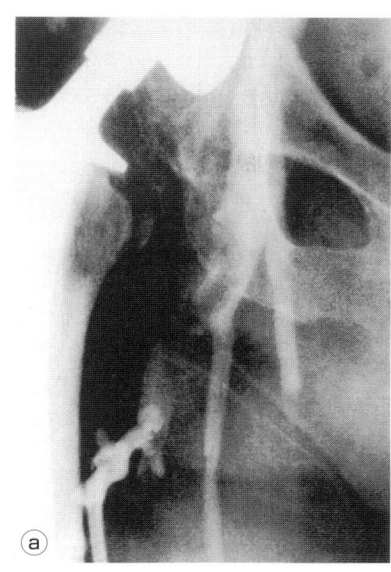

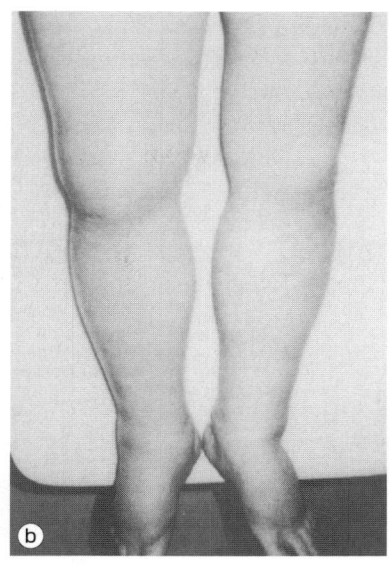

図4：症例3（67歳・男性）
ⓐ 変形性股関節症に対して右人工股関節全置換術を施行した。術後6週の静脈造影において、深部静脈血栓症による右浅大腿静脈の閉塞が認められた。ⓑ 術後6カ月：慢性の右下肢腫脹が残存し、静脈血栓後遺症を併発した。

肺血栓塞栓症予防管理料が請求できるようになった。この改定により物理的予防法の裾野は広がるものと期待される。

2）新しい抗凝固薬

海外において使用頻度、信頼性とも高い深部静脈血栓症・肺血栓塞栓症予防薬は低分子量ヘパリンである。中でもエノキサパリンは84カ国で使用されている代表的なものであり、現在本邦でも臨床治験が整形外科領域で進行中である。またフォンダパリヌクスは18カ国で使用されている完全化学合成のXa阻害薬であるが、これも整形外科領域で臨床治験が進行中である。これらの薬剤は凝固線溶系のモニタリングが不要であり、認可されれば本邦で初めて用量、用法が明記された深部静脈血栓症・肺血栓塞栓症予防薬となる。これは暗中模索で血栓予防を行ってきた医師および患者双方にとって非常に有益なことであり、またこれを契機として将来この方面の研究がさらに進むことを期待している。

【参考文献】

1) Geerts WH, Heit JA, Clagett GP, et al. Prevention of venous thromboembolism. Chest 2001；119：132S-185S.
2) 肺血栓塞栓症／深部静脈血栓症（静脈血栓塞栓症）予防ガイドライン作成委員会．肺血栓塞栓症／深部静脈血栓症（静脈血栓塞栓症）予防ガイドライン（ダイジェスト版）．メディカルフロント，2004.
3) 藤田 悟，冨士武史，三井忠夫ほか．股関節または膝関節全置換術後における深部静脈血栓症および肺塞栓症の発生頻度－予見的多施設共同研究．整形外科 2000；51：745-9.
4) 藤田 悟．整形外科周術期の肺塞栓症．Ther Res 2003；24；616-7.
5) 塩田直史，佐藤 徹，松尾真嗣ほか．股関節周囲骨折術後における深部静脈血栓症・肺塞栓症の発生・診断とその治療．骨折 2002；24：83-7.
6) 加藤博文，松田雅彦．大腿骨頚部骨折における深部静脈血栓症の発生頻度とリスクマネジメント．SEIKEI-GEKA KANGO 2002；7：33-6.

7) Comp PC, Spiro TE, Frieman RJ, et al. Prolonged enoxaparin therapy to prevent venous thromboembolism after primary hip or knee replacement. J Bone Joint Surg 2001 ; 83-A : 336-45.
8) 藤田 悟, 冨士武史. 下肢人工関節置換術後の深部静脈血栓症の発生頻度と危険因子の検討. 血栓止血誌 1998 ; 9 : 367-74.
9) White RH, Romano PS, Zhou H, et al. Incidence and time course of thromboembolic outcomes following total hip or knee arthroplasty. Arch Intern Med 1998 ; 158 : 1525-31.

4 産婦人科

■小林隆夫（信州大学医学部保健学科）

> **要旨** 静脈血栓塞栓症はこれまで本邦では比較的まれであるとされていたが、生活習慣の欧米化などに伴い近年急速に増加している。妊娠中は静脈血栓塞栓症が発症しやすく、非妊時の5倍以上、帝王切開では経腟分娩に比べて7-10倍も高率とされる。婦人科手術は骨盤内操作が多いため一般外科手術に比べて静脈血栓塞栓症は高率で、特に悪性疾患では良性疾患の約10倍多い。静脈血栓塞栓症の予防は、一般的予防として早期離床、ベッド上での下肢挙上・膝の屈伸・足の背屈運動、弾性ストッキング着用、間欠的空気圧迫法、脱水予防などが、さらに危険因子がある場合には未分画ヘパリンなど薬剤による予防が行われる。術後は静脈血栓塞栓症が起こりやすいということを、医療従事者をはじめ本人および家族に認識してもらうことが重要である。

1 はじめに

静脈血栓塞栓症はこれまで本邦では比較的まれであるとされていたが、生活習慣の欧米化などに伴い近年急速に増加している。静脈血栓塞栓症で臨床的に問題となるのは、下肢深部静脈血栓症とそれに起因する肺血栓塞栓症である。これらは合併することも多いので総称して静脈血栓塞栓症と呼ばれている。

2 産科における静脈血栓塞栓症の特徴

妊娠中は以下の理由で深部静脈血栓症、さらには肺血栓塞栓症が生じやすくなっている[1)2)]。①血液凝固能の亢進、線溶能の低下、血小板の活性化、②女性ホルモンの静脈平滑筋弛緩作用、③増大した妊娠子宮による腸骨静脈・下大静脈の圧迫や、④帝王切開などの手術操作による総腸骨静脈領域の血管（特に内皮）障害、および術後の臥床による血液うっ滞、などである。表1にVirchowの病因別に特徴を示す。

表1：静脈血栓塞栓症の病因（Virchowの3徴）

1．血液凝固能の亢進
妊娠中の凝固亢進・線溶抑制・血小板活性化、血液濃縮による血液粘性亢進（妊娠後半期のヘマトクリット37％以上は要注意）、血栓性素因など。

2．血流の停滞
性ホルモンによる静脈平滑筋弛緩、長期臥床例や肥満例での筋ポンプの減少、妊娠子宮による下大静脈や骨盤内静脈の圧迫、Iliac compression syndrome（左下肢に血栓ができやすい）など。

3．血管内皮の損傷
分娩や帝王切開による子宮や骨盤内静脈の損傷。妊娠中毒症や感染（前期破水、子宮内、術後、産褥期）による血管内皮障害など。

3 産科における静脈血栓塞栓症の頻度

深部静脈血栓症は閉塞部位や範囲、閉塞状態や側副路の存在から無症候性のものが多く、また診断法によっても異なってくるので正確な発症頻度はつかめていない。そこで現在、わが国における発症頻度を調査中である。今後その解析結果は明らかになると思われるが、中間集計でみても最近5年間で急増している[3]。

産科領域における症候性深部静脈血栓症の欧米での頻度は、分娩1,000に対し0.5-7と報告されているが、欧米では管理の進歩により最近減少している[2)4)5]。以前は、深部静脈血栓症の発症は2/3以上が産褥期、特に産褥1週間以内や妊娠末期に発症することが多いといわれていたが、最近の報告では妊娠のどの時期でも発症するとされている。妊娠中の深部静脈血栓症発症率は、非妊時の5倍以上、帝王切開では経腟分娩に比べて7-10倍も高率とされる[1)5)-8]。

産科深部静脈血栓症の約4-5％が肺血栓塞栓症につながるといわれているが、肺血栓塞栓症の90％以上は深部静脈血栓症に起因するとされ[9]、肺血栓塞栓症が発症した場合、無治療では18-30％が死亡するといわれている[10]。肺血栓塞栓症は発症すれば極めて重篤であり、従来より米国、英国、スウェーデンなど欧米では妊産婦死亡率の第1位を占めている[1)11)12]。母子保健の主なる統計によると、本邦においても羊水塞栓症も含めた産科的塞栓による妊産婦死亡率は、1995年では23.5％（20/85）、1996年では22.2％（16/72）と直接的産科死亡の第1位を占めるようになり、2001年は22.4％（17/76）であった（図1）[13]。なお、肺血栓塞栓症のほとんどは産褥期に発症し、その大多数は帝王切開術後である[5]。

日本産婦人科新生児血液学会の事業で調査中の1991-2000年における肺血栓塞栓症の発症数は、2003年5月末現在92施設からの集計結果では、産科で70例が登録されている（表2）[14]。その頻度は全分娩に対し0.02％（70/384,759）、経腟分娩では0.006％（17/307,770）、帝王切開

1979-1986年における米国での妊産婦死亡は、生産10万人に対し9.1。
肺血栓塞栓症はその27.1％を占め、第1位。

妊産婦死亡率
1950年 176.1 1980年 20.5 2001年 6.5

本邦における産科的肺塞栓による妊産婦死亡率の推移
（母子保健の主なる統計より）

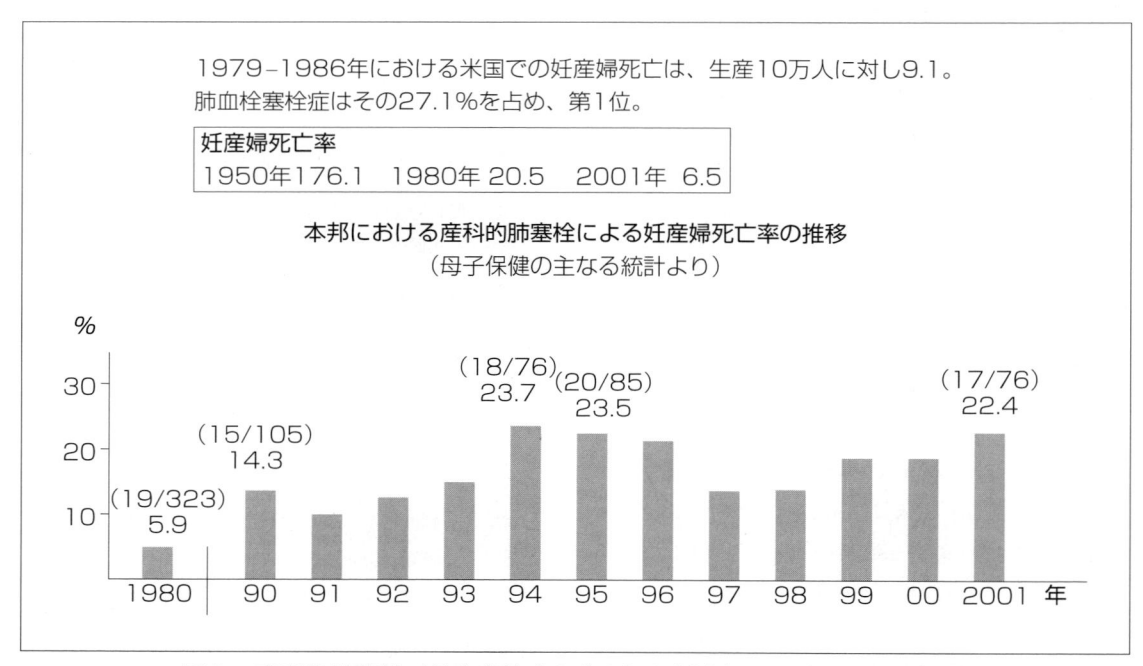

年	割合
1980	(19/323) 5.9
90	(15/105) 14.3
91	
92	
93	
94	(18/76) 23.7
95	(20/85) 23.5
96	
97	
98	
99	
00	
2001	(17/76) 22.4

図1：産科的肺塞栓（羊水塞栓症を含む）の妊産婦死亡率に占める割合

表2：産婦人科領域における肺血栓塞栓症の発症頻度

（日本産婦人科新生児血液学会調査途中集計）
1991-2000年の10年間：個人票調査終了92施設

産科：70例発症、死亡7例
  全分娩数に対し：0.02%（70/384,759）
  経腟分娩数に対し：0.006%（17/307,770）
  帝王切開数に対し：0.07%（53/76,989）
婦人科：168例発症、死亡22例
  （良性疾患51例、悪性疾患117例）
  全手術数に対し：0.08%（168/203,058）
  良性疾患では：0.03%（51/175,448）
  悪性疾患では：0.42%（117/27,610）

分娩では0.07%（53/76,958）となる。これは分娩5,000件に1件となり、欧米での頻度に近づいている。また、帝王切開は経腟分娩の約12倍である。しかも帝王切開率は年々増加し、1991年が15.9%であるのに対し、2000年は22.9%と増加しているのも血栓症増加原因の一つと考えられる。

欧米、特に白人では凝固因子の遺伝的構造異常による静脈血栓塞栓症が多く、それに環境因子が付加されて静脈血栓塞栓症の頻度が高率であるが、本邦では人種的に凝固因子の構造異常は極めて少なく、環境因子、妊娠・分娩、手術侵襲による静脈血栓塞栓症が主体である（表3）[1)15)]。

4 婦人科における静脈血栓塞栓症の頻度

婦人科領域における深部静脈血栓症の頻度についての報告は少ない。^{125}I-fibrinogen uptake testを用いたNicolaidesらの検索によると、一般外科術後の深部静脈血栓症発症頻度は、40.3%（133/330）であり、その45%は手術当日の発症と報告されている（図2）[16)]。わが国では、松本らの同様な検索によると、術後深部静脈血栓症の発症頻度は、全婦人科手術の10.8%（7/65）、広汎または準広汎子宮全摘術の19.4%（6/31）と報告されており[17)]、欧米よりは少ないものの、わが国においても決して少ないものではない。また、慶応大学産婦人科の統計によると術後肺血栓塞栓症の発症頻度は、1993-1997年の5年間における婦人科疾患手術

表3：静脈血栓塞栓症の危険因子（一般的）

- 静脈血栓塞栓症の家族歴・既往歴（血栓性素因）
- 抗リン脂質抗体陽性
- 心疾患（うっ血性心疾患、心筋梗塞、不整脈など）
- 長期安静臥床（車や飛行機内での長時間座位を含む）
- 血液濃縮（ヘマトクリット40%以上）、脱水
- 中心静脈カテーテル留置
- 血管カテーテル操作
- 肥満（肥満指数26以上）
- 高脂血症　　・高年齢
- 喫煙　　　　・悪性腫瘍
- 重症感染症　・外傷・骨折、その他

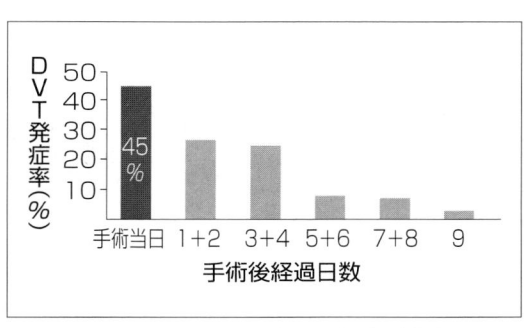

図2：一般外科手術後の深部静脈血栓症発症率

^{125}I-fibrinogenを用いて術前から術後にかけて深部静脈血栓症の有無を検索した結果、330例中133例（40.3%）に深部静脈血栓症を発症した。
DVT：深部静脈血栓症
(Nicolaides AN, Gordan-Smith L.A rational approach to prevention. In：Nicolaides AN editor. Thromboembolism, aetiology, advances in prevention and management. Medical and Technical Publishing；1975)

表4：産婦人科手術後における静脈血栓塞栓症リスク別発症頻度

		下腿静脈	大腿/腸骨静脈	致死的肺塞栓
高リスク	・骨盤内悪性腫瘍手術 ・最近静脈血栓塞栓症既往で40歳以上	40-80%	10-30%	1-5%
中等度リスク	・40歳以上で30分以上 ・40歳以下で経口避妊薬内服中 ・35歳以上の緊急帝王切開	10-40%	2-10%	0.1-0.8%
低リスク	・小手術（手術時間30分以下、他に危険因子のない40歳以上） ・簡単な手術（他に危険因子のない40歳以下）	<10%	<1%	<0.01%

(Nicolaides AN, Bergqvist D, Hull RD, et al. Prevention of venous thromboembolism. International consensus statement. Int Angiol 1997'；16：3-38より引用、一部省略)

患者（妊娠関連を除く）3,203例中26例（0.8%）に認められ、年々増加している。婦人科手術は骨盤内操作が多いため一般外科手術に比べて深部静脈血栓症は高率で、特にリンパ節郭清を伴う広汎子宮全摘術や準広汎子宮全摘術では3.8%に達し、中でも傍大動脈リンパ節郭清を施行した症例では7.8%に達したという[18]。

Nicolaidesらによれば手術後の深部静脈血栓症発症率は、短時間の小手術患者で1-10%以下、40歳以上の中等度のリスク患者で10-40%、深部静脈血栓症の既往をもつハイリスク患者や悪性腫瘍の拡大手術患者では40-80%と考えられ、さらに致死的な肺血栓塞栓症の発症頻度は、それぞれ0.01%以下、0.1-0.8%、1-5%に発症すると報告されているが、このような本邦でのデータはない（表4）[19]。

日本産婦人科新生児血液学会の事業で調査中の1991-2000年における肺血栓塞栓症の発症数は、2003年5月末現在92施設からの集計結果では、婦人科で168例が登録されている（表2）[14]。婦人科では全手術数に対し0.08%（168/203,058）、良性疾患では0.03%（51/175,448）、悪性疾患では0.42%（117/27,610）となり、悪性疾患は良性疾患の約14倍多い。悪性疾患では子宮体癌や卵巣癌症例に多いが、これらの症例では術前発症も多くみられるため、術後のみならず術前からの注意が必要である。

5 産科領域の危険因子

ハイリスク妊婦と考えられるのは、静脈血栓塞栓症の家族歴・既往歴、抗リン脂質抗体陽性、肥満、高齢妊娠、長期ベッド上安静、常位胎盤早期剥離（早剥）の既往、帝王切開術後、著明な下肢静脈瘤などとされている（表5）[1]。血栓

表5：静脈血栓塞栓症の危険因子（産科領域）

・高齢妊娠（35歳以上）
・肥満妊婦（妊娠後半期の肥満指数27以上）
・重症妊娠中毒症・前置胎盤・重症妊娠悪阻・切迫流早産などによる長期ベッド上安静
・産褥期、特に帝王切開術後
・常位胎盤早期剥離、子宮内胎児発育不全の既往（thrombophilia and gestational vascular complication）
・血液濃縮（妊娠後半期のヘマトクリット37%以上）
・卵巣過剰刺激症候群
・著明な下肢静脈瘤など

表6：血栓性素因と妊娠合併症

	流産	胎内死亡	妊娠中毒症	HELLP	早剥
アンチトロンビン欠損症	++	++	+		
プロテインC欠損症	+	++	+		
プロテインS欠損症	+	++	+	+	
フィブリノゲン異常症	+	+			
APCレジスタンス	++	++	++	+	++
ファクターⅤライデン	++	++	++	+	+
MTHFR C677T	+	+	+		++
高ホモシステイン血症	+	+	++	++	++
プロトロンビンG20210A	+	+	+		
抗リン脂質抗体症候群	++	++	++	+	

APC：活性化プロテインC、MTHFR：methylene-tetrahydrofolate reductase、HELLP：hemolysis, elevated liver enzymes, low platelets count

性素因と妊娠合併症に関しては、表6に示すように流産、胎内死亡、妊娠中毒症、早剥などがみられることが多い[20]。したがって、これらを thrombophilia and gestational vascular complication（血栓性素因と妊娠性血管合併症）という概念で捉え、既往に妊娠中毒症、早剥、子宮内胎児死亡・子宮内胎児発育不全などを認める場合は、血栓性素因のスクリーニングを施行し、次回妊娠時の静脈血栓塞栓症に注意することが推奨される。

6 婦人科領域の危険因子

婦人科領域の危険因子としては、一般的な静脈血栓塞栓症の危険因子に加え、婦人科特有の疾患として巨大子宮筋腫や巨大卵巣腫瘍手術、卵巣癌手術、子宮癌手術、骨盤内高度癒着の手術、卵巣過剰刺激症候群、ホルモン補充療法施行婦人などが挙げられる。手術でもリンパ節廓清を伴う長時間手術で出血量が多く、輸血を施行された症例に多い[18]（表7）。

経口避妊薬と静脈血栓塞栓症に関しては、1961年Jordanが経口避妊薬服用者に静脈血栓塞栓症が偶発したと報告して以来、経口避妊薬研究の歴史のある欧米において多くの疫学的調査や凝固学的検討がなされてきた。現在では、経口避妊薬服用時に静脈血栓塞栓症を併発しやすいことは、ほぼ間違いない事実とされている。日本人に関しては疫学データは乏しいものの、経口避妊薬服用者に静脈血栓塞栓症が発症することは事実である。しかし、日本人は欧米人より先天性易血栓形成傾向の少ない人種であるため、経口避妊薬服用者における静脈血栓塞栓症の絶対危険度は欧米よりはさらに低い。むしろ妊娠自体のほうが静脈血栓塞栓症の危険度ははるかに高いと考えられる。

表7：静脈血栓塞栓症の危険因子（婦人科領域）

・卵巣癌手術（リンパ節郭清や輸血施行例）
・子宮癌手術（同上）
・砕石位の手術
・巨大子宮筋腫・巨大卵巣腫瘍手術
・腹腔鏡下手術（長時間の気腹式）
・骨盤内高度癒着の手術
・経口避妊薬服用者や閉経後のホルモン補充療法施行婦人など

7 産科領域の予防対策

深部静脈血栓症の予防が肺血栓塞栓症の予防にもつながるので、何らかの危険因子を有する場合は、以下に述べる予防が大切である[1)2)9)14)17)18)]。なお、危険因子のない正常分娩後でも早期歩行を心がける。

1）一般的予防（表8）

早期離床、ベッド上での下肢挙上・膝の屈伸・足の背屈運動、弾性ストッキング着用、間欠的空気圧迫法、脱水予防などの一般的予防は、手術後は全例に行うことが望ましい。帝王切開でも、手術体位は砕石位を避け、仰臥位または開脚位で行ったほうがよい。

2）薬剤による予防（表9）

帝王切開以外の危険因子がある場合に行う。

①低用量未分画ヘパリン（カプロシン®など）：術後6-12時間以内に（止血を確認できたら術直後からでも可）5,000単位皮下注を1日2回、3-5日投与。

②ワルファリン：トロンボテスト30％を目標とする（国際標準化比：1.5-2）。未分画ヘパリン投与後、リスクが高い場合に1-3カ月間投与。

危険因子を有する帝王切開術後は予防的未分画ヘパリン療法が勧められる。しかしながら通常の未分画ヘパリンは出血という副作用があるので、術後の使用は躊躇するところである。欧米ではそのため出血の副作用の少ない低分子量ヘパリンが使用されている。本邦における術後未分画ヘパリン療法は、術後6-12時間以内に止血を確認してから使用されている。

低分子量ヘパリンは未分画ヘパリンに比し、出血以外にもヘパリン起因性血小板減少（heparin induced thrombocytopenia：HIT）、アレルギー反応、骨粗鬆症などの副作用が少ないうえ、血液凝固モニタリングの必要性も低いため、欧米ではルーチンに使用されている。しかし、本邦では血栓症に対する予防投与に保険適用はなく、また、妊婦に対する投与が禁忌とされている。

ダナパロイドナトリウム（オルガラン®）は、ヘパラン硫酸を主成分とする低分子量ヘパリノイドで、低分子量ヘパリンと同様、選択的第Xa因子阻害薬である。本剤は副作用が未分画ヘパリンに比し少ないうえ、妊婦に対する投与が可能とされているが、静脈血栓塞栓症に対する保険適用がない。

したがって、これらの薬剤を使用する場合は、十分なインフォームドコンセントが必要である。なお、トランサミン®など抗線溶薬の術後

表8：静脈血栓塞栓症の一般的予防

手術後は全例に行うことが望ましい
1. 早期離床：通常、術後24時間以内には歩行を開始。
   そのためには十分な疼痛除去対策が必要
2. 下肢挙上、膝の屈伸、足の背屈運動など
3. 弾性ストッキング
4. 間欠的空気圧迫法
5. 脱水予防（十分な輸液：1,500-2,000 ml/dayは必要）

表9：静脈血栓塞栓症の薬剤による予防

リスク因子がある場合に行う
1. 低用量未分画ヘパリン（カプロシン®など）
   …保険適用あり
   術後6-12時間後より（止血を確認できたら術直後からでも可）
   5,000単位皮下注を1日2回、3-5日投与
2. ワルファリン

以下の薬剤は参考とする。
3. 低分子量ヘパリン（フラグミン®など）
4. ダナパロイドナトリウム（オルガラン®）
   …保険適用なし

投与は慎重にする。

3) 妊娠中からの予防

　先天性血栓性素因、抗リン脂質抗体陽性、静脈血栓塞栓症の既往歴などを有するハイリスク妊婦に対しては、妊娠中からの予防的投与が勧められている。未分画ヘパリン5,000単位皮下注を1日2回行う。通常、未分画ヘパリン血中濃度は0.1-0.2単位/ml程度に保つ。ワルファリンは催奇形性のため妊娠中は原則として投与しないほうがよい。分娩に際しては、陣痛が発来したら一旦未分画ヘパリンを中止するが（中止しなくてよいという報告もある）、分娩後止血を確認したらできるだけ早く未分画ヘパリンを再開し、ワルファリンに切り替える。ワルファリンは分娩後最低6週間-3カ月は投与する。

　未分画ヘパリンは、胎児への移行性や母乳移行性はないとされている。ワルファリンに関しては、報告によっていろいろ違いはあるが、母乳移行性はほとんどないようである。しかし一応、乳児にはビタミンKシロップを投与し、ビタミンK欠乏性の出血症の予防をしたほうがよい。

4) 妊娠中に静脈血栓塞栓症が発症した場合

　妊娠中に静脈血栓塞栓症が発症した場合、深部静脈血栓症のみでまだ肺血栓塞栓症を合併していないときは、抗凝固療法が第一選択である。未分画ヘパリン5,000単位を静注後、15,000-20,000単位/dayを持続点滴する。落ち着いてからは皮下注射に変更してよい。

　組織型プラスミノゲンアクチベータなどの血栓溶解療法は発症直後には確かに有効ではあるが、妊娠中に投与すると出血や常位胎盤早期剥離の危険性があるため、深部静脈血栓症のみの場合は、妊婦への投与は原則として行わず、抗凝固療法が第一選択と考えられる。しかし、肺血栓塞栓症を合併している場合は、集学的治療に加え、その発症時期や症状に応じて血栓溶解療法も必要となるが、本邦では静脈血栓塞栓症に対して保険適用はない。

5) 下大静脈フィルターの是非

　Decoususら[21]は、下大静脈フィルターで肺血栓塞栓症を予防できるか否かを検討した。すなわち、肺血栓塞栓症のリスクが高い急性深部静脈血栓症400例を、永久的下大静脈フィルター挿入群200例と下大静脈フィルター非挿入群200例に分けた。さらにフィルター挿入の有無にかかわらず、未分画ヘパリン投与群（活性化部分トロンボプラスチン時間を正常人の1.5-2倍に延長）205例と低分子量ヘパリン投与群（100抗Xa単位/kg/day）195例とに分け、これらを登録後8-12日投与し、4日目からワルファリン（国際標準化比：2-3）を最低3カ月投与した。登録12日後と2年後に評価したところ、永久的下大静脈フィルターは、深部静脈血栓症の発症初期段階では肺血栓塞栓症の予防になるが、死亡率も含めた長期的予後では非挿入群と差はなく、むしろ、低分子量ヘパリンの予防効果のほうが大きかったと結論している。

　したがって、深部静脈血栓症合併妊婦では、一時的下大静脈フィルターを腎静脈分岐部より末梢側に挿入し、未分画ヘパリンを併用しながら分娩に臨むことが望ましいと思われる。しかし、妊婦に対するこのような研究はないため、一時的下大静脈フィルター挿入に際しては、十分なインフォームドコンセントを得たうえで対処すべきであろう。これらの症例では、当然、術前・術後に未分画ヘパリン療法を併用するが、フィルターは術後1週間-10日前後で抜去する。フィルターを抜去する数日前からワルファリンも併用し、抜去後はワルファリン単独に切り替えていく。いつまで続けるかというのは合併症の程度にもよる。

6) 在宅未分画ヘパリン療法

在宅で未分画ヘパリンが使えるかという問題であるが、欧米では自己注射は行われているが、日本では保険診療では認められていないので、予期しない出血やトラブルが起きた場合には問題があろう。未分画ヘパリン療法は入院が原則であるため、外来で投与する場合は、1日2回皮下注射に通院（近医でも可能）したほうが無難である。

8 婦人科領域の予防対策

一般的予防、薬剤による予防は、産科領域と同様である。婦人科疾患に関しては、一般腹部外科の予防ガイドラインに準じる。

なお、経口避妊薬服用者は非服用者に比べ静脈血栓塞栓症発症の危険性が高いので、静脈血栓塞栓症発症を予防するためには、①静脈血栓塞栓症発症の可能性が高いハイリスク女性には経口避妊薬の投与を避ける、②可能性が疑われ

表10：産科領域における静脈血栓塞栓症予防のガイドライン

リスクの程度	疾患など	予防法
低リスク	正常分娩	早期歩行および積極的運動
中リスク	帝王切開術（高リスク以外）	弾性ストッキングあるいは間欠的空気圧迫法
高リスク	高齢肥満妊婦の帝王切開術 静脈血栓塞栓症の既往 あるいは血栓性素因の経腟分娩	間欠的空気圧迫法 あるいは 低用量未分画ヘパリン
最高リスク	静脈血栓塞栓症の既往 あるいは 血栓性素因の帝王切開術	（低用量未分画ヘパリンと間欠的空気圧迫法の併用） あるいは （低用量未分画ヘパリンと弾性ストッキングの併用）

肥満指数、年齢、合併症などの他の危険因子により、全体のリスクを上げる必要がある。

表11：婦人科領域における静脈血栓塞栓症予防のガイドライン

リスクの程度	疾患等	予防法
低リスク	30分以内の小手術	早期歩行および積極的運動
中リスク	良性疾患手術（開腹、経腟、腹腔鏡） 悪性疾患で良性疾患に準じる手術 ホルモン療法中患者に対する手術	弾性ストッキング あるいは 間欠的空気圧迫法
高リスク	骨盤内悪性腫瘍根治術 静脈血栓塞栓症の既往あるいは 血栓性素因の良性疾患手術	間欠的空気圧迫法 あるいは 低用量未分画ヘパリン
最高リスク	静脈血栓塞栓症の既往 あるいは 血栓性素因の悪性腫瘍根治術	（低用量未分画ヘパリンと間欠的空気圧迫法の併用） あるいは （低用量未分画ヘパリンと弾性ストッキングの併用）

肥満指数、年齢、合併症などの他の危険因子により、全体のリスクを上げる必要がある。

る場合には血液凝固系検査を行い、もし異常があれば投与を避けることである。そして、血栓性静脈炎または静脈血栓塞栓症の初期症状には十分注意が必要である。

9 予防ガイドラインのまとめ

血栓症予防ガイドラインのまとめを表10、11に示した[14]。わが国での発症頻度や危険因子の解析がまだ十分ではないので、今回のガイドラインは大まかな疾患別に分けざるをえない。静脈血栓塞栓症は今後増えていく可能性が高いため、その予防が非常に大事である。今後、後向き調査に加え前向き調査を行い、日本人における危険因子を明らかにしたうえで産婦人科特有の日本人向けの予防ガイドラインをつくっていく必要がある。

最後に本人と家族に静脈血栓塞栓症が起こりやすいということを認識してもらう。パンフレットを置いたり、外来でも説明をしっかりしておく。予防的に未分画ヘパリンを投与する場合は、書面にて同意をとっておいたほうが望ましい。また、家族に対しても、もし突発的なことが起きた場合には、絶えずコンタクトをとっていくことが重要ではないかと思われる。

【参考文献】

1) 小林隆夫. 肺血栓塞栓症. 武谷雄二総編. 新女性医学体系 プライマリーケア部門 第8巻. 産婦人科救急. 東京: 中山書店; 1999. p. 249-62.
2) Bates SM, Ginsberg JS: Thrombosis in pregnancy. Curr Opin in Haematol 1997; 4: 335-43.
3) 小林隆夫. 深部静脈血栓症—産婦人科領域における頻度—. カレントテラピー 2002; 20 (4): 347-50.
4) Bergqvist A, Bergqvist D, Hallbook T. Thrombosis during pregnancy: a prospective study. Acta Obstet Gynecol Scand 1983; 62: 443-8.
5) Rutherford S, Montoro M, McGehee W, et al. Thromboembolic disease associated with pregnancy: an 11 year review [abstract]. Am J Obstet Gynecol 1991; 164 (suppl): 286.
6) Tengborn L, Berqvist D, Matzch T, et al. Recurrent thromboembolism in pregnancy and puerperium: is there a need for thromboprophylaxis? Am J Obstet Gynecol 1989; 160: 90-4.
7) Ginsberg JS, Brill-Edwards P, Burrows RF, et al. Venous thrombosis during pregnancy: leg and trimester of presentation. Thromb Haemost 1992; 67: 519-20.
8) 杉村 基, 大橋涼太, 板倉 称ほか. 産婦人科領域における肺血栓塞栓症. 血栓止血誌 2001; 12: 460-6.
9) Baker WF. Diagnosis of deep vein thrombosis and pulmonary embolism. Med Clin North America 1998; 82: 459-76.
10) Kemp PM, Tarver D, Batty V, et al. Pulmonary embolism: is the clinical history a useful adjunct to aid interpretation of the equivocal lung scan? Clin Nucl Med 1996; 21: 203-7.
11) Kaunitz AM, Hughes JM, Grimes DA, et al. Causes of maternal mortality in the United States. Obstet Gynecol 1985; 65: 605-12.
12) Atrash HK, Koonin LM, Lawson HW, et al. Maternal mortality in the United States: 1979-1986. Obstet Gynecol 1990; 76: 1055-60.
13) 財団法人母子衛生研究会: 母子保健の主なる統計. 2003. p. 76-8.
14) 小林隆夫. わが国における急性肺塞栓症の現状. 産婦人科領域での現状と対策. Therapeutic Research 2003; 24 (4): 613-5.
15) 寺尾俊彦. 産婦人科と thrombophilia. 日産婦新生児血会誌 1996; 6: 12-32.
16) Nicolaides AN, Gordan-Smith L. A rational approach to prevention. In: Nicolaides AN editor. Thromboembolism, aetiology, advances in prevention and management. Medical and Technical Publishing; 1975.
17) 松本興治, 広瀬 一, 林 勝知ほか. 術後深部静脈血栓症に関する研究. 静脈学 1994; 5: 163-9.
18) 青木大輔. 婦人科手術における術後肺塞栓症発生の現況. 日産婦関東連会報 1998; 35: 284 (抄録).
19) Nicolaides AN, Bergqvist D, Hull RD, et al.

Prevention of venous thromboembolism. International consensus statement. Int Angiol 1997 ; 16 : 3-38.
20) Blumenfeld Z, Brenner B. Thrombophilia-associated pregnancy wastage. Fertil Steril 1999 ; 72 : 765-74.
21) Decousus H, Leizorovicz A, Parent F, et al. A clinical trial of vena caval filters in the prevention of pulmonary embolism in patients with proximal deep-vein thrombosis. Prevention du Risque d'Embolie Pulmonaire par Interruption Cave Study Group. N Engl J Med 1998 ; 338 : 409-15.

5 救急部

■山村　仁、横田順一朗（大阪府立泉州救命救急センター）

> **要旨**
>
> 救急部で取り扱う疾患のうち外傷を取り上げ、外傷後の深部静脈血栓症の危険因子と予防への取り組み方と、最近のトピックスであるエコノミー症候群について解説を加えた。外傷後の深部静脈血栓症の危険因子としては、高齢、肥満などの一般的な危険因子のほかに、損傷形態からは脊髄損傷、脊椎骨折、骨盤骨折、重度頭部外傷などが挙げられる。多くの外傷例では出血という病態が合併するため、深部静脈血栓症の予防としての薬物による抗凝固療法は、出血を助長するため使用しづらいという面がある。そのため、出血を伴う外傷例の深部静脈血栓症の予防には、器具や装具による方法が用いられることが多い。エコノミー症候群は、長時間の座位をとっていた後に肺血栓塞栓症を起こし、突然の呼吸困難などを訴える。原因不明の肺酸素化能の低下を認めた場合には、同症候群を必ず念頭におくべきである。

1 救急部での深部静脈血栓症、肺血栓塞栓症

深部静脈血栓症は、比較的日常的な疾患であり診療中に時々遭遇する。多くは保存的治療で軽快するが、中には肺血栓塞栓症を合併して致命的な経過をたどる症例も少なくない。救急部や救命救急センターでは、呼吸循環管理を有する重症患者、あるいは外傷患者の経過中に発症する症例と、呼吸困難、呼吸不全などを主訴に来院した患者の中に肺血栓塞栓症と診断される症例とがある。最近いわれているエコノミー症候群は、後者に含まれるもので、同症候群については症例を呈示して後述する。

2 外傷の経過中に深部静脈血栓症、肺血栓塞栓症を起こした症例

●症例（62歳・男性）

現病歴：4トントラックと壁の間にはさまれて受傷し来院となった。

来院時所見：X線検査で骨盤骨折、肋骨骨折を認め、腹部超音波検査で腹腔内液貯留があった。その後の超音波検査で、腹腔内貯留液の増大があり緊急開腹術を行った。出血源は腸間膜動静脈からであり、同血管の結紮止血術を施行した。

入院後経過：骨盤骨折に対しては、第2病日に創外固定による整復固定術を行った。その後、ベッド上安静としていたが、第20病日に突然の呼吸困難が出現し、肺酸素化能の低下を認めた。翌日の止血検査では、FDPが10,970ng/mlと上昇していた。肺血栓塞栓症を疑い、肺動脈

造影と胸部造影CTを撮影した。肺動脈造影検査では、左右の肺動脈本幹に血栓を疑わせる陰影欠損像を認め（図1a）、胸部CT検査でも同様の所見が得られた（図1b）。また、下肢の静脈造影検査を行ったところ、左膝窩静脈から大腿静脈にかけて血栓像を認め（図1c）、深部静脈血栓症による肺血栓塞栓症と診断した。ヘパリンによる抗凝固療法を開始したが、副作用によるヘパリン起因性血小板減少症（heparin induced thrombocytopenia：HIT）を合併したため、アルガトロバン製剤に変更して抗凝固のコントロールを行い、徐々にワルファリンへ移行した。その後のフォローの静脈造影検査で、血栓は消失しており、患者は第37病日に転院となった。

本症例は、骨盤骨折のため長期臥床を余儀なくされた患者で、その経過中に発症した深部静脈血栓症，肺血栓塞栓症の一例であったが、積極的に深部静脈血栓症の予防は行っていなかった。当センターでは、この症例を教訓に深部静脈血栓症発症の危険度が高い症例に対しては、弾性ストッキングの着用などを行い、深部静脈血栓症の予防を行うことにしている。一般的な外傷例の深部静脈血栓症の予防法については後述する。

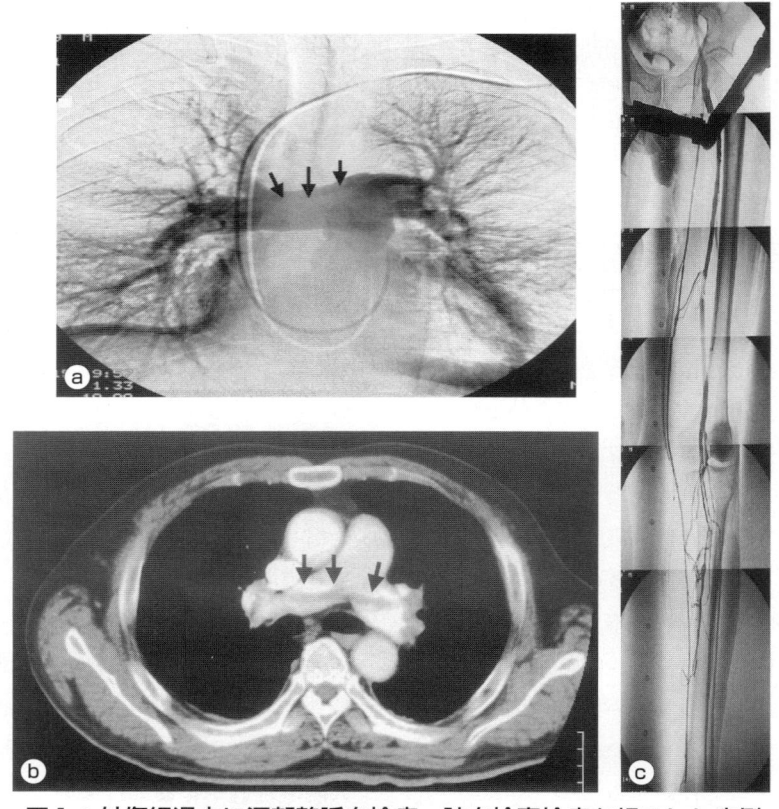

図1：外傷経過中に深部静脈血栓症、肺血栓塞栓症を起こした症例
ⓐ 肺動脈造影。矢印に示すように、左右の肺動脈にまたがって血栓を疑わせる陰影欠損を認める。
ⓑ 胸部造影CT検査。矢印に示すように、左右の肺動脈本幹に血栓を疑わせる陰影欠損を認める。
ⓒ 左下肢の静脈造影検査。膝窩静脈、大腿静脈に血栓を疑わせる陰影欠損を認める。

3 現在の取り組み方（危険因子と予防）

救急部で取り扱う頻度が高い外傷患者では、脊髄損傷、骨盤骨折、頭部外傷などを合併すれば、ベッド上での長期臥床を余儀なくされる。そのため、これらの外傷では、深部静脈血栓症の発症は高いと想像できる。深部静脈血栓症の予防対策としては、大きく2つの方法がある。第一の方法は、薬物を使用した抗凝固療法であり、第二の方法は、器具を用い下肢深部静脈の血流を速めることにより予防を図るものである。

1）外傷後の深部静脈血栓症の危険因子

外傷後の危険因子については、数多くの報告がされている。一般的な危険因子とされる、高齢、肥満などのほかに既存症としての糖尿病、高脂血症の存在も重要である。下肢静脈瘤、心不全、6週間以内に発症した急性心筋梗塞なども危険因子となりうるが、特に重要なのは、先天性血栓形成素因としてのプロテインSやプロテインC欠損症の患者である。これらの疾患は遺伝性であり、家族性に発症する。比較的若年に発症することも先天性素因の特徴である。

外傷の損傷形態からの危険因子として、脊髄損傷、脊椎骨折、骨盤骨折、頭部外傷、下肢の骨折などが挙げられる[1)2)]。これらの損傷以外にも、長期臥床を余儀なくされる症例では、深部静脈血栓症の危険性に十分留意すべきである。また、過去の報告では、外傷の重症度を示すinjury severity score（ISS）と輸血量も深部静脈血栓症の危険因子として挙げられている[3)4)]。ISSが高い重度外傷患者ほど、また、輸血量が多いほど、その危険性は高いとされている。

上記に述べた、外傷後の深部静脈血栓症を起こす危険の高い因子をもつ症例では、早期の予防が推奨されている。外傷後の危険因子については、いまだ報告が少ない領域であり、さらなる症例検討や研究が必要である。

2）深部静脈血栓症、肺血栓塞栓症の抗凝固療法

多くの外傷例では"出血"という病態が存在する。急性期に深部静脈血栓症の予防として抗凝固療法を行えば、当然のことながら、さらなる出血の危険性が高まる。そのため、外傷患者に対しての抗凝固療法は、合併症をも考慮した選択が必要となる。このことは、以下に述べる深部静脈血栓症の予防としての抗凝固療法が、実際の臨床の現場で使用し難くなっている理由の一つである。

a．低用量未分画ヘパリン投与

深部静脈血栓症や肺血栓塞栓症の予防として低用量の未分画ヘパリン投与（low dose heparin：LDH）が行われることがある。未分画ヘパリンはAT-Ⅲ活性を増大させ、活性化されたXa因子とトロンビンを潜在的に阻害する。このことで血栓形成を抑える。低用量未分画ヘパリン投与の実際は、未分画ヘパリン5,000単位を1日2-3回、皮下注にて投与する。外傷後の低用量未分画ヘパリン投与については、29の多施設間研究が行われ、延べ8,000人の患者が対象となっている[5)]。この結果、低用量未分画ヘパリン非投与群は、深部静脈血栓症発症が25.2%であったのに対して、投与群では8.7%と発症率が低く抑えられた（$p<0.001$）[5)]。しかし、二重盲検では、合併症としての大出血が低用量未分画ヘパリン非投与群0.8%であったのに対して投与群は1.8%と有意差はないものの若干高く、創内血腫などの小出血などの合併症は、非投与群が4.1%であったのに対して、投与群は6.3%と有意に高かった（$p<0.001$）[5)]。特に頭蓋内出血症例、不完全な脊髄損傷患者、重症骨盤外傷患者、出血を伴った下肢外傷患者、腹部実質臓器に出血がある症例などでは、低用

量未分画ヘパリンの投与によりこれらの出血を増悪させる危険があり、致命的となることも少なくない。このような患者に対して低用量未分画ヘパリンを投与することの安全性は確立されていないため、個々の症例での決定が重要となる。

b．低分子量ヘパリン投与

低分子量ヘパリン（low molecular weight heparin：LMWH）は、深部静脈血栓症の予防薬として、約20年の歴史がある。未分画ヘパリンよりは、その予防薬としての効果が高いとされるが、合併症としての出血のリスクは同じである。整形外科領域、あるいは外科領域では、低分子量ヘパリンの有用性について数多くの報告があるが、外傷領域ではその合併症から十分なデータがないのが現状である。しかしながら、外傷例で出血の危険性が高い合併損傷がないことが条件で、以下の例で深部静脈血栓症の予防薬として使用できると考えられる。

①骨盤骨折で、観血的整復固定術を要する例、あるいは長期臥床を要する例。
②下肢の骨折（開放性骨折、あるいは一肢に多発骨折例）で観血的整復固定術あるいは長期臥床例。
③完全あるいは不完全な運動麻痺を伴った脊髄損傷例。
④長期入院、長期リハビリテーションが必要な患者。

また、ISSが9点以上の外傷患者で抗凝固療法が可能であれば、まずは低分子量ヘパリンを数週間試すべきである。なお、未分画ヘパリンと同様、頭蓋内出血を伴った頭部外傷例や腹部実質臓器に出血がある症例に対しては低分子量ヘパリンの投与により致命的な合併症を併発する可能性が高いため、投与は慎重にすべきである。

3）器具を用いた方法

器具を用いた方法は、出血を伴う外傷患者の深部静脈血栓症の予防としては、抗凝固療法より安全な方法といえる。

a．間欠的空気圧迫法

A-Vフットポンプは1983年にGardnerとFoxにより発明された[6]。これは、足底の静脈叢の血液を足底に圧力を加えることにより流出させ、大腿静脈の血流を増加させようとするものである。実際は、足首より末梢側にマンシェットを巻き足底に圧が加わるようになっている。実験的には、A-Vフットポンプを使用することにより、膝窩静脈の流速が250％上昇したとの報告もある[7]。一方、段階的圧迫装置は、下腿全体にマンシェットを巻き、周期的に圧を加えることにより、下肢の深部静脈の流速を速めようとするものである。欧米では、A-Vフットポンプよりは、段階的圧迫装置が一般的に使用されている。段階的圧迫装置は、下肢の開放創や骨折のある患者には使用できないという欠点をもっているが、足関節より末梢側に外傷や創がなければ、A-Vフットポンプを使うことはできる。

b．弾性ストッキング

器具を用いた方法では、間欠的空気圧迫装置以外にも、比較的安価で装着しやすい弾性ストッキングの着用にて予防を図ることもできる。これは、両下腿にストッキングを着用することで、深部静脈の血流を増加させ血栓形成を抑えるというものである。当センターでは、深部静脈血栓症を起こす危険が高いと考えられる症例に対しては、早期より弾性ストッキングの着用を試みている。

4）下大静脈フィルター留置術

肺血栓塞栓症の予防としての下大静脈フィルターは、外傷患者ではしばしば使用されてきた。その理由として、外傷患者ではすでに何らかの出血があるため、抗凝固療法が使用し難いとの背景によるためである。また、四肢外傷があ

れば段階的圧迫装置などの器具による深部静脈血栓症の予防ができないことも、下大静脈フィルター留置を多く使用する理由となっている。このフィルター留置は、患者に対するリスクと有用性の比率によって決まる。そのため、過去の報告では、肺血栓塞栓症を起こす危険の高い症例に対して、フィルターが留置されることが多くなっている。

外傷患者に対する下大静脈フィルター留置を行う一般的な適応としては、
①可能なかぎりの抗凝固療法にもかかわらず、肺血栓塞栓症を再発する症例
②近位の深部静脈血栓症例で抗凝固療法ができない症例
③近位の深部静脈血栓症例で抗凝固療法中に大出血を起こした症例
④抗凝固療法をしているにもかかわらず、総腸骨－大腿静脈に血栓形成が進展する症例
などである。また、拡大された適応として、以下の適応基準を加えている施設もある。

患者はすでに深部静脈血栓症あるいは肺血栓塞栓症があり、以下の条件を満たすもの。
①長く遊離した血栓が腸骨静脈あるいは下大静脈に存在する症例。
②再発する血栓により巨大な肺血栓塞栓症となり、致死的になる可能性がある症例。
③外科的血栓除去術の施行中あるいは施行後。

以上のように、外傷患者で予防的な下大静脈フィルター留置を考慮すべき症例は、肺血栓塞栓を起こす危険度が非常に高い例に限定するのが一般的である。しかしながら、患者の背景として出血の危険度が高いため、抗凝固療法ができない症例では、下記に挙げる外傷が一つ以上合併すれば、積極的にフィルター留置を行っている施設もある[8]。
①重症頭部外傷患者（意識レベルがグラスゴー・コーマ・スケールで8点以下）。
②四肢麻痺あるいは対麻痺を伴った不完全な脊髄損傷患者。
③長管骨骨折を合併した複雑骨盤外傷例。
④多発性長管骨骨折患者。

4 飛行機旅行直後に肺血栓塞栓症を起こした症例（エコノミークラス症候群）

●症例（72歳・女性）

現病歴：パリ発関西空港着の飛行機（飛行時間約10時間）から降りて、ゲート付近まで歩いたところ、突然の呼吸困難を訴えた。救急隊到着時には、無呼吸で頸動脈は触知できなかった。酸素投与で自発呼吸が出現し、頸動脈も触知可能となり、当センターへ搬送となった。

来院時所見：呼吸様式は喘ぎ様で、頸動脈の触知は可能であったが、血圧測定は不能であった。ただちに、気管挿管をして人工呼吸器による呼吸管理を行った。動脈血液ガス分析では、pH 7.009、BE－20.0mmol/l、と著明な代謝性アシドーシスと室内空気下でPao_2 41.4mmHgと肺酸素化能の低下を認めた。血液検査では、軽度の血液濃縮（Ht42.3%）とLDHが1,337単位/lと上昇しており、また止血検査でFDPが3,200ng/mlと高値であった。

入院後の経過：肺酸素化能の低下は速やかに改善し、同日に抜管することができた。この肺酸素化能の低下の原因を検索したが、胸部X線写真で肺炎、無気肺などは認めなかったため（図2a）、肺血栓塞栓症を疑い抗凝固療法を開始した。第3病日に肺血流シンチグラムを施行したところ、右上肺野にRI分布欠損が認められ（図2b）、肺血栓塞栓症と確診した。その後、下肢静脈造影検査を行ったところ、膝窩静脈から大腿静脈、外腸骨静脈にかけて多数の陰影欠損を認め（図2c）、下肢深部静脈血栓症による

肺血栓塞栓症と診断した。その後問題なく経過し、第27病日に独歩退院となった。

本症例は、心呼吸停止状態に陥ったものの救命できた貴重な症例である。長時間の座位をとっていた後に突然の呼吸困難を訴えた場合や原因不明の肺酸素化能の低下を認めた場合には、同症候群を必ず念頭に置くべき教訓的な症例であった。

いわゆるエコノミークラス症候群は、近年マスメディアに取り上げられ一般にもその病態が知られるようになった。航空機旅行中あるいは、その後に発症した深部静脈血栓症により引き起こされた肺血栓塞栓症が主病態である。エコノミークラス症候群という語彙は、エコノミークラスでしか発症しないという誤解を生じやすい。しかし、実際にはエコノミークラス以外の航空機利用者や、長距離のバス、列車などに乗車中や長距離の車の運転手にも認めることがある。発生機序としては、長時間狭い座席に座っていることにより下肢の血流停滞を来し、血栓形成が起こるとされている。さらに、飛行中の脱水やアルコールの摂取、機内での湿度が極めて低いことなどの要因が、血栓形成を助長するといわれている。最近では、飛行機内で深部静脈血栓症の予防のためのアナウンスが流されるようになった。実際の予防法としては、十分な水分摂取を行い、下肢のストレッチ体操や、歩く、立つなどの運動を時々行うことが重要となる。

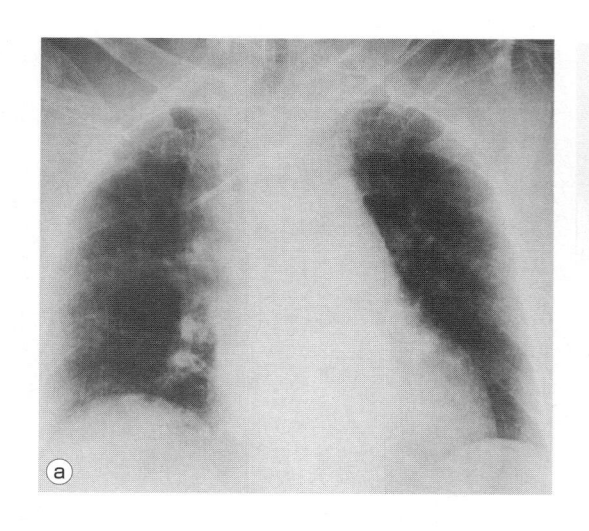

図2：飛行機旅行直後に肺血栓塞栓症を起こした症例
ⓐ 来院時の胸部レントゲン写真。肺炎などの異常陰影は認めない。
ⓑ 肺血流シンチグラム。右上肺野にRI分布の欠損が認められる。
ⓒ 右下肢の静脈造影検査。前脛骨静脈、膝窩静脈、大腿静脈、外腸骨静脈に多数の血栓を思わせる陰影欠損を認める。

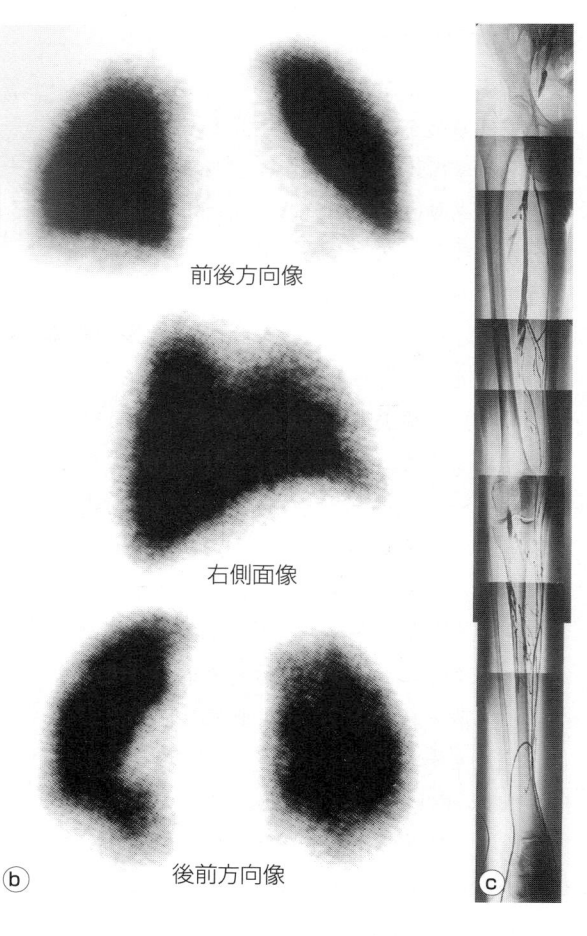

5 深部静脈血栓症と肺血栓塞栓症の治療

深部静脈血栓症、肺血栓塞栓症の治療については、救急領域の治療が外科、産婦人科など他の領域と大きく変わることはない。深部静脈血栓症は急性期でも、多くの症例は内科的保存療法が選択されることが多い。疼痛や下肢の腫脹などを認める急性期には、患肢を挙上して安静を保ち、血栓溶解、抗凝固療法を行う。

1）血栓溶解療法

血栓を溶解することにより、病態の改善が期待できる。しかし、出血傾向による合併症に留意する。投与の実際は、ウロキナーゼ6万–24万単位/dayを7日間行う。

2）抗凝固療法

急性期にさらなる血栓形成の予防を行う。初期は未分画ヘパリンにてコントロールを行う。活性化部分トロンボプラスチン時間で正常値の1.5倍程度の延長を目標とし、状態が安定していれば、同時にワルファリンの経口投与を行う。これは、ワルファリンの作用発現までには、数日を要するためである。ワルファリンは国際標準化比で1.5–2.5になるようにコントロールを行い、徐々に未分画ヘパリンからワルファリンへ移行する。

肺血栓塞栓症の多くは、肺酸素化能の低下を認めるため、初期の呼吸循環管理が重要となる。軽度の酸素化能の低下であれば、酸素投与のみで管理できる症例も少なくないが、中等–重症例では、気管挿管下に人工呼吸器を用いた呼吸管理が必要となる。同時に、上記の血栓溶解療法と抗凝固療法も行う。大きな血栓により換気血流の不均衡が生じている場合は、血栓の除去なくして呼吸不全は改善しないからである。また、再発する肺血栓塞栓症などに対しては、下大静脈フィルター留置を考慮する。

6 今後の展望

救急部では、外傷患者をはじめとして幅広い重症患者を扱う。これら重症患者の多くは、長期臥床を余儀なくされることが少なくない。そのため、深部静脈血栓症の予防に対しては、積極的に考えていかなければならない。救急部や救命センターでも、深部静脈血栓症を起こす危険度が高い、高齢者、肥満、長期臥床などの患者に対しては、抗凝固療法や弾性ストッキングの着用などを行うべきである。また、外傷領域での予防および対策については、いまだ研究が少ない領域である。今後は、深部静脈血栓症に対する予防や対策について、多施設間研究などを行い、さらなる検討を加える必要があると考えられる。

【参考文献】

1) Knudson MM, Lewis FR, Clinton A, et al. Prevention of venous thromboembolism in trauma patients. J Trauma 1994；37：480-7.
2) Kudsk KA, Fabian T, Baum S, et al. Silent deep venous thrombosis in immobilized multiple trauma patients. Am J Surg 1989；158：515-9.
3) Knudson MM, Collins JA, Goodman SB, et al. Thromboembolism following multiple trauma. J Trauma 1992；32：2-11.
4) Upchurch GR, Jr, Demling RH, Davies J, et al. Efficacy of subcutaneous heparin in prevention of venous thromboembolitic events in trauma patients. Am J Surg 1995；61：749-55.
5) Clagett GP, Reisch JS. Prevention of venous thromboembolism in general surgical patients：Results of a meta-analysis. Ann Surg 1988；208：227-40.
6) Gardner AMN, Fox RH. The venous pump of the human foot：preliminary report. Bristol Medico-Chirurgical J 1983；98：109-12.
7) Laverick MD, McGivern RC, Crone MD, et

al. A comparison of the effects of electrical calf muscle stimulation and the venous foot pump on venous blood flow in the lower leg. Phlebology 1990 ; 5 : 285-90.

8) Rogers FB, Shackford SR, Wilson J, et al. Prophylactic vena cava filter insertion in severely injured trauma patients : Indications and preliminary results. J Trauma 1993 ; 35 : 637-42.

6 心臓血管外科

■**安達秀雄**（自治医科大学附属大宮医療センター心臓血管外科）

> **要旨** 心臓血管外科の手術では術中にヘパリンが使用されることが多く、手術中の深部静脈血栓や肺動脈血栓の発生は皆無と考えられる。しかし、術後はヘパリンが中和され、出血の合併症を減少させる目的で新鮮凍結血漿や血小板が輸注されることもあり、長期臥床例には深部静脈血栓症や肺動脈血栓症が起こる危険性がある。一方、深部静脈血栓症や肺動脈血栓症は心臓血管外科の重要な治療対象疾患の一つである。致死的な肺動脈血栓症を救命するためには、経皮的心肺補助（PCPS：percutaneous cardiopulmonary support）を肺動脈血栓塞栓症の治療現場に広く導入することが必要であることを強調したい。

1 対象疾患とヘパリンの使用

　心臓血管外科手術の対象となる主な疾患は、①虚血性心疾患（狭心症、心筋梗塞など）、②心臓弁膜症、③先天性心疾患、④大動脈疾患、⑤末梢血管（動脈）疾患、⑥静脈疾患などである。心臓血管系の形態異常に伴って発生してくる重大な機能障害に対して、手術治療により形態の異常を修復し、機能障害を取り除いて健康を回復することが手術治療の目的である。手術治療では血流（血行）の遮断あるいは体外循環装置による血流の維持・供給が行われることが多いので、血液凝固を防止するために、術中にヘパリンが使用される[1]。体外循環使用中の血液凝固の発生は重大な動脈塞栓症を引き起こし、不可逆的な臓器虚血に至り、致死的となる。したがって血液凝固の発生防止には細心の注意が払われており、通常では心臓血管外科手術中の深部静脈血栓や肺動脈血栓の発生は皆無と考えられる。しかし、術後はヘパリンが中和され、出血の合併症を減少させる目的で新鮮凍結血漿や血小板が輸注されることがあり、また術後の回復期には血小板数が増加することもあり、深部静脈血栓症や肺血栓塞栓症が起こりうる。

　一方、深部静脈血栓症や肺血栓塞栓症は心臓血管外科の治療対象の一つでもある。本稿では次項で心臓血管外科手術後の肺血栓塞栓症の例を示す。さらに、致死的な肺血栓塞栓症を救命するためには経皮的心肺補助（percutaneous cardiopulmonary support：PCPS）を広く肺血栓塞栓症治療の現場に導入することが重要であることを強調したい[2]。

2 手術後の肺血栓塞栓症

　前述したように、術中の深部静脈血栓や肺栓塞栓の発生は、ヘパリンを使用した心臓血管外科手術では通常皆無と考えられる。しかし、術後には発生する可能性がある。特に、術後の臥床期間が長期にわたる場合には注意が必要である。最近は肥満例、高齢者例が増加しており、

心臓血管手術後といえども、深部静脈血栓症や肺血栓塞栓症を発生する危険性がある。

われわれが経験した症例は74歳の女性例で、身長147cm、体重58kgと肥満があった。径6cmの弓部大動脈瘤に対して、人工血管を用いた弓部大動脈全置換術、弓部3分枝再建術を実施した。手術中に濃厚赤血球、新鮮凍結血漿の輸血を行っている。術後第3病日目に人工呼吸器より離脱、術後第10病日目に集中治療室から一般病棟に転棟し、ベッド上でリハビリテーション中であった。

患者は術後第12病日目に突然ベッド上で呼吸困難となり、酸素10l/min投与にもかかわらず、PO_2 55.8mmHgと低下を認めた。同日、緊急造影CT検査を行ったところ、右肺動脈内に血栓を認め、肺血栓塞栓症と診断した（図1）。治療のために再挿管し、肺動脈造影検査を行うとともに、カテーテルによる肺動脈内血栓吸引治療および血栓溶解療法を実施した（図2）。治療により徐々に呼吸状態の改善がみられ、再挿管後第3病日に人工呼吸器から離脱した。その後は肺血栓塞栓症の予防のためにワルファリンを投与し、術後29日目にリハビリテーションのために転院した。

本例は術後ベッド上での臥床期間が長く、術後血小板数が上昇してきて血液凝固能が亢進した時期に一致して肺血栓塞栓症が発生した例であった。本例での肺血栓塞栓症発生時の血小板数は41万であった。本例以外にも、今後も心臓血管手術後に肺血栓塞栓症が発生する可能性があり、早期の離床を促進するとともに、肥満や血小板数増加、長期臥床などのあるハイリスク例に対しては、弾性ストッキングの着用や間欠的空気圧迫装置に加えて、ヘパリンや早期のワルファリン投与を考慮する必要があろう。

3 PCPSを用いた重症肺血栓塞栓症の治療

重症肺血栓塞栓症では、急性右心不全、肺血流の著明な減少による心拍出量の低下、低血圧、低酸素血症、さらに引き続き発生する心肺停止という致死的なコースをたどることがまれではない。この経過が急激なことが重症肺血栓塞栓症の特徴であるので、心肺停止に陥る前に適切な対処がなされないと救命できない。心臓マッサージや通常の人工呼吸器管理では、重症肺血栓塞栓症の救命は困難である。重症肺血栓塞栓症に対するもっとも確実な対処方法は、経皮的心肺補助（PCPS）の導入である。

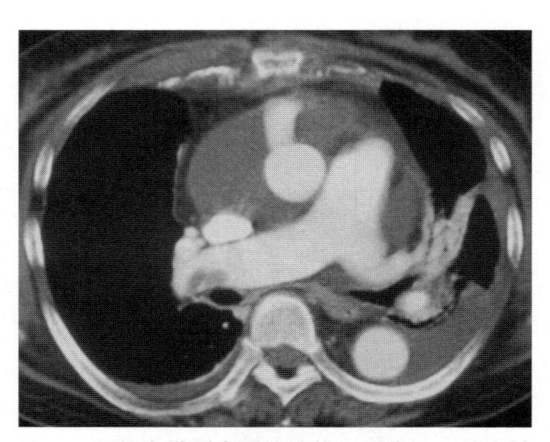

図1：弓部大動脈全置換術後に発生した肺血栓塞栓症の造影CT所見

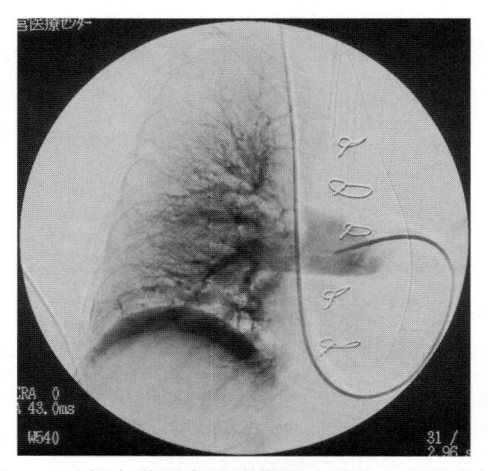

図2：弓部大動脈全置換術後に発生した肺血栓塞栓症の肺動脈造影所見

PCPSは心臓血管外科のみならず、循環器内科や救急医療の現場で広く使われている装置である。大腿静脈にカニューレを挿入して静脈血を膜型肺に導き（脱血）、酸素化して大腿動脈に挿入したカニューレから動脈血として送る（送血）装置である（図3）[2]。心臓血管外科領域での使用経験は長く、当初は心臓手術後の補助装置として、20年以上前から使用されていた[3]。ここ10年ほどで装置の改良が進み、すべてヘパリン化された回路があらかじめキットとして準備され、5-10分程度の準備で補助循環の開始が可能となったことから、広く使用されている[4]（図4）。右房から脱血して大腿動脈に送血するというPCPSによる循環補助は、肺動脈の広範囲な血栓閉塞による急性右心不全に対しては誠に理にかなった方法であり、実際にその効果も著しい[5]。

　大宮医療センターでは、最近の7年間にショック、循環虚脱となった重症肺血栓塞栓症の9例に対してPCPSを使用し、6例を救命した[6]。対象となった9例はいずれも広範囲肺血栓塞栓症のためにショックあるいは心肺停止状態となった患者で、通常の蘇生方法では救命が困難と考えられた。PCPSは4例が集中治療室で、他の4例がカテーテル検査室で、残りの1例が手術室で導入された。PCPSによる循環動態、臓器虚血の改善後、4例は緊急に手術室に移送して、胸骨正中切開手術によって肺動脈内の血栓を除去し、残りの5例に対しては肺動脈内血栓溶解療法を実施した。手術治療の4例中、1例は出血のために死亡したが、3例は生存して退院した。血栓溶解療法を行った5例中、2例は心不全が遷延してPCPSから離脱できずに死亡したが、3例は回復して退院した。

　他の施設からの報告でも、PCPSの導入と、それに引き続く手術治療の成績は比較的良好である。佐賀県立病院好生館では、心肺蘇生が困難であった6例の重症肺血栓塞栓症に対してPCPSを導入し、このうちの3例に対して外科的血栓摘除術を行い、3例ともに救命している[7]。

　重症肺血栓塞栓症に対しては、期を逸することなく、心肺停止に陥る前に積極的にPCPSを

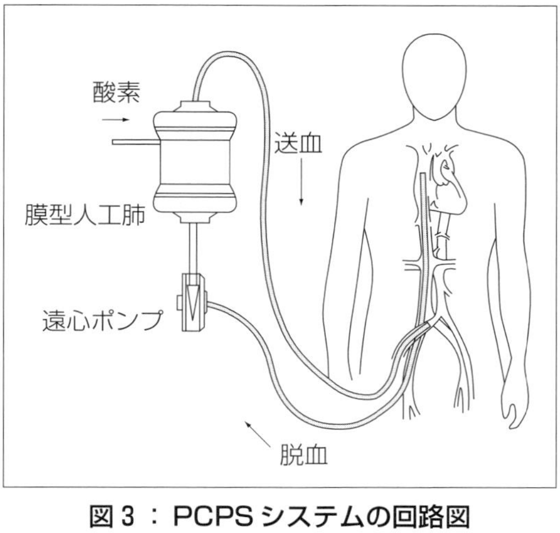

図3：PCPSシステムの回路図

システムは右房まで挿入した脱血カニューレ、遠心ポンプ、膜型人工肺、大腿動脈に挿入した送血カニューレなどから構成されている。
（村田聖一郎．経皮的心肺補助—PCPS—．井野隆史、安達秀雄編．最新体外循環．東京：金原出版；1997．p.275より引用）

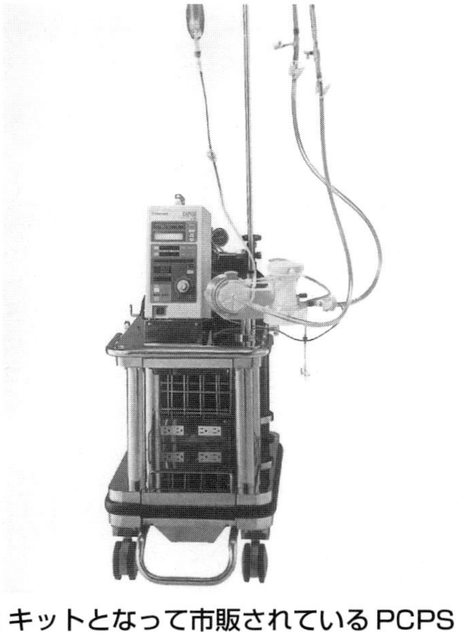

図4：キットとなって市販されているPCPSシステムの概観

PCPSシステムのキットは数社から市販されている。

導入し、循環動態の改善、すなわち脳や心臓などの重要臓器虚血の改善を得ることが肝要である。PCPS装置は改良されていて、使用は簡便となっており、大腿動脈および大腿静脈が穿刺で確保できれば、5-10分後には補助循環の開始が可能である。ただし、PCPSをみたことのない医療担当者にとっては、その有用性を理解することは困難かもしれない。今重要なことは、重症肺血栓塞栓症に遭遇する機会のある医療担当者に対して、PCPSの有用性と簡便な使用方法を啓蒙することであろう。PCPS導入によって、かなりの数の重症肺血栓塞栓症患者を救命することができると考えられるからである。

【参考文献】

1) 百瀬直樹．人工心肺システムと体外循環の実際．井野隆史，安達秀雄編．最新体外循環．第2版．東京：金原出版，2003；p.106.
2) 川人宏次：経皮的心肺補助—PCPS—．井野隆史，安達秀雄編．最新体外循環．第2版．東京：金原出版；2003．p.270.
3) 井野隆史，八代 淳，安達秀雄ほか．長時間V-Aバイパスにより救命できた開心術後の重症循環不全の3症例．胸部外科 1980；33：899-904.
4) 村田聖一郎，井野隆史，安達秀雄ほか：新しいヘパリン化経皮的心肺補助システムの開発と長期循環補助の可能性．人工臓器 1996；25：566-70.
5) 村田聖一郎，安達秀雄，川人宏次ほか：抗血栓性経皮的心肺補助により救命し得た広範囲肺動脈塞栓症の1手術例．日胸外会誌 1997；45：1159-64.
6) 美島利昭，川人宏次，村田聖一郎ほか．PCPSを用いた重症肺動脈塞栓症の治療経験．日血管外会誌 2003；12：290.
7) 内藤光三，樗木 等，柚木純二ほか：肺動脈血栓塞栓症の治療—特にPCPSの有用性について—．日血管外会誌 2003；12：290.

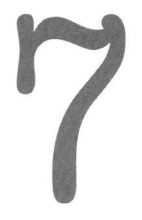

7 深部静脈血栓症を有する患者の周術期管理

■土井　修（静岡県立総合病院循環器科）

要旨

術後の深部静脈血栓症の頻度に関しては数多く報告されているが、術前の頻度は整形外科領域で報告が散見される程度である。しかしながら術後に深部静脈血栓症を発生する危険率の高い患者は術前から深部静脈血栓症を有する確立は高いと推測される。したがって術前より、深部静脈血栓症を念頭に置いたベッドサイドでの注意深い観察が必要である。また必要に応じて手軽な静脈エコーを行うべきであろう。危険性の高い患者すべてをエコーでスクリーニングするかどうかは意見の分かれるところである。治療としては血栓の存在する範囲、手術による出血の危険性、緊急性、機械的圧迫解除による肺血栓塞栓症の危険性などを十分に考慮し抗凝固療法かフィルター留置術かの選択になる。外科医と深部静脈血栓症治療科との徹底的な検討が必要であろう。一時フィルターの使用が可能となり、従来ほどフィルター留置に抵抗はなくなってきているが、いまだ経験を重ねて解決しなければならない問題が少なからずある。

1 はじめに

周術期の深部静脈血栓症の発生頻度は欧米と比べ本邦では少ないとされてきたが、生活習慣の欧米化、関心度の高まりや診断精度の向上に伴い、決してまれな疾患ではないと認識されてきている。深部静脈血栓症は放置すると致命的な肺血栓塞栓症を発症することがあり適切な予防と治療が必須である。術後の予防に関しては本邦では諸家の努力により平成16年2月にガイドラインが提示されたばかりであり、いまだ各病院または各科で独自の方法で行っているのが実情であろう。したがって術前の深部静脈血栓症を有する患者の管理に関しては、さらにケースバイケースで治療されている。

2 頻度

術後における深部静脈血栓症の発生頻度の報告は多数あるが、術前に検討された報告は少なく整形外科領域で散見されるのみである。Hefleyらは大腿骨骨折で入院した133例に入院時に静脈造影を行って検討した。13例（10％）の患者に深部静脈血栓症を認め、骨折後2日以内に入院した122例では7例（6％）のみであったが入院が遅れた11例では6例（55％）と高率に認めた[1]。またZahnらも大腿骨骨折後48時間以上経過した患者21例中13例（62％）に深部静脈血栓症を静脈造影にて認めている[2]。本邦でも平岡らは大腿骨骨折103症例において静脈エコーでスクリーニングを行い10例（9.7％）に深部静脈血栓症を認めている。うち2例のみに下肢の腫脹を認めた。観察時期は陽性群で発

症後平均15.4日、非陽性群で11.5日であった[3]。これらの報告からわかるように欧米と比べて頻度は低いもののやはり術前に深部静脈血栓症が存在することがあり特に受傷後時間が経っている症例では要注意である。

3 診 断

術前の深部静脈血栓症発症の危険因子は術後の危険因子とほぼ同様と考えてよい。高齢、長期の臥床、肥満、悪性腫瘍、大腿骨骨折、特に受傷後時間の経っているもの、婦人科の骨盤腔内腫瘍、3-6カ月以内の深部静脈血栓症、肺血栓塞栓症の既往などであろう[4]。このような患者においては深部静脈血栓症の可能性を念頭におきながら管理することが大切である。ベッドサイドで下肢の腫脹、発赤、疼痛に注意する。存在が疑われたらまず行う検査は静脈エコーであろう。静脈エコーは簡便でありかつ診断感度が高いので有用である。鼠径部と膝窩部で静脈血流（カラードプラー）や血栓の有無を検索する。静脈血流が見えない場合やはっきりしない場合には血栓が充満している可能性が高い。静脈内にやや高輝度エコーの血栓を認めることもある。血流がある場合は軽く圧迫して静脈が消失すれば深部静脈血栓症の存在は否定的である。その他、呼気止め法、ミルキング法などがある[5]。D-ダイマーの上昇の有無も補助診断法として有用である。深部静脈血栓症の存在が疑われた場合には造影CTやMRIで血栓量や血栓の存在範囲を同定する。確定診断のためには静脈造影を行う必要がある。肺血栓塞栓症の症状がない場合も肺血流シンチグラフィーは治療方針の決定のうえで有用である。

深部静脈血栓症のスクリーニングとして簡便な静脈エコーは有用であるので、術前に高リスク群、例えば大腿骨骨折の患者すべてに行っている施設もある[3]。術前から術後の肺血栓塞栓症を予防するという意味では意義のあることかもしれない。筆者らの施設では、いまだ下肢の腫脹など何らかの症状が出現した場合にのみ静脈エコーを行っているのが実情であり、今後検討していかなければならない課題であろう。

4 症例提示

術前に深部静脈血栓症を認めた場合の治療はケースバイケースで行われているのが実情であろう。そこで筆者らが経験した症例を提示しながら、治療法を考えたい。

● 症例1（52歳・女性）

平成14年9月5日に巨大卵巣癌にて婦人科へ入院した。重症筋無力症や関節リウマチなどの基礎疾患があるため化学療法が施行されていたが、腫瘍の増大傾向があるため摘出術が予定された。しかしながら11月14日頃より左下肢の腫脹と疼痛が出現、深部静脈血栓症を疑われ当科に紹介された。健常側の右大腿静脈エコーを図1に示す。大腿動脈（A）の下に大腿静脈（V）の血流エコーが明瞭に見える。プローブで圧迫すると（図1b）大腿静脈（V）血流は減少した。一方患側の左大腿静脈では静脈血流が描出されず（図2a）また圧迫によっても径はあまり変化しなかった（図2b）。造影CTでは巨大卵巣癌を認め静脈が圧排され外腸骨静脈内に血栓を認めた（図3）。深部静脈血栓症と診断し未分画ヘパリンを開始するとともに11月18日に永久下大静脈フィルター（Greenfieldフィルター，Boston社製）を腎静脈下に挿入した（図4）。卵巣癌の摘出後、静脈還流が改善したときに血栓が浮遊し肺血栓塞栓症を起こす危険性があると考えたからである。11月20日に合併症なく手術は終了した。術後2週間目よりワルファリンコントロールを行い順調に経過している。

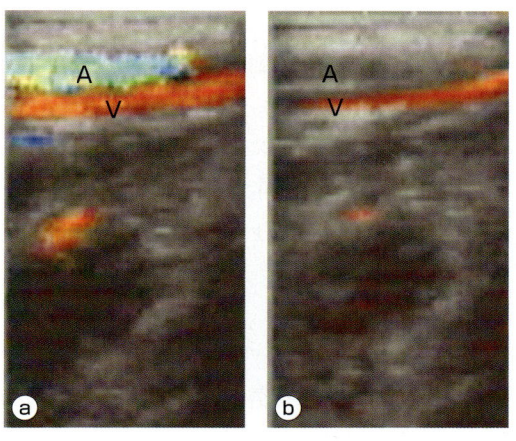

図1：症例1の健側右大腿静脈のエコー図
ⓐで大腿動脈（A）の下にあった大腿静脈（V）を明瞭に認める。ⓑでは圧迫により静脈血流エコーが減少している。

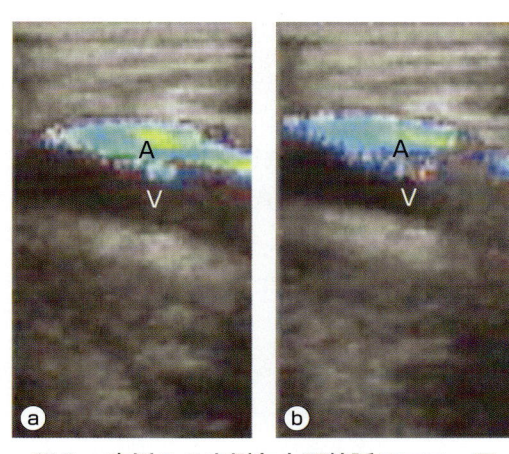

図2：症例1の病側左大腿静脈のエコー図
ⓐで大腿動脈（A）の下に大腿静脈（V）の血流を認めない。また圧迫によっても径はあまり変化しない。

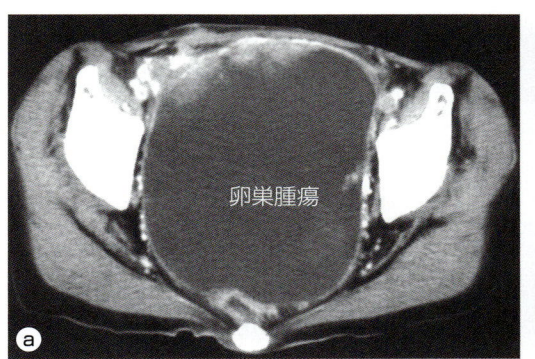

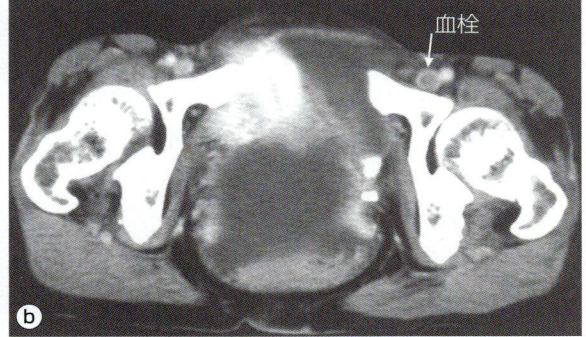

図3：症例1の骨盤腔CT
巨大卵巣癌を認めⓑでは外腸骨静脈内に血栓を認める。

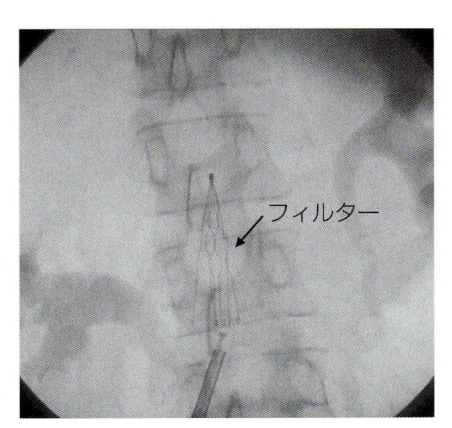

図4：症例1のフィルター留置後
Greenfieldフィルターを留置したところ。

● **症例2（75歳・男性）**

平成14年7月26日に食道癌にて外科に入院した。食事摂取が十分でないため右大腿静脈より中心静脈栄養がなされていたが8月5日にカテーテルから輸液が漏れるために抜去した。翌日より発熱と右下肢の腫脹を認めるようになり、血栓性静脈炎を疑い当科に紹介された。静脈エコーと造影CTにて腸骨静脈に血栓を認めたため未分画ヘパリンを開始した。8月11日に急に不穏状態となり血圧低下、酸素飽和度の低下を来した。肺血栓塞栓症を疑い肺シンチグラフィーを施行したが明らかな肺血栓塞栓症の所見はなかった。8月20日に静脈内血栓が消失せ

ずかつ手術の規模と時期や周術期の肺血栓塞栓症の危険性を考慮し永久型下大静脈フィルター（Greenfieldフィルター，Boston社製）を挿入した。9月4日に右開胸開腹食道全剔術ならびに喉頭剔出術が施行された。術後3日目よりヘパリン再開し15日目よりワルファリンを開始した。合併症なく順調に経過した。

5 治療

術前に深部静脈血栓症を来した患者の治療に当たっては抗凝固療法の可否、深部静脈血栓症の範囲や成因、手術の緊急度などを十分に考慮する必要がある。

a．抗凝固療法が可能か

消化器系癌で現在出血していたり、大腿骨骨折で大腿血腫を来している場合などは抗凝固療法は相対的禁忌である。手術時の出血合併症の危険性も考慮する。

b．静脈血栓の範囲

血栓が大腿静脈より近位部に波及していると肺血栓塞栓症発症の危険性が高くなる。反対に血栓が下腿に限局している場合は重篤な肺血栓塞栓症は起こしにくいとはいわれている。しかし大腿静脈への進展もみられるので、注意して経過を追う必要があるといわれている[6]。

c．静脈血栓の成因

上述の卵巣癌のように骨盤腔内の腫瘍で静脈系が機械的に圧迫されて深部静脈血栓症を来している場合、術後に血栓が浮遊して肺血栓塞栓症を生じる可能性が高い。

アンチトロンビンⅢ、プロテインC、プロテインS欠損、ないし低下症などの凝固異常がある場合には抗凝固療法を厳重に行わないと再発することがある。

d．手術の緊急度

緊急に手術を行う必要があり抗凝固療法を十分行うことができないことがある。

e．その他

疾患自体の予後や肺血栓塞栓症、深部静脈血栓症の既往の有無など。

以上のことを総合的に考えて治療方針を決定するべきである。基本的には抗凝固療法のみでいくか下大静脈フィルターを挿入するかという選択になると思う。

1）抗凝固療法

血栓の範囲が下腿に限局しており原疾患自体が抗凝固療法の禁忌とならない場合には抗凝固療法のみを行う。大腿部まで血栓が及んでいる症例も肺シンチグラフィーで肺血栓塞栓症を認めない場合は抗凝固療法を強力に行ってから手術に踏み切るのも一法だと考えるが一定した見解はない。通常未分画ヘパリンあるいは低分子量ヘパリンを用い活性化部分トロンボプラスチン時間を2-3倍になるようにコントロールする。低分子量ヘパリンのほうが投与量を体重により決定することができ、またヘパリン起因性血小板減少症の発生頻度が低いといわれている[7]。2-3週間投与した後血栓の分布範囲を観察し安定あるいは減少していれば手術に踏み切る。手術時ヘパリンを中止する必要がある場合には通常の未分画ヘパリンの場合は約6時間前に、低分子量ヘパリンの場合は半減期が長いので1日前に中止する。術後止血が確認されれば可及的速やかに再開する。経口が可能になれば徐々にヘパリンをワルファリンに変更していく。国際標準化比を2.0-2.5くらいにコントロールし3-6カ月投与する。

2）下大静脈フィルター留置

下大静脈フィルターの適応は抗凝固療法が禁忌である症例、大腿部より近位部に血栓が波及している症例、大腿部に血栓は限局しているが肺血栓塞栓症が肺シンチグラフィーで疑われる症例、機械的圧迫により血栓形成があり術後肺

血栓塞栓症の恐れがある症例などである。通常内頸静脈から挿入し腎静脈下の下大静脈に留置する。しかしながら腎静脈下の下大静脈にも血栓が存在する場合や非常にまれではあるが左右総腸骨静脈が腎静脈の上で合流している場合にはやむをえず腎静脈上に留置することもある。

下大静脈フィルターの種類には従来用いられてきた永久型、一時留置型、回収可能型の3種類の使用が可能である。

a．永久型フィルター（図5）

代表的なものはGreenfield IVCフィルター（Boston社製）である（図5）。長年使用されており使いやすいフィルターであるが永久に留置することになる。急性期の肺血栓塞栓症の予防効果はあるが、長期的には抗凝固療法を続けないと深部静脈血栓症の再発率が高いという報告が海外よりある[8)9)]。確実に肺血栓塞栓症を予防したい患者や術後の長期的予後が悪い患者な

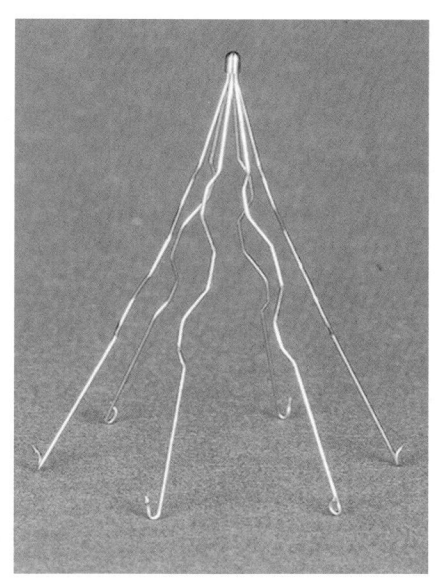

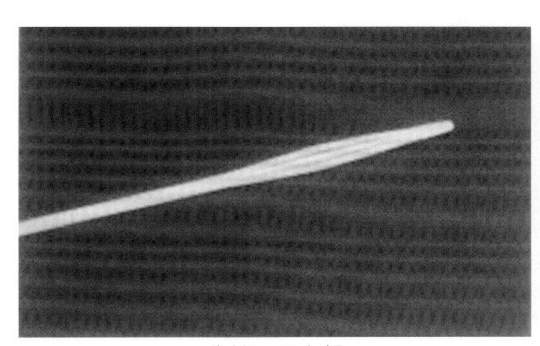

図5：永久型フィルター
（Greenfieldフィルター，Boston社製）

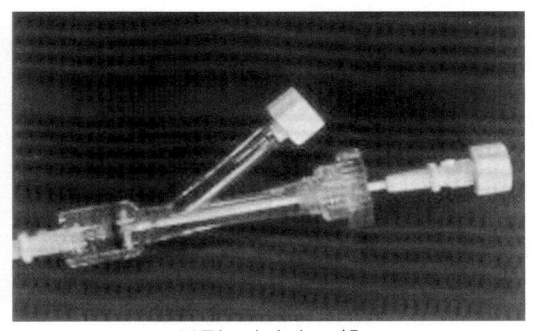

先端　閉塞部　　　　　　　　Y型コネクター部

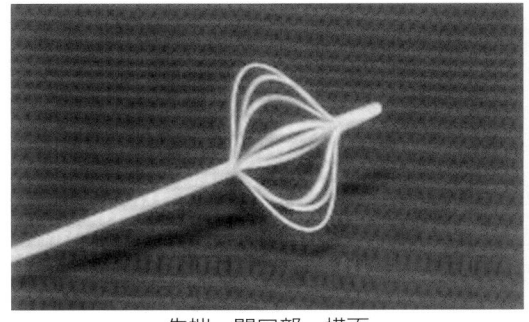

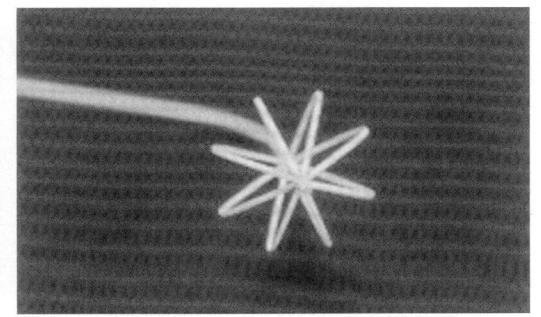

先端　開口部　横面　　　　　先端　開口部　正面

図6：一時留置型フィルター
（ニューハウスProtect，東レ社製）

どではよい適応となる。

b．一時留置型フィルター（図6）

カテーテルの先端にフィルターが付いたもので2週間くらいまでなら留置可能である。代表的なものにニューハウスProtect（東レ社製）がある。問題点は血栓を多量に補足すると抜去時に肺血栓塞栓症を生じたり抜去困難になったりする可能性があることである。また長時間留置するために感染や移動する危険性がある[10]。

c．回収可能型フィルター（図7）

フィルターの先端にフックが付いておりワイヤーループカテーテルで抜去することができる（留置10日以内：Cook社）。回収する必要がない場合あるいはできない場合には永久フィルターとして利用することができる。ギュンターチューリップ下大静脈MR-eyeフィルター（Cook社製）が平成12年12月より保険適用となっている。やはり問題点としてはまず回収する際に血栓を補足していることがあり、血栓溶解療法を追加する必要があることである。1×2cm以下の大きさになれば抜去可能であるといわれている。石倉らは17例留置し回収を試みた9例中8例で回収することができたと報告している。回収ができなかった症例では先端のフックが下大静脈壁に接していたとのことである[11]。さらに永久型として使用した場合に従来の永久型と同等の働きをするかどうかなど解決されなければならない問題もある。

どのフィルターを使用するかは施設の経験にもよるが、一時型ないしは回収可能型フィルターの出現はフィルターに対する閾値を低下させたといえる。それぞれの利点や問題点をよく吟味し患者に適したフィルターを挿入すべきであろう。

6 まとめ

深部静脈血栓症を有する患者の周術期の管理に関する定まった見解はいまだ存在しない。本稿では当施設で経験した症例を紹介し文献的考察を加えながら総説した。手術をする外科医と管理する科の医師が、症例の状態、手術時の抗凝固療法による出血の危険性など詳細に検討して治療方針を決定すべきであると考える。

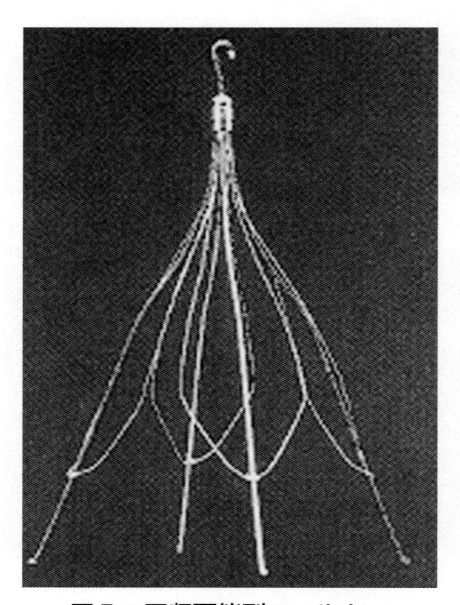

図7：回収可能型フィルター
(Günter Tulip MR-eyeフィルター，Cook社製)

【参考文献】

1) Hefley WF, Nelson CL, Puskarich-May. Effect of delayed admission to the hospital on the preoperative prevalence of deep-vein thrombosis associated with fractures about the hip. J Bone Joint Surg 1996；78-A：581-3.

2) Zahn HR, Skinner JA, Porteous MJ. The preoperative prevalence of deep vein thrombosis in patients with femoral neck fractures and delayed operation. Injury 1999；30：605-7.

3) 平岡直人，浜口富弥，青木俊和ほか．大腿骨骨折患者における深部静脈血栓症の発症率に関する検討―術前超音波検査によるスクリーニングの有用性―．Ther Res 2002；23：653-5.

4) Kaboli P, Henderson MC, White RH. DVT prophylaxis and anticoagulation in the surgical patient. Med Clin North Am 2003；87：77-110.

5) 佐藤 洋. 下肢静脈のとり方―深部静脈血栓症の診断―. 心エコー 2001；2：280-7.

6) Lecleric JR. Natural history of venous thromboembolism. In： Lecleric JR editor Venous Thromboembolic Disorders Lea & Fabiger, 1994；p.166-75.

7) Weitz JI. Low-molecular-heparins. N Engl J Med 1977；337：688-97.

8) Decousus H, Leizorovicz A, Parent F, et al. A clinical trial of vena caval filters in the prevention of pulmonary embolism in patients with proximal deep-vein thrombosis. N Engl J Med 1998；338：409-15.

9) Haire WD. Editorial；Vena caval fiters for the prevention of pulmonary embolism. N Engl J Med 1998；338：463-4.

10) 山田典一，藤岡博文，矢津卓宏ほか. わが国における一時型フィルターの使用状況. Ther Res 2001；22：1439-41.

11) 石倉健，山田典一，太田雅弘ほか. 肺血栓塞栓症予防における回収可能型下大静脈フィルターの使用経験. J Cardiol 2002；40：267-73.

8 各施設での取り組み

■小西るり子、瀬尾憲正（自治医科大学麻酔科学・集中治療医学講座）……【8-1 大学附属病院において】
■神原紀子（大阪府立成人病センター麻酔科）………………………………【8-2 一般病院において】

【 8-1 ● 大学附属病院において 】

要旨
大学附属病院では高度先進医療の推進が重要な目標であり、各科の独自性が尊重され、横断的なコンセンサスがとり難い状況があるが、病院全体として医療安全対策の一環として取り組む必要がある。自治医科大学附属大宮医療センターでは麻酔科が提唱した「術後肺血栓塞栓症予防に関する指示書」を各診療科が用いて術後肺血栓塞栓症の発生率を低下させている。一方、自治医科大学附属病院では、独自の基準で行っていた各診療科が情報を交換することで診療科間の予防対策の差を少なくさせている。2004年2月に肺血栓塞栓症/深部静脈血栓症（静脈血栓塞栓症）予防ガイドライン作成委員会により『肺血栓塞栓症/深部静脈血栓症（静脈血栓塞栓症）予防ガイドライン（ダイジェスト版）』が上梓され、また2004年4月より予防法措置に対する保険適用が開始されることから、わが国の肺血栓塞栓症・深部静脈血栓症の対策は新たな時代に入ったといえる。今後は肺血栓塞栓症・深部静脈血栓症のスクリーニング、早期診断、早期治療などのガイドラインの検討が大学附属病院においても必要である。

1 はじめに

静脈血栓塞栓症（深部静脈血栓症および肺血栓塞栓症）は、これまで本邦では少ないとされてきた。しかし、近年、人口の高齢化、食生活の欧米化、生活習慣病の増加、検査機器の進歩などにより、増加している。

大学附属病院では高度先進医療の推進が重要な目標であり、各科の独自性が尊重され、横断的なコンセンサスがとり難い状況がある。しかし、静脈血栓塞栓症はあらゆる診療科であらゆる時期に発生し、適切な予防法を実施することで発生率を下げることができることから、大学附属病院においても病院全体として医療安全対策の一環として取り組む必要がある。

2 現在の取り組み

1）自治医科大学附属大宮医療センターにおける取り組み

自治医科大学附属大宮医療センターは、2003年1月現在、外科系では一般・消化器・呼吸器外科、心臓血管外科、脳神経外科、整形外科、泌尿器外科、耳鼻咽喉科、眼科、婦人科、皮膚科、歯科口腔外科を有する、病床数408床の地域中核病院である。2001年度の年間手術数は約3,398件（うち約8割は麻酔科管理症例）

術後肺塞栓予防に関する指示書

指示医師名（_____ PB：7-_____）

1. 患者氏名 ： _____ 年齢：_____ 歳　　性別：□男，□女
2. 開始時期 ： 平成 _____ 年 _____ 月 _____ 日より
3. 術中処置
   - □ ①ヘパリン　2.5ml（2,500IU）s.c.
   - □ ②間欠的空気圧迫装置
   - □ ③弾性ストッキング
   - □ その他（　　　　　　　　　　　　　　　　　　　　　　　　　　　　　　）

4. 術後指示
   - □ ①ヘパリン　2.5ml（2,500IU）s.c.　術後から歩行開始まで
   - □ ②間欠的空気圧迫装置
   - □ ③弾性ストッキング
   - □ ④血栓予防薬の投与
     （□バファリン錠剤1T×，□ワルファリン _____ mg/day）
   - □ その他（　　　　　　　　　　　　　　　　　　　　　　　　　　　　　　）

5. 参　考

   術後肺塞栓予防処置の対象患者ならびにそれぞれに対する推奨

   (1) 一般外科、婦人科、泌尿器科、胸部外科（術中にヘパリンを使用する手術を除く）
   - ・40歳以上で癌に対する手術を行う場合
   - ・60歳以上で疾患にかかわりなく手術時間が1時間以上に及ぶ場合
   - ・術前に血栓傾向ないし深部静脈血栓症の既往が認められる場合
     ⇒上記の術中処置①&②&③＋術後指示①

   (2) 整形外科
   - ・術後安静が2日以上必要な場合
   - ・大腿骨骨折に対する骨頭置換術ないし関節置換術を行う場合
   - ・術前に血栓傾向ないし深部静脈血栓症の既往が認められる場合
     ⇒上記の術中処置①&②&③＋術後指示①

   (3) 脳神経外科
   - ・術後床上安静が2日以上必要な場合
   - ・術前に血栓傾向ないし深部静脈血栓症の既往が認められる場合
     ⇒上記の術中処置②&③（開頭術では術後ヘパリン投与の安全性は確立されていない）

   (4) 心臓血管外科
   - ・術後床上安静が2日以上必要な場合
   - ・術前に血栓傾向ないし深部静脈血栓症の既往が認められる場合
     ⇒上記の術中処置③&④
     （術中ヘパリン使用症例では術後ヘパリン投与は原則として行わない）
     （術後の抗血栓薬の投与④は術前投与薬にあわせて調節する）

   参考文献：Prevention of venous thromboembolism, International Angiology, 16, 1997など
   参考事項：周術期に予防処置を行わなかった場合の致死的肺塞栓症の発生率
   - ・一般外科手術　　　　　0.87%
   - ・予定股関節手術　　　　1.65%
   - ・大腿骨頚部骨折　　　　4.0%　→　入院直後から予防処置を始めるべき

自治医科大学附属大宮医療センター麻酔科　内線○○○○、○○○○

表1：術後肺塞栓症予防に関する指示書

である。

1998年に数例の術後の肺血栓塞栓症が発生したことから、1999年4月より麻酔科が中心となり、「周術期静脈血栓塞栓症の予防対策」への取り組みが開始された。具体的には、「術後肺血栓塞栓症予防に関する指示書」（表1）を用いて院内統一した予防対策を実践している。

術後肺血栓塞栓症予防に関する指示書を統一することで、麻酔科医、主治医、看護師、放射線技師や臨床工学士などのコメディカルが肺血栓塞栓症の予防対策について共通の認識をもつことを図った。

その指示書では、各診療科ごとにリスク患者を規定し、リスク患者に対しては禁忌でないかぎり未分画ヘパリンを術中から歩行開始まで積極的に用いた。ただし未分画ヘパリンの投与量は欧米での推奨量の半量とした。

統一指示書による術後肺血栓塞栓症予防法の効果について、1996年1月から2003年6月の麻酔科管理手術症例（11,153例）を対象に検討した。非予防対策症例5,672例では重症肺血栓塞栓症の発症例は8例（発生率0.141％、死亡率0.035％）、統一指示書による予防対策を行った症例5,481例のうち重症肺血栓塞栓症の発症例は1例（発生率0.018％、死亡率0％）、統一指示書により有意に発症率が低下した（$p=0.0225$）（表2）。また開腹術（4,321例）において術後止血による再開腹率は、非予防対策症例0.44％（10例/2,738例）、予防対策症例0.37％（6例/1,583例）で両群に有意差がなかった。未分画ヘパリン投与期間は1.67日、弾性ストッキング着用期間は3.18日、硬膜外チューブ抜去時期は術後1.28日であった。予防法の合併症は、間欠的空気圧迫装置によると考えられる下腿部発赤1例、弾性ストッキングによると考えられる下腿掻痒感3例であった。

この検討結果から、術中より歩行開始までの低用量未分画ヘパリン（5,000単位/day）を主体とする統一肺血栓塞栓症指示書による予防は有効で安全であると考えられた。ただし、未分画ヘパリン投与中に硬膜外チューブ抜去が行われており、硬膜外チューブ抜去に伴う硬膜外血管損傷による硬膜外血腫の発生の恐れがあることが判明した。そのため、硬膜外血腫を予防するためには、硬膜外カテーテル抜去時期を未分画ヘパリンの効果が少ない時期（投与後3-4時間または投与前1-2時間）に限定する指示を指示書に追加する必要があると考えられた[1)2)]。

2）自治医大附属病院での取り組み

2002年までは、附属病院での周術期肺血栓塞栓症への取り組みは外科系診療科それぞれで行われていた。消化器一般外科では、未分画ヘパリンの投与は術後出血の恐れがあるとして投与を控え、弾性ストッキングや間欠的空気圧迫装置を主体としていた[3)]。一方、産婦人科は妊婦の肺血栓塞栓症の死亡例を契機に産科領域での深部静脈血栓症に対する臨床研究が進められた。一般妊婦や妊娠中毒症妊婦に対する妊娠中、分娩中、産褥期の血液凝固能や帝王切開前後の血液凝固能の解析を行い、それぞれに対して予防対策が行われていた[4)]。高リスク患者での経

表2：統一指示書による予防効果

予防対策	総麻酔科管理症例数	PTE数（死亡数）	発症率（％）	死亡率（％）
（＋）	5,481	1 (0)	0.018 ┐*	0
（－）	5,672	8 (2)	0.141 ┘	0.035
合計	11,153	9 (2)	0.081	0.018

PTE：肺血栓塞栓症　＊$p=0.0225$

腟分娩や、すべての帝王切開術後には未分画ヘパリンの投与が積極的に行われていた。婦人科手術においても、中等度以上のリスク患者に対して弾性ストッキング、間欠的空気圧迫装置、低用量未分画ヘパリン投与が行われていた。また、リスク患者に対しては、術前に下肢静脈エコーなどによる深部血栓症のスクリーニングも積極的に行われていた。

2002年6月外科患者に重篤な肺血栓塞栓症が発症したことから、外科系診療科、循環器内科、放射線科、看護部、麻酔科、集中治療部など関連部署が集まり、周術期肺血栓塞栓症の予防対策について、病院全体として初めての検討が行われた。予防対策は各診療科間でばらつきがあり、今後情報の交換を図ることとした（表3）。

その後、消化器一般外科ではクリニカルパスの導入とともに診療マニュアルの作成が行われた。その中で合併症・併発症対策として「深部静脈血栓症・肺血栓塞栓症予防マニュアル」が作成された（表4）。麻酔科では、2002年4月より一部の手術患者を対象として、麻酔科外来でスタッフによる術前診察が開始された。その術前診察においてパンフレットによる患者への深部静脈血栓症および肺血栓塞栓症に対する予防対策の啓蒙運動、患者個人のリスク分類と予防法についての説明、診療録への術前診察内容の記載にリスク分類の記入を行っている（図1，表5、6）[2]。

2003年7月、院内医療安全対策委員会が中心となり、各診療科の予防についての現状調査と委員会から麻酔科のリスク分類に準じた予防対策試案の提案を行った。

2003年11月と2004年2月に予防対策を行っていた患者2名に肺血栓塞栓症が発生した。1名は術前エコー検査およびCT検査で骨盤部の深部静脈血栓が発見され、術前に一時下大静脈フィルターの挿入を受けた婦人科患者であった。一時下大静脈フィルターの挿入当夜、呼吸困難とともに心停止を来した。心肺蘇生術を行いながら経皮的心肺補助装置を装着し、救命することができた。別の1例は、開腹術を受けた成人患者で、術中は弾性ストッキングの着用と間欠的空気圧迫装置の装着、術後は未分画ヘパリンの投与を受けていた。上肢の点滴刺入部の痛みのため術翌日の早期離床が1日延期し、第2病日の歩行開始時に呼吸困難、チアノーゼ、経皮的酸素飽和度の低下を認めた。血圧、心電図は正常、心臓エコー検査では右心負荷所見を認めなかったが、肺血流シンチで血流欠損を認め、肺血栓塞栓症と診断した。未分画ヘパリン15,000単位/dayの持続投与と酸素投与、および永久下大静脈フィルターを挿入し、症状は軽快した。

これらの2症例は肺血栓塞栓症・深部静脈血

表3：自治医大附属病院での予防法の実施状況

	術前	術中			術後		
	エコー検査	ストッキング	間欠的圧迫法	ヘパリン	ストッキング	間欠的圧迫法	ヘパリン
婦人科	(＋)[1]	(＋)	(＋)	(＋)	(＋)	(－)	(＋)
産科	(＋)[1]	(＋)	(－)	(－)	(＋)	(－)	(＋)
消化器外科	(－)	(＋)	(＋)	(－)	(＋)	(＋)[1]	(±)[2]
胸部外科	(－)	(＋)[3]	(＋)	(－)	(＋)[3]	(－)	(－)
整形外科	(－)	(－)	(－)	(－)	(－)	(＋)	(－)
脳外科	(－)	(－)	(＋)	(－)	(－)	(－)	(－)
心臓外科	(－)	(－)	(－)	(－)	(－)	(－)	(－)

[1]ハイリスク患者　[2]試行段階　[3]弾性包帯

栓症の予防対策を行っても発症をゼロにはできないことと、発症後は早期発見と早期治療が重要であることを示している。

20004年2月には肺血栓塞栓症/深部静脈血栓症（静脈血栓塞栓症）予防ガイドライン作成委員会による「肺血栓塞栓症/深部静脈血栓症（静脈血栓塞栓症）予防ガイドライン：ダイジェスト版」が出版された[5]。この予防ガイドラインは肺塞栓症研究会が中心となり、9つの学会（日本血栓止血学会、日本産科婦人科学会、日本産婦人科・新生児血液学会、日本集中治療医学会、日本静脈学会、日本心臓学会、日本整形外科学会、日本泌尿器科学会、日本麻酔科学会）が参加して作成された。このガイドラインの特徴は、①日本人の成人（18歳以上）の入院患者に対する静脈血栓塞栓症の一次予防法についてのガイドライン、②第6回ACCP（American College of Chest physician）のガイドラインを参照した発生率に基づく4段階リスク分類、③第6回ACCPのガイドライン[6]に比べてリスク強度が約1ランク低下、④薬物療法が控えめ、⑤保険適用内の予防法など、である。またこのような医療界の積極的な活動に対し、厚生労働省も肺血栓塞栓症の予防に対する重要性を理解し、予防法に対し保険を適用することとなった。肺血栓塞栓症予防ガイドラインを遵守し、リスクの高い患者に対し弾性ストッキングや間欠的空気圧迫装置を用いた予防措置

表4：消化器一般外科　深部静脈血栓症・肺血栓塞栓症予防マニュアル

1) 術前説明
　①深部静脈血栓症、肺血栓塞栓症の可能性について話をする。
　　（肺血栓塞栓症の発生率は0.1％と低いが死亡率は25％と高い）
　②深部静脈血栓予防用弾性ストッキングについて情報を提供する。
　③足関節、膝関節の屈曲運動を術直後から行うよう指導する。
2) 術中
　①間欠的空気圧迫装置にて両下肢の圧迫を行う。
　　（両足背動脈触知を確認のうえ装着する）
　＊ASO患者などはハドマーではなく、AVインパルスなど足底の間欠的圧迫装置を用いる。
3) 術後
　①術後3日目まで、または歩行開始後24時間後まで弾性ストッキングの着用を継続する。
　②歩行開始時、トイレに立つとき、トイレから出るときは十分注意する
　　長時間（10分以上）にわたる座位での前屈み姿勢は避ける。
　③脱水を予防する。
　④術後しばらく経ってからの原因不明の発熱、胸水貯留は深部静脈血栓症、肺血栓塞栓症も考慮する。
　＊ハイリスク症例では帰棟後からヘパリン酸カルシウム（カプロシン®）5,000単位皮下注を12時間ごと（1日2回）、歩行開始後24時間まで施行する。
　　＊ハイリスク症例
　　　①肥満（BMI＞25）
　　　②血栓症の既往（脳梗塞、心筋梗塞、下肢静脈血栓症など）
　　　③高脂血症
　　　④長時間手術（6時間以上）
　　　⑤術後長期臥床が予想される症例

（自治医科大学消化器一般外科診療マニュアル2003．4．1改訂より一部改変）

表5：各種手術における静脈血栓塞栓症のリスク階層化（年齢因子を含む）

リスク分類	一般外科・泌尿器科手術	婦人科手術	脳神経外科	整形外科手術	外傷	産科
低リスク	60歳以下の非大手術 40歳以下の大手術	30分以内の小手術	開頭術以外の手術	上肢の手術		正常分娩
中リスク	非大手術：（60歳以上、あるいは危険因子あり） 大手術：（40歳以上、あるいは危険因子あり）	良性疾患手術（開腹、経腟、腹腔鏡） ホルモン療法中の患者	開頭術	脊椎手術 骨盤・下肢手術（股関節全置換術、膝関節全置換術、股関節骨折手術を除く）		帝王切開術（高リスク以外）
高リスク	大手術：（40歳以上）＋（癌あるいは過凝固状態）	骨盤内悪性腫瘍根治術 血栓症素因/既往/合併	悪性腫瘍の開頭術	股関節全置換術 膝関節全置換術 股関節骨折 脊髄損傷	重度外傷	高齢肥満妊婦の帝王切開術 凝固異常症、静脈血栓塞栓症の既往のある経腟分娩
最高リスク	大手術：静脈血栓塞栓症の既往あるいは血栓性素因			高リスク：静脈血栓塞栓症の既往あるいは血栓性素因あるいは肥満（BMI≧30）		静脈血栓塞栓症の既往あるいは血栓性素因の帝王切開術

リスクを高める因子＝凝固異常症、静脈血栓塞栓症の既往、悪性疾患、癌化学療法、重症感染症、中心静脈カテーテル、長期臥床、下肢麻痺、ホルモン療法、肥満、静脈瘤など。（凝固異常症＝アンチトロンビン欠乏症、プロテインC欠損症、プロテインS欠損症、抗リン脂質抗体症候群など）
大手術：腹部手術もしくは45分以上のその他の手術

表6：リスク別推奨予防法（麻酔科案）

	標準	代替
低リスク	早期離床と積極的運動	
中等度リスク	ES	
高リスク	ES＋IPC	LDH[*1]
最高リスク	ES＋IPC＋LDH[*1]	MDH[*2]

ES：弾性ストッキング（歩行開始まで）　IPC：間欠的空気圧迫法（手術中）
[*1] LDH：未分画ヘパリン（カプロシン）2,500単位×2/day（歩行開始まで）
[*2] MDH：未分画ヘパリン（カプロシン）5,000単位×2/day（歩行開始まで）

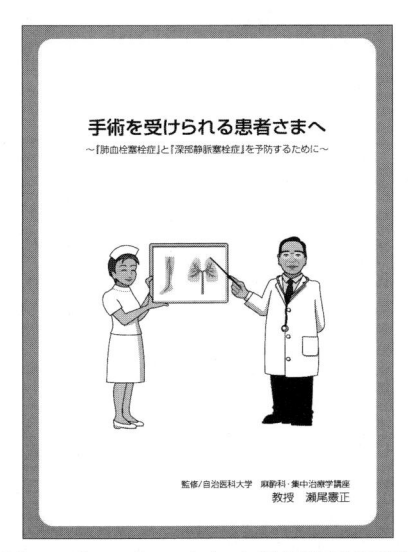

図1：パンフレットによる予防啓蒙運動
パンフレットによる一般的注意，予防法の説明

を行えば、その予防措置に対して2004年4月より保険を適用するというものである。

まさに、わが国の肺血栓塞栓症・深部静脈血栓症の対策は新たな時代に入ったといえる。今後は、予防対策だけでなく、スクリーニング、早期診断、治療などのマニュアル作成へ向けて、大学病院全体として検討しなければならない。

【参考文献】
1) 村山隆紀, 瀬尾憲正. 深部静脈血栓症・肺血栓塞栓症の予防・治療戦略—院内統一指示書による術後肺塞栓症予防対策への取り組み. 日本臨床麻酔学会誌 2003；23：S198.
2) 小西るり子, 村山隆紀, 瀬尾憲正. 周術期深部静脈血栓症—自治医科大学附属病院、自治医科大学附属大宮医療センターにおける深部静脈血栓症及び肺血栓塞栓症予防の取り組みについて. 日本臨床麻酔学会誌 2003；23：81-6.
3) 柏木 宏, 遠藤則之, 古田一裕ほか. 外科手術後の肺塞栓症—診断、治療および予防と対策の現状. 血液・腫瘍科 2000；40：492-501.
4) 渡辺 尚, 水上尚典, 佐藤郁夫. 産科領域での深部静脈血栓の予防. 産科と婦人科 2001；68：466-71.
5) 肺血栓塞栓症/深部静脈血栓症（静脈血栓塞栓症）予防ガイドライン作成委員会. 肺血栓塞栓症/深部静脈血栓症（静脈血栓塞栓症）予防ガイドライン（ダイジェスト版）. 東京：メディカル フロント インターナショナル リミテッド；2004.
6) Geerts WH, Heit JA, Clagett GP, et al. Prevention of venous thromboembolism. Sixth ACCP Consensus Conference on Antithrombotic Therapy. Chest 2001;119：132S-75S.

8-2 一般病院において

要旨 周術期肺血栓塞栓症は増加しており、急激に発症しその死亡率は高いので発生を予防することが大切である。予防方法には、一般的な予防法、物理的療法（①弾性ストッキング、②間欠的空気圧迫法）、薬物による予防法（①低用量未分画ヘパリン投与、②用量調節未分画ヘパリン、③低分子量ヘパリン、④中等量ワルファリン投与）と、一時的下大静脈フィルターなどがある。大阪府立成人病センターの予防法と今後の展望を提示し、一時的下大静脈フィルターを使用した症例について述べた。

1 はじめに

生活様式や食生活の欧米化に伴い、周術期肺血栓塞栓症が増加してきた。肺血栓塞栓症は急激に発症し、その死亡率は高いため、発生を予防することが大切である。肺血栓塞栓症の原因の90％は、下肢深部静脈血栓症に由来するといわれている。そのため、深部静脈血栓症の予防こそが肺血栓塞栓症の予防となる。血栓形成の原因には、①血流のうっ滞、②血管内皮の損傷、③凝固能異常の3つがある（Virchowの3因説）。周術期には、長期臥床・手術体位・気腹による下肢静脈のうっ血、手術・カテーテル留置・悪性腫瘍の浸潤による血管内皮障害や悪性腫瘍・経口避妊薬による凝固能異常などが原因として挙げられる。

2 一般的な予防法

①血液のうっ血を予防する目的で、早期離床・血栓予防体操を行う。
②脱水や血液濃縮を予防する目的で、適切な

③術後感染予防の目的で、適切な抗生物質の投与を行う。

3 物理的療法

1）弾性ストッキング

圧迫療法の効用として、次の2つが考えられている。1つは、筋肉ポンプ作用がいっそう効率的に働くようになり、静脈血の還流がよくなることである。弾性ストッキングを着用すると、表在静脈が圧迫されて径が細くなり、深部静脈からの逆流が減少し、深部静脈還流が増加する。さらに筋肉が圧迫され、血管を圧迫する力が大きくなり、筋ポンプ作用が増強する。

次に、圧迫によって毛細血管領域の血管径が小さくなり、また組織内圧が高まることによって、血液の濾過と再吸収のバランスがよくなる（スターリングの法則）。その結果、浮腫が軽減し、毛細血管領域の酸素拡散能がよくなり、皮膚の栄養障害を少なくすることができる。

周術期深部静脈血栓症予防専用として、膝下までのもの（ハイソックスタイプ）と大腿部までのもの（ストッキングタイプ）がある。いずれのタイプでも足関節部の圧が一番高くなっており、中枢側の圧迫圧は低くなるように作られている。これを段階的圧迫法といい、足から心臓へ血流還流を促進させる効果がある。Sigelら[1]は、15度下肢低下させた仰臥位で、ドプラー法を用いて下肢圧迫時の大腿静脈血流速度の変化を観察した。足関節部の圧迫圧が10mmHgでは血流速度が変化せず、18mmHgの圧迫により134.8％の増大を認め、この圧を至適圧と報告している。しかし適正なサイズを着用しないと効果が認められないため、必ず患者ごとの採寸が必要である。弾性ストッキング着用の際には、シワがなく均一な圧迫圧になるようにすることが大切である。シワができると局所的に圧迫圧が高くなり、痛みが出たり、逆に還流障害を起こすことがある。動脈血行障害がある人への弾性ストッキングの使用には、十分注意が必要である。足関節血圧が80mmHg以下、あるいは足関節収縮期血圧／上腕収縮期血圧比が0.6未満の患者には、圧迫療法を行わないほうがよいともいわれている。

手術当日の朝から術後は十分に歩行できるまで、終日弾性ストッキングを着用させる。

2）間欠的空気圧迫法

圧迫部位が足部のみ、足部と足関節部、足関節部と下腿部、下腿部のみ、下腿部と大腿部の数種類の機器が発売されている。その圧迫方法も単一カフ式と波動式のものがある。それぞれの使用基準はいまだ確立しておらず、価格は機種によってさまざまである。間欠的空気圧迫法を使用すると、ミルキング効果により静脈還流を促進し、うっ血を減少させ、線維素溶解活性を高めて血液凝固を阻止する。Nicolaidesら[2]は、波動式装置を用いることにより大腿静脈の流速が240％に増加すると報告している。すでに深部静脈血栓がある患者に使用すると血栓を遊離させる可能性があるので、注意が必要である。

Scurrら[3]は、手術患者の深部静脈血栓発生率を、間欠的空気圧迫法のみを使用した群と弾性ストッキングと間欠的空気圧迫法を併用した群とを比較している。深部静脈血栓症の発生率は前者が9％で、後者が1％であり、弾性ストッキングの併用が望ましいと報告しており、弾性ストッキングと間欠的空気圧迫法の併用がより効果的であると考えられる。

4 薬物による予防法[4]

1) 低用量未分画ヘパリン投与

手術2時間前に5,000単位を皮下注射し、以後8-12時間ごとに5,000単位を追加投与する。出血の可能性があるため、硬膜外麻酔や脊椎麻酔時に血腫形成の危険性があり、これらの麻酔を選択する際に注意が必要である。通常活性化部分トロンボプラスチン時間の測定を必要とせず、簡便かつ安価で便利である。低リスク-中等度リスクの患者に有用であるとされている。

2) 用量調節未分画ヘパリン

手術2日前から低用量未分画ヘパリン3,500単位を8時間ごとに皮下注射する。術後は活性化部分トロンボプラスチン時間を正常上限に維持するように用量を調節する。低用量未分画ヘパリン法より効果的である。主に中等度-高リスクの患者に用いられる。

3) 低分子量ヘパリン

抗Xa/トロンビン比が高く、低用量未分画ヘパリン法に比べ出血量を増加させないのが特徴である。活性化部分トロンボプラスチン時間の測定を必要としない。手術開始2時間前に2,500-5,000単位を皮下注射し、以後8-12時間ごとに2,500-5,000単位を追加投与する。骨盤内手術や脊椎手術など高リスクの患者にも安全で効果的な方法である。

4) 中等量ワルファリン投与（国際標準化比=2.0）

すべてのリスクの患者に有用とされている。ワルファリンの開始時期は、術当日または、術直後のいずれでもよいが、その抗血栓効果が出現するのに3-4日かかる。国際標準化比を測定しながら投与量を調節する必要があり、低用量未分画ヘパリンや低分子量ヘパリンに比べて不便ではあるが、骨盤骨折後など整形外科領域の高リスク患者にも有用である。

5 一時的下大静脈フィルター

適応については、現在明確な基準はない。巨大骨盤内腫瘍で、大腿静脈エコー検査にて深部静脈が圧迫される場合や、造影CTや磁気共鳴血管造影にて深部静脈血栓症が認められた場合には、術前の予防的一時的下大静脈フィルター留置を検討すべきであると思われる。しかし一時的下大静脈フィルターを留置しても、確実に血栓の遊離を阻止し、肺血栓塞栓症を予防できるとは限らない欠点がある。

6 深部静脈血栓症リスク

2004年2月に日本の肺血栓塞栓症/深部静脈血栓症（静脈血栓塞栓症）予防ガイドライン作成委員会により作成された『肺血栓塞栓症/深部静脈血栓症（静脈血栓塞栓症）予防ガイドライン（ダイジェスト版）』が出版された。ガイドラインの特徴は、8-1大学附属病院においての項で詳しく述べられている。一般外科手術における深部静脈血栓症の発症リスクを、術前状態に基づき低リスク群（60歳未満の非大手術、40歳未満の大手術）、中リスク群（60歳以上あるいは危険因子がある非大手術、40歳以上あるいは危険因子がある大手術）、高リスク群（40歳以上の癌の大手術）、最高リスク（静脈血栓塞栓症の既往あるいは血栓性素因のある大手術）に分類している。その他、泌尿器科手術・婦人科手術は、原則として一般外科手術のリスク分類および予防法に準ずる[5]。

対象患者の最終的なリスクレベルは、疾患や手術（処置）そのものの強さに、付加的な危険因子（表7）を加味して、総合的にリスクの程

表7：静脈血栓塞栓症の付加的な危険因子の強度

危険因子の強度	危険因子
弱い	肥満
	エストロゲン治療
	下肢静脈瘤
中等度	高齢
	長期臥床
	うっ血性心不全
	呼吸不全
	悪性疾患
	中心静脈カテーテル留置
	癌化学療法
	重症感染症
強い	静脈血栓塞栓症の既往
	血栓性素因
	下肢麻痺
	下肢ギプス包帯固定

血栓性素因：先天性素因としてアンチトロンビン欠損症、プロテインC欠損症、プロテインS欠損症など、後天性素因として、抗リン脂質抗体症候群など。

度を決定する。低リスク群には、早期離床および積極的な運動を、中リスク群には弾性ストッキングあるいは間欠的空気圧迫法を、高リスク群には間欠的空気圧迫法あるいは低用量未分画ヘパリンを、最高リスク群には低用量未分画ヘパリンと間欠的空気圧迫法の併用あるいは低用量未分画ヘパリンと弾性ストッキングの併用が推奨されている。

7 われわれの施設での予防法[6]

成人病センターという特殊性があり、ほとんどの症例は40歳以上の担癌患者である。そのため70％以上の患者は中リスク群以上に属するので、麻酔時間が45分以上の全例に、弾性ストッキングと間欠的空気圧迫法を併用する肺血栓塞栓症予防対策を行っている（図2、3）。

弾性ストッキングは、大腿部までのものを使用している。一般手術では下腿部のみのカフ、砕石位手術では下腿部と大腿部のカフを使用して間欠的空気圧迫法を装着している。術前に行う手術説明の際に、主治医が肺血栓塞栓症に関するインフォームドコンセントを得て、予防法の一つとして弾性ストッキングがあることを紹介する。麻酔科の術前回診時には、深部静脈血栓症の既往がないかどうかを慎重に問診する。患者本人に病識がない場合もあるので、具体的に下肢の腫脹や変色・痛みなどの既往がないかを聞くことが大切である。麻酔科医からも肺血栓塞栓症に関するインフォームドコンセントを得て、弾性ストッキングの予防効果を説明している。各病棟に肺血栓塞栓症予防体操のパンフレットを配布しており、その説明も行っている。

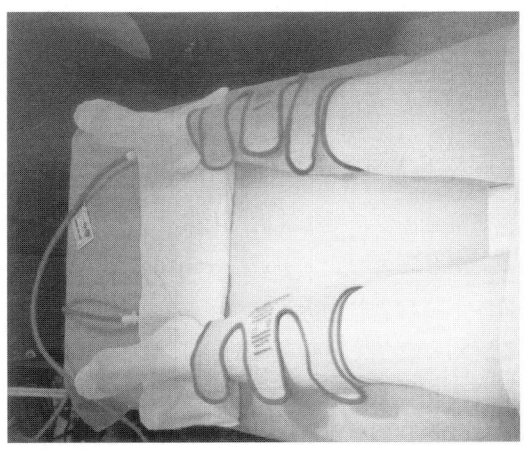

図2：弾性ストッキングとカーフポンプ（下腿用）の併用

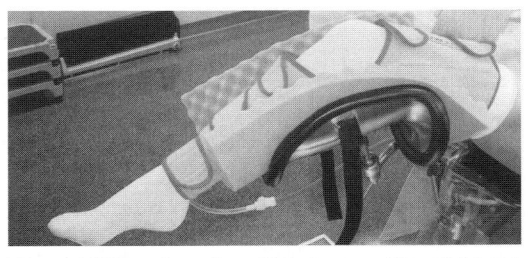

図3：弾性ストッキングとカーフポンプ（大腿用）の併用

手術当日の朝、病室で弾性ストッキングを着用し、麻酔導入後間欠的空気圧迫装置を装着する。なお、当センターでは、麻酔科が局所麻酔以外の症例の術中管理を行っており、麻酔科管理症例は術後全症例を集中治療部に収容し、術前合併症や手術侵襲度に応じて6-7症例を翌日まで集中治療部で管理して帰棟させる。それ以外の症例では、体温が復温して創痛や悪心・嘔吐がないことを確認した時点、すなわち集中治療部入室2-3時間後に帰棟させるシステムである。集中治療部入室中は間欠的空気圧迫装置の装着を続け、退室時にはずすことにしている。弾性ストッキングの着用は、術後十分歩行できるまでとしている。

術前から深部静脈血栓症が疑われる症例や術後長期間臥床が必要な症例など、特にリスクの高い症例では、主治医と相談して薬物による予防を行っている。低用量未分画ヘパリンを手術開始2時間前に5,000単位を皮下注射し、以後8-12時間ごとに5,000単位の追加投与を行う。術前に低用量未分画ヘパリンを投与した症例には、硬膜外麻酔や脊髄くも膜下麻酔は行わない。

病院全体で、手術症例ほとんどに弾性ストッキングと間欠的空気圧迫法を用いて肺血栓塞栓症の予防策をとることは、医師や看護師に対する啓蒙となり、早期発見や早期治療につながると考えられる。薬物による予防法と異なり視覚的に確認できる利点もある。さらに肺血栓塞栓症の発症を予防することは在院日数を減少させるとともに、医療経済的にも有用である。

8 今後の展望

予防効果を厳密に判断するのは不可能である。その理由としては、軽度の胸部不快感などの症状は不定愁訴とされ、通常、それ以上の検索はなされず、呼吸困難、意識消失や下肢腫脹等の中等度以上の症状がなければ、見逃されるのが現状であると思われる。そのため、この約4年間約10,000例に症状のある肺血栓塞栓症発症を認めなかったが、われわれの予防策だけで有用であると結論付けることは性急である。

現在、麻酔科の術前回診時には、深部静脈血栓症の既往がないかどうかを慎重に問診し、下肢の腫脹や変色・痛みなどの症状の有無をみているが、それだけでは深部静脈血栓症の存在は否定できない。大静脈の検索にはCTが有用である。原疾患の診断のために撮るCTによって、骨盤内から大腿部にかけての深部静脈血栓症の発見は可能だが、下肢骨盤静脈の深部静脈血栓症の検索は不可能である。術後の深部静脈血栓症の大部分は下腿筋内静脈、特にヒラメ筋静脈に初発することが知られている。術前に下肢筋内の深部静脈血栓症を検索することが、今後の課題であると考えられる。超音波検査は、ベッドサイドでできる非侵襲診断法である。超音波断層法とパルスドプラー法のみでなく、カラードプラー法も併用できるため、極めて有用な診断法である。静脈内血流をカラーで観察でき、血栓の有無を診断できる。下腿の深部静脈血栓症に有効であるが、その手技には熟練を要する。今後術前検査の一環として、下腿部超音波検査を行うかを検討中である。

さらに、肺血栓塞栓症が発症した場合の早期治療プロトコールの作成である。現在各科でそれぞれ行っているが、病院全体で統一したプロトコールを作成する必要がある。

9 一時的下大静脈フィルター留置症例の経験[7]

巨大腹部腫瘍試験開腹前に深部静脈血栓症を認めなかったが、短期間の臥床を契機に深部静脈血栓症を発症し一時的下大静脈フィルターを留置し、無事に腫瘤摘出術を行った症例を経験した。

● 症例（43歳・女性）

術前3カ月間で急速に腹部膨満を来した。入院時現症では、剣状突起下から巨大な腹部腫瘤を触知、両下肢の浮腫を認め、特に左下肢の浮腫が強かった。入院直前の腹部ＣＴと磁気共鳴像では、左大腿静脈に血流はなかったが、血栓は認められなかった（図4）。試験開腹を行い、腫瘍の一部を摘出した。術後6日目の腹部CTアンギオグラフィーにて、左大腿静脈から腸骨静脈全長に及ぶ血栓を認めた（図5、6）。術後27日目に一時的下大静脈フィルターを留置した。その時の下大静脈造影では、明らかな血栓は認められなかった（図7）。術後29日目に、全身麻酔下で単純子宮全摘、両側附属器摘出を行い、3日後に、歩行を開始した。摘出術後8日目に、一時的下大静脈フィルターより造影を行ったところ多量の血栓付着を認めたため、血栓溶解療法（ウロキナーゼ24万単位/day）を開始した（図8）。摘出術後11日目に、一時的下大静脈フィルターより再度造影を行ったところ、血流が良好のため一時的下大静脈フィルターを抜去した（図9）。3日間はヘパリン投与した。その後、プロトロンビン時間が50％前後になるように、ワルファリンを経口投与した。周術期に胸痛や呼吸困難など肺血栓塞栓症を思わせる症状はなかった。術後経過は順調であり、無事退院した。

本症例では、試験開腹後、または血管造影後の極めて短期間の臥床を契機に深部静脈血栓症が生じたと考えられる。左大腿静脈の還流障害が、すでに血栓形成準備状態であったところに、短期間安静が下肢筋ポンプ作用を低下させた。さらに腫瘍自体の重みが静脈を圧迫して還流をいっそう低下させ、その結果深部静脈血栓症が発生したものと考えられる。この状態で手術を行うと、手術操作で圧迫が解除され、深部静脈血栓症は肺に移行して肺血栓塞栓症となる可能

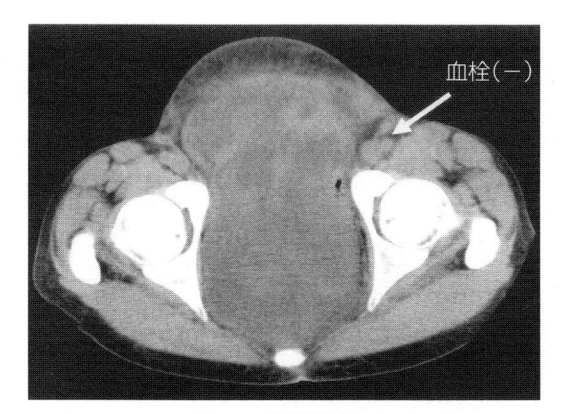

図4：骨盤内CT
左外腸骨静脈に血栓を認めなかった。

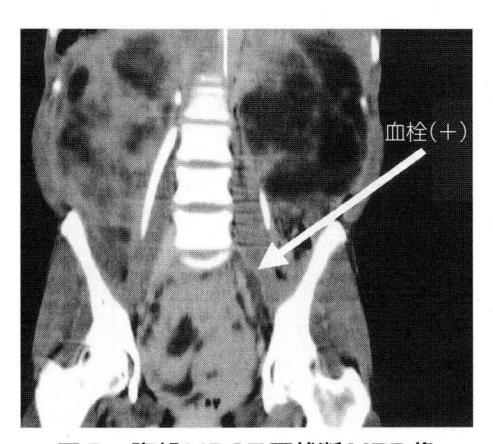

図5：腹部MDCT冠状断MPR像
左外腸骨静脈に血栓を認めた。

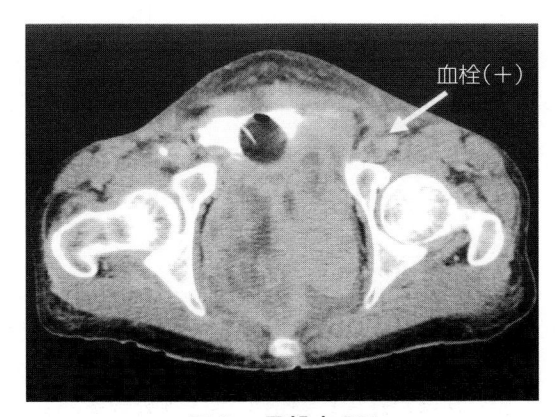

図6：骨盤内CT
左外腸骨静脈に血栓を認めた。

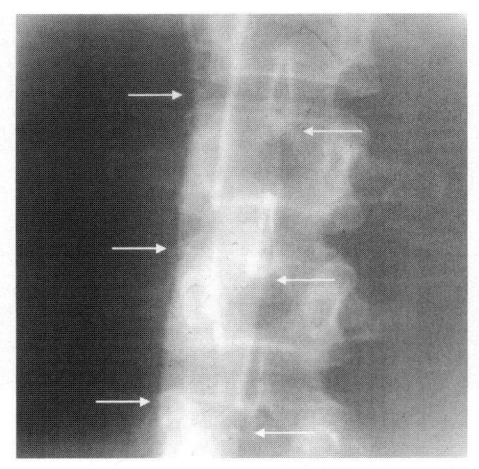

図7：下大静脈造影
明らかな血栓は認められなかった。矢印：下大静脈外径を示す

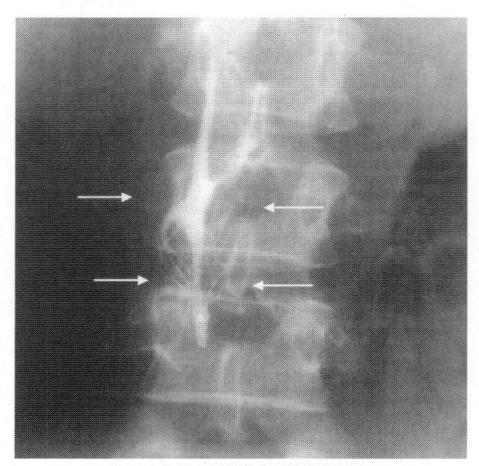

図8：下大静脈造影
多量の血栓の付着により欠損像を認めた。

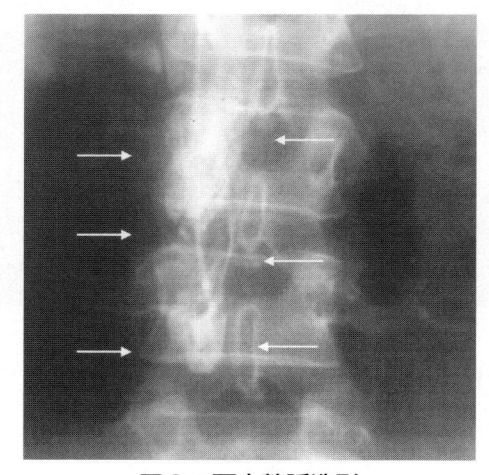

図9：下大静脈造影
欠損像の減少を認めた。

性が高くなる。

　一時的下大静脈フィルターは、挿入と抜去が比較的容易であり、必要な期間だけ留置することが可能である。また、捕捉した血栓に対しカテーテル先端から血栓溶解薬を投与し、血栓溶解療法を行えるなど周術期管理を行うのに適した利点が多い。深部静脈血栓症に起因する肺血栓塞栓症に対する一時的下大静脈フィルターの予防効果は確立されていないが、周術期急性肺血栓塞栓症予防に有効であったとの報告は多い。今回われわれは一時的下大静脈フィルターの挿入を行い、深部静脈血栓症をもつ巨大子宮筋腫摘出術の周術期麻酔管理を無事行った。

【参考文献】
1) Sigel B, Edelstein AL, Savitch, L, et al. Type of compression for reducing venous stasis ; a study of lower extremities during inactive recumbency. Arch Surg 1975 ; 110 : 171-5.
2) Nicolaides AN, Fernandes JF, Pollock AV. Intermittent sequential pneumatic compression of the legs in the prevention of venous stasis and postoperative deep venous thrombosis. Surgery 1980 ; 87 : 69-76.
3) Scurr JH, Coleridge-Smith PD, Hasty JH. Regimen for improved effectiveness of intermittent pneumatic compression in deep venous thrombosis prophylaxis. Surgery 1987 ; 102 : 816-20.
4) Hirsh J, Hoak J.Management of deep vein thrombosis and pulmonary embolism. a statement for healthcare professionals. Council on Thrombosis (in consultation with the Council on Cardiovascular Radiology), American Heart Association.Circulation 1996 ; 93 : 2212-45.
5) 肺血栓塞栓症/深部静脈血栓症（静脈血栓塞栓症）予防ガイドライン作成委員会. 肺血栓塞栓症/深部静脈血栓症（静脈血栓塞栓症）予防ガイドライン（ダイジェスト版）. 東京：メディカル フロント インターナショナル リミテッド；2004.
6) 神原紀子, 岸 義彦, 谷口 洋ほか. 周術期肺塞栓症予防対策. 麻酔 2003；52：547-50.
7) 久利通興, 神原紀子, 馬場美華ほか. 短期間臥床が深部静脈血栓形成の契機となった巨大腹部腫瘍の麻酔経験. 麻酔 2004；53：191-4.

9 看護計画

■池松裕子（名古屋大学医学部保健学科）

> **要旨** 深部静脈血栓症は、術後および臥床患者に多くみられる合併症であり、予防のために看護師の果たす役割は大きい。看護師は、深部静脈血栓症のリスクを評価し、術前・術中・術後を通して、下肢の静脈血流を促進するための観察・ケア・教育を行い、発症を予防する。発症した場合は患肢の循環状態の維持と、肺血栓塞栓症の予防に努める。肺血栓塞栓症もまた入院中に発生することが多く、看護師は初発症状を見逃さず意図的にアセスメントすることにより早期診断・治療に貢献することができる。

1 はじめに

深部静脈血栓症は、術後患者を含む臥床患者に多く発生する合併症である。血栓形成局所の循環障害のみならず、遊離した血栓が肺動脈を閉塞して起こる肺血栓塞栓症は、致命的になることも多い危険な合併症である。看護師は、深部静脈血栓症および肺血栓塞栓症の知識に基づき、これらの合併症を予防するとともに、早期発見に努め、重大な結果を回避する役割をもつ。

周術期の深部静脈血栓症予防は、術前・術中・術後を通して一貫して行うことでその効果が最大限に発揮できる。外科病棟看護師、手術室看護師、集中治療部看護師は、それぞれの役割を認識し、連携をとって深部静脈血栓症と肺血栓塞栓症の予防に努める。

2 リスクの評価

深部静脈血栓症は、どのような患者にも起こりうるが、すべての手術患者に最大限の予防法を行うのは、非効率的である。したがって、まず一般的な看護ケアでよい患者と、重点的に予防策を立てたほうがよい患者とを見極める必要がある。

リスクを評価するには、ある程度標準化された尺度を用いて測定することが望ましい。**表1**にAutarによって開発された深部静脈血栓症リスク評価尺度を日本語に翻訳して示した。ただし、この尺度は、まだ日本での検証はされておらず、日本の現状に合わない部分もあるため、現時点では、参考程度での使用としたほうがよい。また、尺度を使うにしても、看護師の専門知識と経験に基づいた判断が軽視されるべきではない。この尺度に含まれていない因子、例えば、水分摂取の状況や関節可動域、健康に対する認識、など個別的な状況を踏まえて判断する。

リスク評価は、外科病棟看護師によって行われるのが一般的であろう。手術室看護師、集中治療部看護師は、術前訪問あるいは申し送りでリスクについての情報収集をし、計画的な看護に当たる。

表1：AUTAR深部静脈血栓リスク評価尺度

患者氏名： 生年月日： 年齢： 診断名： 入院目的：

年齢(歳)	点数	可動性	点数	体格/BMI	点数	特殊条件	点数	外傷術前のみ使用。複数ある場合は加算	点数	手術（1つだけを選択）	点数	合併疾患（複数ある場合は加算）	点数
10-30	0	独歩	0	低体重 BMI:16-19	0	経口避妊薬服用 20-35歳	1	頭部外傷	1	小手術 30分以内	1	潰瘍性大腸炎	1
31-40	1	制限あり：補助具使用	1	標準 BMI:20-25	1	経口避妊薬服用 36歳以上	2	胸部外傷	1	予定 主要手術	2	多血症	2
41-50	2	制限大きい：要介助	2	体重過剰 BMI:26-30	2	ホルモン補充療法	2	脊髄損傷	2	緊急 主要手術	3	下肢静脈瘤	3
51-60	3	車椅子	3	肥満 BMI:31-40	3	妊娠／産褥	3	骨盤骨折	3	胸部手術	3	慢性心疾患	3
61-70	4	床上のみ	4	強度の肥満 BMI:41以上	4	血小板増加症	4	下肢骨折	4	婦人科手術	3	急性心筋梗塞	4
71以上	5			BMI=体重(kg)/身長(m)²						腹部手術	3	悪性腫瘍（活動性の癌）	5
										泌尿器手術	3	脳血管障害	6
										脳外科手術	3	深部静脈血栓既往	7
										整形外科的手術（下半身）	4		

その他の特記事項：

抗凝固療法の禁忌の有無： あり□ なし□
「あり」の場合、内容を記載

リスク評価：入院後24時間以内。
測定方法：各項目で当てはまるものに○をつけ、合計して下欄に記入する。：

合計点： 日付： 評価者：

リスク評価の基準

点　数	リスクの程度
10以下	低リスク
11-14	中等度リスク
15以上	高リスク

静脈血栓予防法

低リスク：早期離床+弾性ストッキング．
中等度リスク：弾性ストッキング+低用量未分画ヘパリンまたは間欠的空気圧迫装置．
高リスク：弾性ストッキング+低用量未分画ヘパリン+間欠的空気圧迫装置．

International Consensus Statement 1997.
THRiFT11 Consensus Group 1998.の推奨による．©R.Autar 2002.

(Autar Rより許可を得て翻訳・掲載)

3 深部静脈血栓形成予防のための看護ケア

　静脈血栓の本態は、血液の凝固機序が亢進し、静脈内に血栓を生じることである。したがって、それを予防するためには、凝固機序を促進させる因子を排除するよう努めなくてはならない。凝固機序を促進させる状況には、Virchowの3主因と呼ばれる、血液凝固能の亢進、血流の停滞、静脈壁の異常がある。

　血液が濃縮すると血小板が凝集しやすくなり、血液凝固能が亢進するので、静脈血栓の予防のためには、十分な水分補給をして脱水を避ける[1]。ただし、重症心不全患者など、水分を制限しなくてはならない状況にある場合は、脱水傾向にならざるをえないこともあり、その場合には、他の予防策を重点的に行う。医師の指示により、抗凝固療法が行われることもある。

　静脈血は、動脈血と違って拍動がないため、健康時には、筋肉の収縮や、吸気時の胸腔内陰圧によって、受動的に流れている。したがって、筋肉の収縮のない臥床状態、および胸腔内が常に陽圧になる人工呼吸器装着中には、著しく静脈の血流が停滞することになる。静脈血栓はどの静脈にも起こりうるが、特に起きやすいのは下肢であり、看護ケアの重点は下肢の静脈血流を促進させることに置く。もっとも基本的なケアは、早期離床であるが、諸事情によりそれができない患者の場合、また、リスクの高い患者の手術中に行う予防法として、以下のような方略が有効である。

　下肢の静脈血流を促進させる方法には、①下肢挙上、②自動運動、③他動運動、④弾性包帯、⑤弾性ストッキング、⑥間欠的空気圧迫法などがある。①から⑥の順に、より効果的な方法であるが、同時に費用も多くかかる。したがって、患者のリスクの程度に応じて方法を選択する必要がある。

a．下肢挙上

　下肢を右心房よりも高く（ベッドから15-20cm以上）なるように挙上すれば、重力に従って静脈血流は促進される[2)3)]。ただし、下肢挙上による静脈還流の増加に伴い、心臓に負担がかかるので、心機能に問題のある患者には避けたほうがよい。また、もともと心疾患のない患者でも、長時間の水平臥位によって心臓に負担がかかり、心不全傾向になることが報告されており[4)]、実施に際しては、心機能の評価が必要である。

b．自動運動

　足関節の自・他動的な底背屈運動は、大腿静脈の血流の速度を上げる。できれば、自動運動のほうが、他動運動よりも効果が大きい。実施に際しては、患者と相談のうえ、いつ、何回行うのか、具体的に計画するとよい。もちろん、それらの時間以外でも、患者ができるときには行うように勧めるが、基準となる指標を決めておくと実施につながりやすい。一連の術前訓練の中に組み入れて練習しておくとよい。また、底背屈運動だけでなく、足関節の外返し・内返しや、足趾の開大・屈曲など[5)]、バラエティーに富んだメニューを組むと、飽きずに実施できるであろう（図1）。

c．他動運動

　他動運動は、意識のない患者や、衰弱の激しい患者が対象となる。看護師は足関節の関節可動域を把握し、愛護的にゆっくりと1分間に50回くらいのペースで足関節を動かす。乱暴な他動運動は、関節の異所性骨化や靭帯損傷を来すことがあるため、麻痺や関節可動域制限のある患者の場合は、理学療法士と相談することが望ましい。

d．弾性包帯

　弾性包帯は軽度の圧迫を加えることにより、静脈弁の働きを助け、末梢側と中枢側に圧力差を作ることによって静脈還流を促進する。下肢

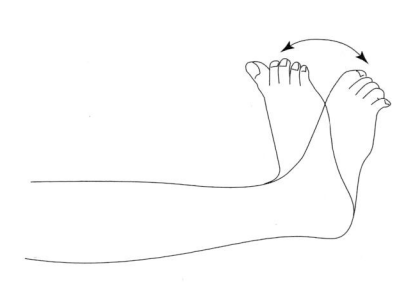

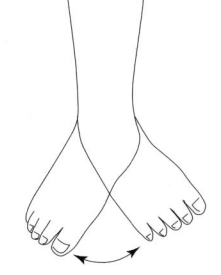

足関節底背屈運動　　　　　足関節の内返し・外返し　　　　足趾の開大・底屈

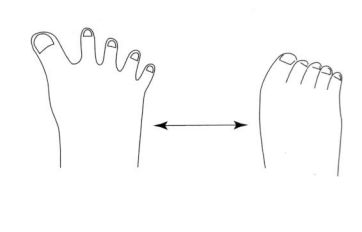

図1：下肢深部静脈血栓予防のための運動

全体の包帯と、膝下までの包帯とでは、効果に差はないといわれているが、膝下までだと、ずれたり、膝窩に丸まって一箇所に圧力が集中することがあるため、大腿まで巻いたほうが安定がよい。

巻き方は、足趾を観察できるよう、少し開けて、足先から、わずかに包帯を伸ばしながら、2/3ほどが重なるように、包帯を下肢周囲にころがすようにして巻く。圧迫は、末梢を強めに、中枢に行くに従って弱めになるようにし、決して中枢のほうの圧力が高くならないようにする。また、巻くときにあまり伸ばさずに巻いたつもりでも、2/3ずつ重ねて巻くと、3重に重なることになり、思ったより強い圧力がかかることもある。巻いたあとは、頻繁に足趾の循環状態を観察し、腫脹やチアノーゼなど異常のある場合や、ずれて包帯と包帯との間に隙間が生じた場合には、すぐに巻きなおす。ずれや循環状態の異常がなくても、1日1回は巻きなおし、清拭をするとともに皮膚の状態を観察する。

e．弾性ストッキング

弾性ストッキングは、弾性包帯のように熟練した技術を要さずに装着することができる。末梢から中枢へ向かって徐々に圧迫が弱くなるように作られており、サイズの合ったものを装着すると効果的な静脈還流促進効果が得られる。肝要なのは正しいサイズを選ぶことで、サイズが合わないと、効果がなかったり、圧迫が強すぎたり、シワになって圧迫が集中し逆効果になることがある。種類は膝下まで、大腿まで、パンティストッキング型といろいろあるが、価格が数千円と高いため、中・高リスク患者に適しているであろう。履く（履かせる）ときは、あらかじめストッキングを十分にたぐり寄せ、足先を確実にフィットさせてから、少しずつ上のほうに伸ばしていく（図2）。手術中に使用する場合は、局所的な絞扼感の有無を確認するために、麻酔導入前に装着する。

f．間欠的空気圧迫装置

間欠的空気圧迫装置には、下腿あるいは下肢全体を覆って圧迫するブーツ型と、足底を圧迫するフットポンプ型とがある。自・他動運動や弾性包帯・弾性ストッキングよりも、もっと積極的に静脈還流を促進することができる。ブーツ型装置の原理は、弾性包帯・弾性ストッキングと同様、末梢から中枢へ向けて圧力を加え、静脈血流を促すことによる。フットポンプ型は、通常の歩行時に刺激されている足底の静脈叢を刺激することにより、静脈還流を促すという原理に基づいている。中・高リスクで、下肢の安静が必要な患者に適している。ブーツ型においては、まれではあるが、褥瘡や腓骨神経麻痺が起こりうるといわれている[6]。腓骨小頭の圧迫を避け、定期的に足関節または足趾の背屈運動を行い、足趾の知覚異常や背屈力低下の有無を観察する。また、ブーツ型、フットポンプ型と

ストッキングを十分に
たぐり寄せて足先をフ
ィットさせる

足先から徐々に上に伸
ばしていく

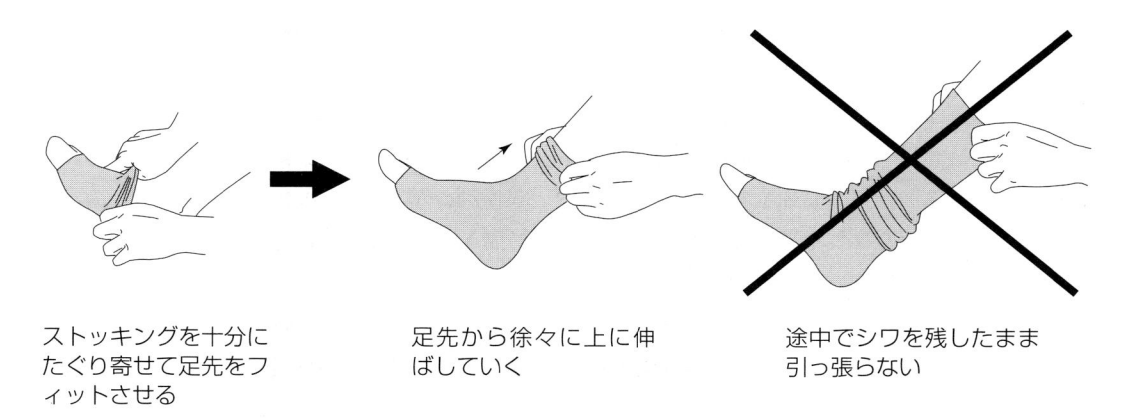

途中でシワを残したまま
引っ張らない

図2：弾性ストッキングの履き方

もに、最低1日1回ははずして清拭・足浴、および皮膚の観察を行う。また、装着部の蒸し暑さが苦痛になることもあるため、ブーツ内に薄いタオルを敷いて頻繁に交換したり、かけものや室温を調節する。

これまで述べたような静脈血流促進の対策だけでなく、静脈の血流を妨げるような体位、例えば強度の股関節・膝関節の屈曲や、側臥位になったときに、片方の下肢がもう一方の下肢の下敷きになるようなことは避けるようにする。また、術後肺合併症予防のために一般的に行われる深呼吸も、胸腔内陰圧を増強し、静脈血流を促進する[3]。排便時の怒責は腹腔内圧を高め静脈血流を妨げるので便秘の予防にも努める[3]。

4 深部静脈血栓症の早期発見と看護ケア

アセスメントにおいて、深部静脈血栓症のリスクがあると判断された患者には、上記のような予防法を行いながら、同時に深部静脈血栓が形成されていないかどうか、観察を続ける。

深部静脈血栓症の症状・徴候でもっとも典型的なのは、患肢の腫脹と疼痛である。痛みの種類は、鈍痛だったり、ズキズキしたり、と患者によってさまざまである[7]。患肢を動かしたときに増強することが多い。膝を曲げて足関節を強く背屈させたときに腓腹部に痛みが走るHomans徴候や、圧痕の残る浮腫が認められることもある。しかし、これらの症状・徴候は、深部静脈血栓症に特異的なものではなく、また、はっきりとした症状や徴候が現れない深部静脈血栓症も多いといわれている。

リスクの高い患者は、8時間ごとに両下肢周囲を測定し、左右を比較する。左右とも同じ部位を測定して比較しなければならないため、足関節から10cm上、膝関節から10cm上などと決めて、術前から測定部位の皮膚に印をつけておくよい。3cm以上の左右差は要注意である。痛みは、自発的な痛みのみでなく、腓腹部および大腿部を静脈の走行に沿って押してみて、圧痛の有無を観察する。

深部静脈血栓の存在が確認あるいは強く疑われた場合は、肺血栓塞栓症の予防と下肢の循環状態の改善を目標としてケアに当たる。特に、肺血栓塞栓症は突然発症し、致命的になることも多いため、最優先の目標として予防に努める。上記に述べたような静脈血流促進法とともに、抗凝固療法や血栓溶解療法が開始されるため、これらの治療法に伴う看護も必要である。

下肢にできた深部静脈血栓は、急激な運動や末梢からの圧迫によって遊離する危険性があ

る。特に血栓形成直後は不安定で遊離しやすいため、床上安静とし、下肢を挙上してうっ血を緩和する。自・他動運動は血栓が遊離する危険性があるため、急性期には行わない。血栓溶解療法が開始されると、さらに血栓が遊離しやすくなるため、特に慎重を要する。

患肢の腫脹の程度、皮膚色、皮膚温、疼痛の程度の観察を続け、指示の抗凝固療法や血栓溶解療法を実施する。これらの治療に伴う副作用、特に出血傾向の観察も必要である。全身の皮膚・粘膜の点状出血や出血斑、点滴刺入部位や術創からの出血、尿潜血、胃チューブ排液の潜血やコーヒー残渣様の混入物、便潜血や黒色便の有無に注意する。薬物療法はトロンボテストやプロトロンビン時間国際標準化比の値をみながら調節される。これらの検査値や血小板数、その他の凝固機能検査にも注目する。出血傾向が強度の場合には、突然の脳出血や消化管出血が発生することもあるので、意識レベルや腹部の膨隆にも注意する。

出血を防ぐために、ベッド柵をタオルで覆ったり、爪を短く切ったりするとともに、安全な体の動かし方を指導したり、痒いときには掻かずに薬を塗布するよう指導する。特に、患肢の皮膚は脆弱になっており、傷つきやすく、いったん傷がつくと治癒しにくいので、タオルなどで保護し、清拭・足浴は体温程度の温湯で愛護的に行う。

ワルファリンが開始された場合には、納豆やクロレラを食べないよう、指導する。

患肢の痛みに対しては、挙上することで多少緩和されるが、鎮痛剤が必要なことも多い。それ以外にも、気分転換、他の不快感の除去などで痛みの閾値を上げる援助を行う。温罨法は炎症を助長したり、組織の酸素消費を増加させて痛みを増強したり、低温熱傷の危険性があるため、使用は医師と相談する。

5 肺血栓塞栓症の早期発見

深部静脈血栓症に付随して発症する肺血栓塞栓症は、入院中に看護師の観察下で起こることが多い。看護師は、各患者の深部静脈血栓症のリスクを知り、意図的な情報収集とアセスメントによって、肺血栓塞栓症の早期発見に努める。

軽度－中等度の肺血栓塞栓症では、患者は急な息苦しさと胸痛または背部痛を訴えることが多い。呼吸数が増え、顔面蒼白となり、冷汗やチアノーゼがみられる。また、何となく不安を感じたり、悪いことが起きそうな気がしたりすることもある[7)-9)]。ただし、これらの症状・徴候は、肺血栓塞栓症に特異的なものではなく、心筋梗塞や急性大動脈解離など、ほかの疾患にも共通するものである。このとき、深部静脈血栓症のリスクが把握できていれば、肺血栓塞栓症を疑うことができ、意図的に情報収集できる。また、もしこれらの症状が体動直後に出現した場合には、体動を契機に血栓が遊離したことが考えられ、さらにその可能性が高い。

意図的な情報収集としては、経皮的酸素飽和度（パルスオキシメトリー：Spo_2）を測定し、低酸素血症の有無を確認する。Spo_2で90％以下を示す場合は、動脈血酸素分圧60mmHg以下に相当し、明らかな呼吸不全である。また、胸痛は吸気時に増強する胸膜性胸痛タイプのことが多く[8)]、問診で確認することにより、心筋梗塞の痛みと鑑別できることがある。バイタルサインでは、交感神経の緊張のために頻脈となっており、血圧上昇がみられる。心音はⅡ音の亢進やギャロップ音が聴かれることがある[9)]。心電図モニタリングをしている場合には、ST部分やT波に何らかの変化がみられることが多い[8)]。心筋梗塞のような明らかなST上昇ではないことが確認できると診断に役立つ。右心不全の徴候として頚静脈の怒張（中心静脈圧の

上昇）がみられる[9]。

　肺動脈の主幹部が閉塞された場合は、突然の意識消失、血圧低下、徐脈、呼吸停止、心停止などで発症することもある。このような場合は、通常の心肺蘇生を行う。閉胸式心臓マッサージは、血栓・塞栓を分断し、肺動脈の血流を再建する可能性があるともいわれている[9]。もし、蘇生を当直医に依頼するときには、深部静脈血栓症や肺血栓塞栓症のリスクについて情報提供すると、診断・治療が迅速に行える。

6 肺血栓塞栓症患者の看護

　肺血栓塞栓症の病態は、呼吸不全と右心不全であり、治療は抗凝固療法・血栓溶解療法が行われる。したがって、看護ケアの目標は、酸素化の改善と右心負荷の軽減、および抗凝固療法・血栓溶解療法に伴う看護に焦点を当てる。

　肺の健常領域でのガス交換を促進させるため、上体を挙上して呼吸面積を広げ、深呼吸を指導する。急性期は安静となるため、下側肺障害の予防のために、受動的な体位変換を行い、適宜吸入を行って咳嗽・喀痰を促す。深呼吸は、血流が途絶した部位の肺胞が虚脱するのを防ぐ意味もある。

　酸素消費を節減するために、心身の安静が保てるよう、環境を整え、適切に状況を説明して不安を軽減する。痛みやイライラなどがあると、不要な酸素消費を増やしてしまうので、痛みを緩和するケアやリラクゼーションテクニックなどで交感神経の緊張を和らげる。

　指示どおりの酸素吸入を確実に行い、原則として$Spo_2$95%（$Pao_2$80mmHg）以上を維持する。$Spo_2$90%（$Pao_2$60mmHg）を下回るようなときには、すぐに医師に報告する。

　右心不全に対しては、心拍出量の維持のために輸液が行われるが、輸液は右心負荷になるため、同時にカテコールアミンが投与されることが多い[10]。輸液ポンプを用いて厳密な輸液管理を行うとともに、水分出納をチェックし、心不全症状の観察を行う。

　抗凝固療法・血栓溶解療法については、正確な与薬を行い、深部静脈血栓症の看護で述べたのと同様、出血傾向の観察および患者指導を行う。

　ショックを伴う重症例では、維持療法として人工呼吸器による呼吸管理や、NO吸入療法、経皮的心肺補助装置（percutaneous cardiopulmonary support system：PCPS）、外科的治療として下大静脈フィルター留置や体外循環下または経静脈的塞栓除去術が行われることがある。これらの治療に伴う看護については専門書を参照していただきたい。

7 患者・家族への心理的支援

　術後に肺血栓塞栓症を発症した場合、多くの患者・家族は、手術が成功して安心したところに、新たな生命への脅威が出現したことで、大きな衝撃を受ける。看護師は、患者・家族の怒り・不安などの感情表出を受け止め、誠意をもって対応する。医師からの説明や、面会時間などは、なるべく患者・家族の要望に沿うよう調整する。輸液管理や日常生活援助なども落ち度のないよう、看護チームメンバーの連携を密にして行う。肺血栓塞栓症の発症自体は消滅できるものではないが、医療者の誠意のある態度は、患者・家族が現実を受け入れ、前向きに療養生活に取り組んでいく気持ちになるのを助けることができる。

8 おわりに

　深部静脈血栓症や肺血栓塞栓症は、一旦発症

すると、致命的な結果になることもあり、治療にも危険が伴う。手術を受ける患者の看護に当たっては、術前・術中・術後を通して、継続的な看護によって予防することがもっとも重要である。そのためには、患者個々のリスクを知り、患者に応じた予防法と、意図的な観察を行い、予防と早期発見に努める。

【参考文献】

1) 江崎健輔，松崎益徳．急性肺動脈血栓塞栓症予防・診断マニュアル―エコノミークラス症候群の予防とその対応―．東京：文光堂；2001.
2) Nunnelee JD. Management of clients with vascular disorders. In：Black JM, Hawks, JH, Keene AM editors. Medical-Surgical Nursing. Vol. 2. 6th ed. Philadelphia：WB Saunders, 2001；p.1399-432.
3) Epley D. Pulmonary emboli risk reduction. J Vasc Nurs 2000；18：61-70.
4) Ross J, Dean E. Integrating physiological principles into the comprehensive management of cardiopulmonary dysfunction. Phys Ther 1989；69：255-60.
5) 松浦三喜雄．末梢循環障害に対する運動療法．大井淑雄，博田節夫編．リハビリテーション医学全書7．運動療法．第2版．東京：医歯薬出版；1982．p.467-80.
6) Arnold A. DVT prophylaxis in the perioperative settings. Br J Perioper Nurs 2002；12：326-7, 329-32.
7) Pellino TA, Polacek LA, Preston MS, et al. Complications of orthopaedic disorders and orthopaedic surgery. In：Maher AB, Salmond SW, Pellino TA editors. Orthopaedic Nursing. 2nd ed. Philadelphia：WB Saunders；1998. p.212-60.
8) Stein PD, Hull RD. Pulmonary embolism. In：Alpert JS editor. Cardiology for the Primary Care Physician. 2nd ed. Philadelphia：Current Medicine；1998. p.291-300.
9) Preusser BA. Acute respiratory failure. In：Kinney MR, Dunbar SB, Brooks-Brunn JA, et al editors. AACN Clinical Reference for Critical Care Nursing. 4th ed. St Louis：Mosby；1998. p.565-86.
10) Pineo GF, Hull RD. Treatment of massive pulmonary embolism. In：Shoemaker WC, Ayers SM, Grenvik A, et al. editors. Textbook of Critical Care. 4th ed. Philadelphia：WB Saunders；2000. p.1101-05.
11) Arnold A. DVT prophylaxis in the perioperative settings. Br J Perioper Nurs 2002；12：294-7.
12) Autar R. Nursing assessment of clients at risk of deep vein thrombosis（DVT）：the Autar DVT scale. J Adv Nurs 1996；23：763-70.

IV
インフォームドコンセントと医療過誤

インフォームドコンセントと医療過誤

■古川俊治（慶應義塾大学法科大学院・医学部外科，TMI総合法律事務所・弁護士）

1 「説明義務」と「インフォームドコンセント」

　近年、「医師の説明義務」と題して、医師の患者に対するさまざまな内容の説明が求められるようになった。医師の説明義務は、説明の性質と義務違反の場合における法的効果の違いにより、以下の2種類に大別できる。

　第一は、患者の身体への侵襲行為について患者の承諾を得るための説明である。他人の身体へ侵襲を加えることは民事法上も刑事法上も原則として違法と評価されるが、診療行為が違法とならないのは、患者自身の同意があるからであり、その同意の前提として、医師には診療行為の内容について説明すべき義務があるとされるのである。この場合の医師の説明は治療行為には当たらない。今日では医師の基本的義務として認識されるようになったインフォームドコンセントのための説明義務は、この類型の説明義務である。

　第二は、診療行為そのものとしての説明である。医師は24時間院外にいる患者を監視することはできないのであって、通常、病気の治療は患者およびその看護者の自己管理に委ねざるをえない部分がかなりある。したがって、医師は患者に対して、疾患内容・病態、治療の必要性、緊急受診が必要となる留意を要する自覚症状、励行事項や禁止・制限事項などの日常生活上の注意、および転医の必要性などの概略を患者に説明しておかないと、医師として行うべき診療行為が完了したとはいえない。この場合の医師の説明義務は、診療行為そのもの重要な構成部分である。

　以上を概言すれば、「説明義務」は、医師側の義務の観点からの概念で、第二類型の説明に属する施療上の指導などを含むのに対し、「インフォームドコンセント」は、主として患者側の権利の観点からの概念で、第一類型の患者の選択意思決定に寄与する説明に限定されるという意味の違いがある。しかし、今日の「説明義務」の議論の大半はインフォームドについての第一類型に関してであり、説明義務一般におけるインフォームドコンセントの比重が極めて高くなってきているということができる。

2 インフォームドコンセントの発展過程

1) インフォームドコンセントの歴史

　本来、すべての医療行為は、①一定の治療がすべての患者に対して同様な効果をもたらすわけではない、②現在の診療方法は将来変更される可能性がある、③現行治療では効果が不十分な場合、試行的診療が許される、などの意味で実験性を帯びる。インフォームドコンセントは法的には患者を実験性の危険に曝す正当化根拠として要求される。インフォームドコンセントは、歴史的に、被験者・患者の人権を擁護する原理という側面と、医療行為の適法性を根拠付

ける法理という側面が分かれて発展した。前者の側面は、1947年のニュールンベルク綱領、1964年の第18回世界医師会総会ヘルシンキ宣言、1981年の第34回世界医師会総会リスボン宣言等の流れの中で、医学実験における被験者の同意の権利から、一般診療における患者の知る権利へと伸張した。後者の側面は1960年代からの米国における医療過誤訴訟上形成されてきたもので、患者の権利主張と医療側の防衛の手段として普及していった。インフォームドコンセントは1985年頃から日本へも紹介され、今日では日本の医療現場にも浸透した感がある。ただし、もともと以上のような二面的な含意があることに加え、平成時代における患者の権利意識の急速な伸張を背景に、インフォームドコンセントの考え方自体が変化してきたことから、いまだ十分なコンセンサスが得られるには至っていない。

2）インフォームドコンセントからインフォームドディシジョンへ

従来、医師の説明義務の根拠は、民法645条に規定された受任者の報告義務であると考えられてきた。医療機関と患者は、診療行為という事実行為を対象とする委任契約（準委任契約）である診療契約を締結しているが、医療機関の診療債務履行担当者である医師に、患者に対し診療内容を説明する義務が生じる根拠は、このような準委任契約に基づき、受任者が事務処理の顛末を報告する民法上の義務であると考えられてきたのである。

これに対し、インフォームドコンセントの概念が導入されて以来、特に平成の時代に入ってからの患者の権利意識の伸張を背景に、患者の自己決定権が主張されるようになった。患者の自己決定権は、憲法13条の規定する個人の尊厳原理から直接派生する基本的人権である「人格権」の一内容と考えられている。

このように、医師の説明の法的根拠は、医師の民法上の義務から患者の憲法上の権利へと高まったが、具体的説明内容でいえば、従来は自分がとろうとする診療方法の内容や危険性を中心に説明すればすんだのに対し、今日では、それ以外に選択可能な方法の有無と利点・欠点、および無処置で経過観察した場合の予後などについて詳しく説明し、患者自身の意思に基づく選択を尊重することが求められるようになった。

最高裁の判断にも、このような理論的変遷を反映した変化が見受けられる。最高裁昭和56年6月19日判決は、「頭蓋骨陥没骨折の傷害を受けた患者に対して開頭手術を行う医師は、患者又はその法定代理人に対し、右手術の内容及びこれに伴う危険性を説明する義務を負うが、そのほかに、患者の現症状とその原因、手術による改善の程度、手術をしない場合の具体的予後内容、危険性について不確定要素がある場合にはその基礎となる症状把握の程度、その要素が発現した場合の対処の準備状況等についてまで説明する義務を負うものではない」と判示して、初めて医師の説明義務を正面から論じた[1]。この判決は、頭蓋骨陥没骨折に対する開頭手術を前提として説明義務を論じたもので、緊急手術における説明の省略化を認めたものと考えられるが、今日の患者の自己決定権を重視する考え方からすれば時代遅れとの批判を免れないであろう。

これに対し、最高裁平成12年2月29日判決は、「エホバの証人」の信者である成人患者が、手術に先立ち「輸血以外には救命手段がない事態になっても輸血しないでほしい」旨の意思表明をしたが、多量の術中出血のため術後出血性ショックとなり、濃厚赤血球および新鮮凍結血漿を輸血された、という事件について、「患者が、輸血を受けることは自己の宗教上の信念に反するとして、輸血を拒否するとの明確な意思

を有している場合、このような意思決定をする権利は、人格権の一内容として尊重されなければならない」。そして、患者が宗教上の信念からいかなる場合にも輸血を受けることは拒否するとの固い意思を有しており、輸血を伴わない手術を受けることができると期待してその医療機関に入院したことを担当医師らは知っていたのであるから、担当医師らは、「手術の際に輸血以外には救命手段がないような事態に至ったときには輸血するとの方針をとっていることを説明して、当該医療機関への入院を継続した上、担当医師らの下で本件手術を受けるか否かを患者自身の意思決定にゆだねるべきであった」と判示して、自己決定権侵害を認めた[2]。本件は、信教の自由（憲法20条）の問題と関連しているが、最高裁は、患者の治療上の自己決定権が「人格権」（憲法13条）の一内容として基本的人権として尊重されることを明示したのである。今日求められているのは、単に患者に行おうとする診療内容について説明し、同意を取り付けることではなく、患者に診療上の選択肢を示して自己選択させること（インフォームドチョイス）、さらには、病態・治療内容などに関して医師から十分な情報を提供され、他の医療情報源から得た見解も参考とし、そのうえで患者自身が自己の価値観に基づき最終的な意思決定を行うこと（インフォームドディシジョン）である。

③ インフォームドコンセントの対象事項

医師は一般に以下の各事項を患者に説明しなければならない。

①病名と病気の現状、②これに対してとろうとする診療方法の内容と期待される改善程度、③その治療の危険性（合併症の具体的内容と具体的頻度、対処法の有無および有効性）、④それ以外に選択肢として可能な治療方法とその利害得失（有効性および危険性）、⑤患者の疾病についての将来の予測（無治療の場合を含む）

判例では、緊急などの特別な事情がないかぎり、患者の現症状とその原因、その治療行為を採用する理由、治療行為の内容、それによる危険性の程度、それを行った場合の改善の見込み・程度、当該治療行為をしない場合の予後などについてできるだけ具体的に説明すべき義務があるとされている[3]。特に、採用予定の方法と選択可能な他の治療法の有効性と危険性について、奏効率や合併症発症率の具体的数字（何％程度など）を挙げて説明することが重要である。血管外科手術に関して、合併症の発症率やそれによる死亡率は、患者・家族にとって手術を受けるか否かの選択をするに当たってもっとも重視すべき情報であり、医師はその点について十分な説明を行う義務があるとされている[4]。

④ インフォームドコンセントと医療過誤訴訟

医療過誤の事案では、医療法人（個人医院の場合は開設者個人）を被告とする診療契約債務不履行責任（民法415条）と、担当医を被告とする不法行為責任（民法709条）および医療法人（開設者）を被告とする使用者責任（民法715条）が問われる場合が多い。患者側はこれら契約責任と不法行為責任を両方とも請求できることになっており、いずれにせよ、損害賠償請求が認められるための実質的要件は、①不適切な医療行為（注意義務違反）の事実、②不適切な医療行為（注意義務違反）の原因が医師側にあること（医師に過失があること）、③患者に損害が発生していること、④不適切な医療行為（注意義務違反）と損害との間の因果関係があること、である。

説明義務違反は、診療手技上の過誤と並んで医療過誤訴訟の主要な争点となっており、患者側からは診断・治療における注意義務違反とともに、何らかの説明義務違反があったと主張されることが通例となっている。

　説明義務違反に基づく損害賠償請求では、説明義務の2類型に応じて、図1のように考えられる。第2類型の施療上の指導義務では、それが診療行為そのものであり、予後良好な疾患の場合には、適切な指導がなされていれば死亡や障害が起こることはなかったとして、義務違反と死亡や障害の結果との因果関係が肯定され、高額な損害賠償が認められる。予後不良な疾患の場合には、延命可能性の侵害、また延命可能性もない末期患者の場合には最期まで適切な診療を受ける権利（期待権）の侵害が損害となり、一般には損害賠償額はより低額になる。ただし、近年は、期待権の侵害であっても、相当高額の損害賠償が認められるようになってきている。一方、第1類型のインフォームドコンセントのための説明義務では、適応に考慮の余地がある場合にあった場合、適切な説明が行われていれば、当該治療は選択しなかったとして、予後良好な疾患の場合には、義務違反と死亡・障害結果との間に因果関係が認められることになる。インフォームドコンセントが不十分であっただけでも、高額の損害賠償が認められる可能性があるのである。また、インフォームドコンセント違反と治療技術上の過誤は、法律上別個の損害賠償請求権の根拠となる事実であるため、治療内容の危険性について十分に説明し同意を得てあったとしても、治療遂行過程で技術上の過誤があったならば、医師は責任を問われる。

5 紛争予防における説明の重要性

　平成9年12月17日に改正された医療法1条の4第2項には、「医師、歯科医師、薬剤師、看護婦その他の医療の担い手は、医療を提供するに当たり、適切な説明を行い、医療を受ける者の理解を得るよう努めなければならない」と規定され、医療従事者の説明義務が明文化された。ただ、医師の患者に対する説明が重要な理由は、法律上の義務であると同時に、それが医事紛争を予防する第一の要点であるからでもある。医事紛争のリスクファクターとしては、医療の質の問題以上に、医療従事者のコミュニケーション能力の問題が大きい。実際、医事紛争は、一部の医療従事者に集積して発生する傾向

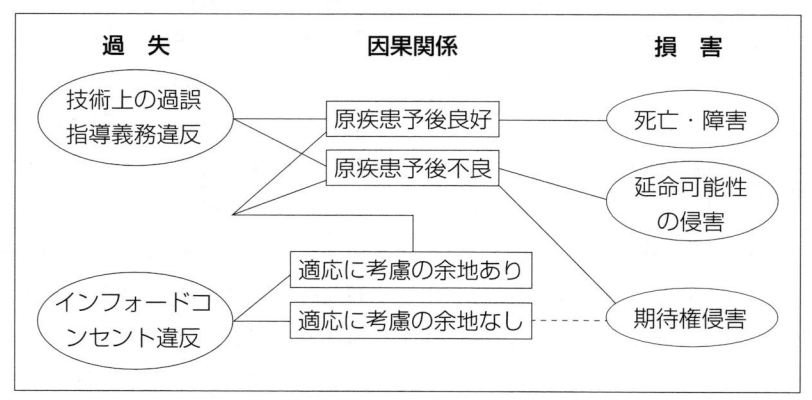

図1：注意義務違反（過失）の内容と損害との関係

がある。民事訴訟の原則は「訴えなければ訴訟なし」であり、診療上多少の不手際があったとしても、患者が医師を責める気にならなければ紛争にはならないのである。医事訴訟が急増する中、今後の医師にとって、コミュニケーション技術の習得は、診療技術の習得と同様に重要となっている。

6 インフォームドコンセントと「医療水準」

1）転医勧告義務・転医提示義務の生じる範囲と「医療水準」

患者の疾患・病態が、他の医療機関へ転医させたうえでの治療を要する場合、医師には転医を勧告すべく患者に説明する義務が生じる（これを「転医勧告義務」とする）。また、医師は、治療実施に先立ち、患者に適応可能な数種の治療法の利害得失を説明し、行うべき方法を患者に選択させる義務があり、場合によっては他院に転医して行う治療法についても説明する義務が生じる（これを「転医提示義務」とする）。問題となるのは、どの範囲の治療法に関して転医を勧告し、または、転医を提示しなければならない義務が生じるかである。

この点について、最高裁は、その診療当時の臨床医学の実践における医療水準としては有効な方法として確立していなかった治療方法に関し、患者から要求を受けた場合であっても、その前提となる検査結果についての医師の説明義務を否定し[5]、新規治療法を受けさせるための転医勧告義務・転医提示義務が生じるか否かは、その方法が、「医療水準」として確立しているか否かを基準として判断されることを示してきた。

2）「医療水準」に関する最高裁判所の判断

本質的問題は、その認定基準としての「医療水準」である。従来判例は、医療機関の性質にかかわりなく、新規治療法に関する厚生省研究班の報告が公刊された時点でほぼ一律に「医療水準」としての確立を認定してきたが、近年、最高裁は、未熟児網膜症に関する事案において、次のように述べ、すべての医療機関について医療水準を一律に解するのは適切ではなく、地域の基幹となる総合病院にとってはより以前に「医療水準」となり、その治療方法の説明義務が生じるとした[6]。

a．新規治療法の普及過程について

ある疾病に対する新規治療法が開発され、それが各医療機関に浸透するには、一般に、まず、専門的研究者による新規治療法の仮説定立、基礎実験、臨床研究が行われ、他の研究者による追試、比較対照試験などによる有効性・安全性の確認が行われ、この間の文献発表、学会・研究会での議論や、教育・研修を通じ、その治療法が各種医療機関に普及していく。疾病の重大性や新規治療法の効果等の要因により、普及速度にはかなりの差がある。有効性・安全性が認められた治療法は、通常、大学病院や専門病院、地域の基幹的総合病院、その他の総合病院、小規模病院、一般開業医の診療所という順序で普及していく。この際、新規治療法の知見（情報）の普及は、論文掲載、学会発表、マスコミ報道等により、まず、その疾病を専門分野とする医師に、次いで関連分野を専門とする医師に伝達されるもので、その伝達に要する時間は比較的短いが、新規治療法実施のための技術・設備の普及は、その治療法の技術的難易度や必要設備の性質上・価格上の制約によりこれに要する時間に差が生じ、通常は知見の普及に遅れる。

b．「医療水準」概念について

このように、新規治療法普及には一定の時間

を要し、医療機関の性格、所在地域の医療環境、医師の専門分野などにより普及までの時間に差があり、通常、その知見の普及よりも実施技術・設備の普及が遅れるのであるから、「ある新規の治療法の存在を前提にして検査・診断・治療等に当たることが診療契約に基づき医療機関に要求される医療水準であるかどうかを決するについては、当該医療機関の性格、所在地域の医療環境の特性などの諸般の事情を考慮すべきであり、右の事情を捨象して、すべての医療機関について診療契約に基づき要求される医療水準を一律に解するのは相当でない」。そして、新規治療法に関する知見が当該医療機関と同程度の医療機関にある程度普及しており、当該医療機関がその知見をもつと期待できる場合、その知見は当該医療機関にとっての医療水準である。当該医療機関に予算の制約などの事情でその実施技術・設備がない場合、当該医療機関は、それをもつ他の医療機関に転医させるなど適切な措置をとるべき義務がある。

この判例によって、厚生労働省や学会の公的指針は法的医療水準とは一致せず、それらの発表以前に、基幹病院の医師にとっては医療水準となり、新規治療法についての説明義務が求められる場合があることが明らかにされた。

3）乳房温存療法に関する裁判例にみる基幹病院の「医療水準」の内容（転医勧告義務と転医提示義務の範囲の違い）

この点に関し、最高裁は、平成13年11月27日、重要な判決を出している。事案は、平成3年2月当時、乳癌患者に対し、新規治療法である乳房温存療法の説明を行うことなく、従来の治療法である乳房切断術を行ったというものである。当該診療当時、欧米では、乳房温存療法の成績は乳房切断術に劣らないとの評価が確立しており、本邦においても、全国129施設で行われ、全乳癌手術の12.7%に達していたが、厚生省研究班による公的報告は未発表であり、本邦での実施報告例はいまだ少数で経過観察期間が短く、術式も未確立であり、癌細胞残存率や局所再発について結論はでておらず、併用する放射線照射の程度、放射線障害についても研究途上という状況にあった。最高裁は、以下のように判断し、担当医師の過失を認めた[7]。

医師は、患者の疾患の治療を実施するに当たり、診療契約に基づき、特別の事情のないかぎり、患者に対して、当該疾患の診断（病名と病状）、実施予定の治療の内容、治療に付随する危険性、他に選択可能な治療方法があれば、その内容と利害得失、予後などについて説明すべき義務がある。

医療水準として確立した治療法が複数存在する場合には、患者が熟慮のうえ選択することができるように、各治療法の違い、利害得失をわかりやすく説明することが求められる。しかし、一般的には、実施予定の治療法は医療水準として確立したものであるが、他の治療法は医療水準として未確立のものである場合、医師は後者について常に説明義務を負うとはいえない。ただし、このような未確立の治療法であっても、医師が説明義務を負うと考えられる場合もあり、少なくとも、当該未確立な治療法が、①少なくない医療機関において実施されており、相当数の実施例があって、実施した医師間で積極的な評価がされているものについては、②患者が当該治療法の適応である可能性があり、かつ、③患者が当該治療法の自己への適応の有無、実施可能性について強い関心を有していることがわかった場合においては、たとえ医師自身が当該治療法について消極的な評価をしており、自ら実施する意思のない場合であっても、患者に対し、知る範囲で、当該治療法の内容、適応可能性やそれを受けた場合の利害得失、当該治療法を実施している医療機関の名称や所在などを説明すべき義務がある。

7 「医療水準」の厳格化

本来「医療水準」というのは、これを満たさなければ法的義務違反となるという意味での底辺を画する基準であり、医療機関が指針とすべき基準ははるかに高いはずである。また、「医療水準」は、個々の裁判所の判断次第によって変動しうるものであり、それが上限に変動した場合（厳しい判断の裁判所に当たった場合）でも、これに耐えうる診療を行うよう努めなければならない。すでに、最高裁判所は、平均的医師が行う医療慣行に従った医療行為を行っただけでは、医療水準に基づいた注意義務を尽くしたことにはならない、と判断しており[8]、平均的診療を行っているだけでは、今日の医療水準に適った診療とはいえないのである。そのうえ、近年の判例において医師に要求されている説明義務の水準はよりいっそう高く、その遵守は容易とはいい難い。

以上のように、「医療水準」は厳格化しているが、基幹病院の医師であっても、ある診療科の医師すべてが、当該診療科領域のある疾患の専門的研究者のレベルでの医療水準を要求されるわけではない。小児アレルギーの治療に関する一裁判例では、大学病院に勤務する医師は、人的・物的な医療設備の充実した、また他の医師の協力が得られやすい環境を利用すべきであるが、法制度上一般の医師を超える医師としての資格試験の合格や研修の修了を必須とされるものではない以上、特別に高度の注意義務を負うものとただちにいうことはできないとし、当該治療についての専門的研究者と、大学病院の一般医師とでは、要求される医療水準は異なるとされている[9]。

8 肺血栓塞栓症をめぐる裁判例の検討

外科系入院患者、特に術後患者、外傷・骨折患者の肺血栓塞栓症における死亡が少なからずある。通常は予測困難で事前の説明が行われていないため医事紛争に発展しやすい。肺血栓塞栓症533例の検討では、整形外科34例、産婦人科25例、腹部外科20例、脳外科8例であったとする研究会報告がある[10]。ここでは、肺血栓塞栓症に関して訴訟で争われた事案を検討する。

1) 危険因子をもつ患者における肺血栓塞栓症の見落とし

一般に、肺血栓塞栓症の危険因子としては、下肢の深部静脈瘤、外科手術、心疾患、長期臥床、骨折、外傷、肥満、妊娠、出産、産褥、感染症、避妊用ピルの長期服用などが挙げられている。また、発生時期としては、一般的には術後1週間で発症するが、長期臥床後の歩行開始時に突然発症することもあるとされている。肺血栓塞栓症の症状は、自覚症状として、呼吸困難、胸痛、血痰、不安感、咳嗽、発汗、動悸、胸痛などが挙げられ、他覚所見としては、脂肪塞栓症、頻呼吸、頻脈、ショック、チアノーゼ、頸静脈怒張、肝腫大、浮腫、発熱、動脈血酸素分圧および炭酸ガス分圧の低下などが挙げられるほか、心電図では、ⅠのS波とⅢのQ波が0.15mV以上で、ⅢのT波が陰性となるSⅠQⅢTⅢ型や、V_1-V_3において、陰性T波がみられる。確定診断は、肺血管シンチグラムや肺動脈造影による。

上記の危険因子をもった患者で、肺血栓塞栓症を疑う症状を認める場合には、肺血栓塞栓症を念頭に置いて治療を進める必要がある。判例には、下肢の外傷性骨折に対する術後、歩行訓練開始後の突然の胸痛について、肺血栓塞栓症

を疑わず、注意義務違反を問われた事例がある（浦和地方裁判所平成12年2月21日判決[11]）

a．事案の概要

平成4年3月、27歳の男性が、バイク乗車中の転倒事故により、右腓骨骨折、右足関節脱臼骨折の傷害を負い、整復固定術を受けた。術後10日までは良好に経過し、松葉杖歩行も問題なく行われ、11日目より歩行訓練が開始された。23日目に散歩に出かけようとした際、強い胸痛を訴えたため、心電図をとり、内科医が診察した。内科医は、虚血性心疾患を疑ったが、心電図が正常範囲内であったことから、肋間神経痛か狭心症であると診断した。その後呼吸困難、胸痛の訴えなく歩行をしていたが、翌々日の25日目になって、突然、強い胸痛を訴えた。頻脈を認め、心電図上も、aVRおよびV_1のST上昇、V_1-V_3の陰性T波、IのSおよびIIIのQの増大、IIIの陰性T波が認められた。フランドルテープ貼付とモニター装着が行われた。翌26日目も頻脈が続いていたが、歩行してトイレへ入った際にショックとなり、蘇生が行われたが、約3時間後に死亡した。剖検は行われず、内科医は家族に対し、原因不明の脳梗塞が起こったと説明した。

b．裁判所の判断

本件患者については、剖検は行われていないし、肺血管シンチグラフィーや肺動脈造影も実施されていないので、死因に関する客観的な資料は存在しないが、本件患者は、事故によって負った右腓骨骨折等の傷害の治療のため手術を受け、歩行訓練を開始するまで安静状態であったなど肺血栓塞栓症を発症させる危険因子を保有していたこと、呼吸困難、胸痛、動悸、頻脈など肺血栓塞栓症にみられる症状を呈していたこと、心電図所見でも、肺血栓塞栓症に典型的なSIQIIITIII型に類似した波形や、V_1-V_3までの陰性T波が現れていたこと、血液ガス分析結果でも動脈血酸素分圧の低下が示されていたこと、患者が歩行訓練を開始した後に、肺血栓塞栓症とみられる症状が出現しており、肺血栓塞栓症の発症時期と矛盾しないこと、等を総合勘案すると、患者の死因は肺血栓塞栓症であったと認めることができる。患者には肺血栓塞栓症を生じさせる危険因子が存在し、肺血栓塞栓症を疑う症状や肺血栓塞栓症に特有な検査結果が現れていたのであるから、担当医には、患者が肺血栓塞栓症を発症していることを疑い、これに対する治療ないし予防的措置な措置を講じる注意義務があったのに、これを怠った。

裁判所は、以上のように判断して医師の責任を認めた。肺血栓塞栓症の診断は、剖検を行わないと明らかにならない場合は多い。患者が予想外の急変で死亡し、原因が不明の場合には、できるかぎり剖検を行い、死因を明らかにすることが、速やかな紛争解決のために重要である。

2）予見性のない肺血栓塞栓症

一方、肺血栓塞栓症は、全く予見性なく突然発症することもあるが、このような肺血栓塞栓症についてまで予防措置を講じる義務があるわけではない。判例には、前立腺癌術後の突然の肺血栓塞栓症による死亡について、医師の過失が否定された事例がある（東京地方裁判所平成9年6月26日判決[12]）。

a．事案の概要

平成6年10月に前立腺癌根治術を受けた患者（68歳）が、術後4日目に初めて廊下へ出た際、ショック症状を起こし、約5時間後に死亡した。直接の死因は肺血栓塞栓症であった。医師は、酸素吸入、輸液、昇圧薬投与による静脈確保を行っているが、ヘパリンもウロキナーゼも投与していなかった。

b．裁判所の判断

肺血栓塞栓症は、静脈系に発生した血栓が遊離して肺動脈を閉塞することにより発生する疾患であり、この静脈血栓を惹起する可能性が高

い素因としては、高齢、臥床状態、下腿の静脈瘤、心疾患、悪性疾患、妊娠、薬物、血液疾患、外傷および手術などの因子が挙げられ、また、肺血栓塞栓症の予防策として、早期離床、下肢の運動、弾性ストッキングの着用、ヘパリン投与などが有効であるとされている。しかし、肺血栓塞栓症の危険因子には多種多様なものがあり、その発症に寄与する程度にも軽重があるから、医師は、いかなる場合においても肺血栓塞栓症の予防策のすべてを行うべき注意義務があると考えるべきではなく、患者に肺血栓塞栓症の発症を予見すべき具体的な危険因子があると認められる場合に、その状況、容態から考えて可能かつ有効と考えられる予防策を講じるべき注意義務があると考えるべきである。患者は高齢・臥床状態・手術という一般的因子について該当するが、下腿静脈瘤・心疾患等の因子には該当しないから、肺血栓塞栓症の発症を予見すべき具体的危険因子がなく、早期離床、早期歩行を勧めるほかに、肺血栓塞栓症のための特別な予防策を講じておく注意義務まではなかったと考えられる。また、肺血栓塞栓症の治療には、呼吸循環管理、抗凝固法（ヘパリン）、線溶療法（ウロキナーゼ）、塞栓摘出術、再発防止のための下大静脈結紮などがあるが、肺血栓塞栓症の場合は必ずこれらの治療を行う注意義務があると考えるべきではなく、刻々と変化する患者の容態に対応して、具体的状況下で可能かつ肺塞栓にもっとも効果的とみられる治療法を選択し、実施する注意義務があると考えるべきである。本件で、ヘパリン・ウロキナーゼ等の投与が行われなかったのはショック状態となってから急速に容態悪化して投与機会がなかったからであり、医師の過失とはいえない。

裁判所は以上のように判断して、医師の責任を否定した。

3）再発性の予防

発症時すでにショック状態になっている重篤な肺血栓塞栓症患者を救命できるか否かは、塞栓子の大きさと陳旧性、閉塞の範囲（塞栓子の数量）、閉塞の程度、基礎疾患の有無、右室不全などの続発症の有無と程度、など個別的要因に大きく左右される。急性肺血栓塞栓症の治療においては、急性期の循環管理と血栓溶解療法による治療が必要であるが、救命のためには再発作予防が重要であり、早期の治療開始が重要である。救命可能な症例であっても、早期に治療が開始されたか否かによって救命率は大きく左右される。高血圧・肥満・高齢などが背景因子であるが、これらの背景因子がなく発症する例もまれではない。症状、胸部Ｘ線、動脈血ガス分圧、心電図などにより肺血栓塞栓症を疑う場合には、確診のため、速やかに肺シンチグラフィーを行う必要がある。

判例には、短時間のうちに肺血栓塞栓症の発作を繰り返して死亡した患者について、医師の過失が認められたものがある（金沢地方裁判所平成10年2月27日判決[13]）

a．事案の概要

平成4年9月、特に既往症のない33歳女性が、早朝突然の呼吸困難となり、救急入院し、胸部Ｘ線検査、動脈血ガス分析、心電図、頭部CTなどが行われ、肺血栓塞栓症も疑われたものの、病名不明のまま対症療法が行われた。発症から15時間後に突然の一過性の呼吸停止が起こり、その後も3時間後に再度発作が起こった。肺シンチグラフィーが行われ肺血栓塞栓症が確診され、血栓溶解療法が行われたが、その後も状態は悪化し、発症から27時間で死亡した。

b．裁判所の判断

担当医は、発症7時間後の時点で、動脈血ガス分析の結果で低酸素血症、低二酸化炭素血症を示していたこと、胸部Ｘ線写真で異常所見が

認められなかったこと、最高血圧70mmHg前後の低血圧が持続していたこと、頭部CTスキャンで異常所見が認められず脳疾患の疑いが弱まったこと、などを考えあわせれば、この時点で、肺血栓塞栓症を含む肺循環障害を疑い、その予後の一般的危険性の重大さや患者のショック状態を考慮して、確定診断に至るさらなる検査を行うべきであったのに、これを怠った。そのため、担当医には、治療開始が約7時間遅れた過失がある。

本件肺血栓塞栓症は、短時間のうちに数度の発作を繰り返して死亡に至ったもので、早期に診断し治療が開始されていたとしても、救命できたとの蓋然性があるとはいえない（治療開始の遅れと死亡の因果関係を否定）。しかし、早期に抗凝固療法、血栓溶解療法が行われていればある程度の救命可能性は期待できた。

裁判所は、以上のように判断して期待権侵害に基づく医師の責任を認めた。本判決で示された、肺血栓塞栓症を疑うべき判断構造を図2に示した。低酸素血症と低二酸化炭素血症、胸部X線写真における異常所見なし、画像診断における脳疾患の所見なし、といった症例では、肺血栓塞栓症を疑うべきことは銘記すべきであろう。

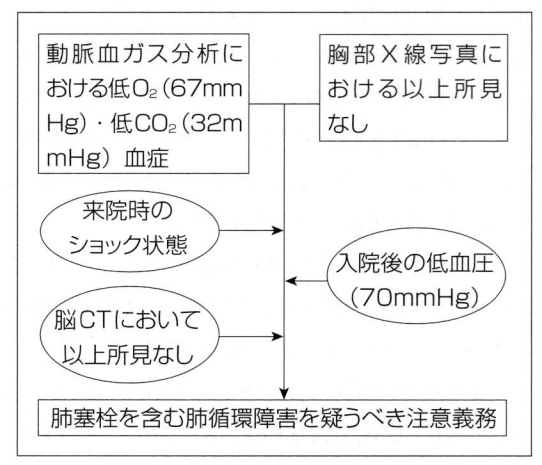

図2：金沢地方裁判所平成10年2月27日の判断構造

9 肺血栓塞栓症とインフォームドコンセント

以上の判例では肺血栓塞栓症の診断・治療技術の内容が問題となっている。しかし、諸判例で言及された危険因子をもつ患者については、今後は肺血栓塞栓症に関するインフォームドコンセントも問題となるであろう。

特に、臥床状態の患者、下腿の静脈瘤や心疾患・血液疾患の患者、外傷・骨折患者などに手術を行う場合には、突然の肺血栓塞栓症が発生し、致死的となりうることを説明しておくことが重要であろう。

10 肺血栓塞栓症/深部静脈血栓症（静脈血栓塞栓症）予防ガイドラインの発刊

日本血栓止血学会、日本産科婦人科学会、日本産婦人科新生児血液学会、日本静脈学会、日本集中治療医学会、日本心臓病学会、日本泌尿器科学会、日本麻酔科学会、肺塞栓症研究会の9学会は、2004年2月に『肺血栓塞栓症/深部静脈血栓症（静脈血栓塞栓症）予防ガイドライン（ダイジェスト版）』を発刊した。

欧米では1980年代より肺血栓塞栓症の発症予防に力が注がれ、各種学会からガイドラインが公表されてきたが、日本と欧米との間には、静脈血栓塞栓症の発症頻度の違い、使用可能な薬剤の違いや静脈血栓塞栓症に対する認識度の違いなどがあり、日本独自の予防ガイドラインが発刊された。その詳細は各学会のホームページからダウンロード可能である。表1にガイドラインで紹介されている予防法の概要を示す[14]。

現時点では、静脈血栓塞栓症の予防に関するエビデンスは十分とはいえないため、本ガイド

表1：「肺血栓塞栓症/深部静脈血栓症（静脈血栓塞栓症）予防ガイドライン」における予防法の概要

- 早期歩行および積極的な運動

    静脈血栓塞栓症の予防の基本となる。臥床を余儀なくされる状況下においては、早期から下肢の自動他動運動やマッサージを行い、早期離床を目指す。

- 弾性ストッキング

    中リスクの患者では静脈血栓塞栓症の有意な予防効果を認めるが、高リスク以上の患者では単独使用での効果は弱い。弾性ストッキングが足の形に合わない場合や下肢の手術や病変のためにストッキングが使用できない場合には、弾力包帯の使用を考慮する。入院中は、術前術後はもちろん、静脈血栓塞栓症のリスクが続くかぎり終日着用する。

- 間欠的空気圧迫法

    高リスクにも有効であり、特に出血のリスクが高い場合に有用である。原則として、周術期では手術前あるいは手術中より装着開始、また外傷や内科疾患では臥床初期より装着を開始し、少なくとも十分な歩行が可能となるまで終日装着する。使用開始時に深部静脈血栓症の存在を否定できない場合、すなわち手術後や長期臥床後から装着する場合には、深部静脈血栓症の有無に配慮し、十分なインフォームドコンセントの下に使用して、肺血栓塞栓症の発生に注意を払う。

- 低用量未分画ヘパリン

    8時間もしくは12時間ごとに未分画ヘパリン5,000単位を皮下注射する。高リスクでは単独で有効であり、最高リスクでは理学的予防法と併用して使用する。脊椎麻酔や硬膜外麻酔の前後に使用する場合には、未分画ヘパリン2,500単位皮下注（8時間ないし12時間ごと）に減量することも選択肢に入れる。開始時期は危険因子の種類や強さによって異なるが、出血の合併症に十分注意し、必要ならば手術後なるべく出血性合併症の危険性が低くなってから開始する。抗凝固療法による予防は、少なくとも十分な歩行が可能となるまで継続する。

- 用量調節未分画ヘパリン

    APTT（活性化部分トロンボプラスチン時間）の正常値上限を目標として未分画ヘパリンの投与量を調節して、抗凝固作用の効果をより確実にする方法である。煩雑な方法ではあるが、最高リスクでは単独使用でも効果がある。

- 用量調節ワルファリン

    ワルファリンを内服し、PT-INR（プロトロンビン時間の国際標準化比）が1.5-2.5となるように調節する方法である。PT-INRのモニタリングを必要とする欠点はあるが、最高リスクにも単独で効果があり、安価で経口薬という利点を有する。

（肺血栓塞栓症/深部静脈血栓症（静脈血栓塞栓症）予防ガイドライン作成委員会. 肺血栓塞栓症/深部静脈血栓症（静脈血栓塞栓症）予防ガイドライン（ダイジェスト版）. 東京：メディカル フロント インターナショナル リミテッド；2004. p.6-8.

ラインは、欧米のガイドラインや疫学研究の結果を参考とした、現時点での提言となっている。この点では、他のガイドラインと比較して、科学的証拠としての証明力は、やや劣ると評価されるであろう。しかし、公的基盤をもったガイドラインは、医療過誤訴訟上、鑑定と並んで重要な証拠となると考えられるため[15]、臨床上の予防策としてだけでなく、管理上の安全対策としても、本ガイドラインに従って肺血栓塞栓症予防を行うことが望ましい。また、2004年4月から、肺血栓塞栓予防に保険診療の適用が認められた事情もあり、本ガイドライン発刊を契機に、肺血栓塞栓症をめぐる今後の医事訴訟の帰趨は、本ガイドラインをふまえた診療が行わ

れていたか否かが重要なポイントとなるであろう。

【参考文献】
1) 最高裁判所昭和56年5月30日判決．判例時報 1196：107．
2) 最高裁判所平成12年2月29日判決．判例タイムズ 1031：159．
3) 東京地方裁判所平成8年6月21日判決．判例時報 1590：90．
4) 東京高等裁判所平成13年7月18日判決．判例時報 1762：14．
5) 最高裁判所昭和61年5月30日判決．判例時報 1196：107．
6) 最高裁判所平成7年6月9日判決．判例時報 1537：3．
7) 最高裁判所平成13年11月27日判決．判例タイムズ 1079：198．
8) 最高裁判所平成8年1月23日判決．判例時報 1571：57．
9) 岡山地方裁判所平成9年11月19日判決．判例時報 1666：116．
10) 日本内科学会雑誌 2001；90：304
11) 浦和地方裁判所平成12年2月21日判決．判例タイムズ 1053：188
12) 東京地方裁判所平成9年6月26日判決．判例タイムズ 959：221．
13) 金沢地方裁判所平成10年2月27日判決．判例時報 1670：58．
14) 肺血栓塞栓症/深部静脈血栓症（静脈血栓塞栓症）予防ガイドライン作成委員会．肺血栓塞栓症/深部静脈血栓症（静脈血栓塞栓症）予防ガイドライン（ダイジェスト版）．東京：メディカル フロント インターナショナル リミテッド；2004．
15) 古川俊治，北島政樹．診療ガイドラインと法的「医療水準」．日本消化器病学会雑誌，2004；101：1-8．

和文索引

■あ
悪性高熱　26
悪性疾患　9
悪性腫瘍　69
アジア人　8
アスピリン　12, 74
圧迫圧比　11
アフリカ人　8
アルコールの摂取　106
アンチトロンビン欠損症　7

■い
胃癌　69
易血栓形成　7
意識障害　78
医師の過失　150
医事紛争のリスクファクター　146
一時的下大静脈フィルター　97, 128
一次予防の実際　70
一時留置型フィルター　118
一般外科　67
一般的な適応　105
一般的予防　96
遺伝子異常の多様性　7
委任契約　144
胃びらん　14
医療過誤　143
医療過誤訴訟　145
医療水準　147
医療法　146
インフォームドコンセント　143, 145
インフォームドコンセントの歴史　143
インフォームドチョイス　145
インフォームドディシジョン　144, 145

■う
右室圧の推定　58
右室圧負荷所見　56
うっ血性心不全　11
ウロキナーゼ　35

■え
永久型フィルター　117
永久的下大静脈フィルター　97
エコー　56
エコノミークラス　105
エストロゲン製剤　7
エノキサパリン　89

■お
横隔膜の挙上　42

■か
カーフポンプ・タイプ　12
回収可能型フィルター　118
外傷　9
外傷患者　77
外傷後の深部静脈血栓症の危険因子　103
蓋然性　152
核医学検査　42
各予防法の選択　86
下肢MRベノグラフィー　53
下肢運動　71
下肢挙上　135
下肢症状　33
下肢静脈エコー図　62
下肢静脈エコー図の方法　62
下肢静脈造影　32, 46
下肢静脈の撮像法　48
下肢痛　30
下肢の挙上　11
下肢のストレッチ体操　106
画像再構成法　48
下腿筋ポンプ　6
下大静脈フィルター　35, 97, 104, 105, 116
活性化プロテインC抵抗性　7
ガドリニウム造影　5
下肺野の線状・索状影　42
カラードプラー　114
カラードプラー法　32, 58
癌化学療法　9
癌手術　69
間欠的空気圧迫装置　85, 136
間欠的空気圧迫法　11, 71, 104, 127
看護　139
看護ケア　135, 137
看護計画　133
患者・家族への心理的支援　139

■き
関節運動　11
奇異性脳塞栓　76
危険因子　8
危険因子の階層化　10
期待権　146
期待権侵害　152
機内での湿度　106
救急部　101
急性肺血栓塞栓症のX線像　41
ギュンターチューリップ下大静脈
　MR-eyeフィルター　118
胸水貯留　42
胸痛　33
胸痛・呼吸困難を来すほかの疾患の鑑別　60
強度　8
胸部X線撮影　33
胸部X線写真　41
胸部CT　33
胸部症状　33
胸壁心エコー図　56
局所壁運動異常の有無　60
巨大子宮筋腫　95
巨大卵巣腫瘍　95
近位部　4

■く
区画症候群　12
具体的危険因子　151

■け
経口避妊薬　95
経口避妊薬服用者　98
経食道心エコー図　60
携帯型心エコー装置　56
経腟分娩　92
経皮的心肺補助　35, 109
契約責任　145
血液凝固系検査　33
血液凝固能の亢進　7
血管造影　46
血小板機能障害　14
血栓シンチグラフィー　5
血栓性静脈炎　10
血栓性素因と妊娠性血管合併症　95

索引　155

血栓溶解療法　107
血流シグナル　63
血流の停滞　6
検査の実際　46, 47
検査方法　43

■こ
抗凝固療法　86, 103, 107, 116
抗凝固療法の合併症　13
後天性　6
広汎子宮全摘術　94
抗リン脂質抗体症候群　7, 10
抗リン脂質抗体陽性　97
呼気終末時二酸化炭素濃度　33
呼吸困難　33
呼吸性移動　42
骨粗鬆症　13, 14
骨盤および股関節周囲部骨折　9
骨盤内高度癒着の手術　95
コミュニケーション技術　147

■さ
在宅未分画ヘパリン療法　98
サイトカイン産生　7
座位の手術　76
再発性の予防　151
産科　92
産科領域の予防対策　96
産科領域の危険因子　94
産褥期　92
三尖弁逆流血流の最大血流速度　58
産婦人科　91

■し
子宮癌手術　95
自己決定権　144
自動運動　135
膝窩部　4
質的異常症　7
死亡率　4, 18, 20
周術期　8
周術期肺塞栓症　19
重症感染症　10
手術　9
手術部位別解析　21
手術部位別の転帰　23
出血　13
出血傾向　12
出血性潰瘍　12
術中・術後の予防法　71
術中肺塞栓症の発生率　19

術中発生率　18
準委任契約　144
準広汎子宮全摘術　94
消化器　67
症候性肺血栓塞栓症　67
使用者責任　145
静脈エコー　114
静脈還流障害　11
静脈血栓後症候群　4
静脈血栓塞栓症（venous thromboembolism）　4, 6, 8
静脈血栓塞栓症の既往　9, 97
静脈血栓塞栓症の危険因子　29
静脈血栓塞栓症の特徴　91
静脈血栓塞栓症の頻度　92, 93
静脈造影　5
静脈超音波検査法　5
静脈内腔の拡大　62
静脈内血栓の診断のポイント　62
静脈内血流速の変化　63
静脈内皮の障害　7
静脈壁の異常　7
静脈壁の損傷　7
食道癌　69
所見と読影のポイント　43, 44, 45, 46, 47, 52, 53
心陰影拡大　42
心エコー検査　33
人格権　144, 145
新規治療法　147
信教の自由　145
神経系疾患　9
人口動態統計　3, 10
人種特異的な凝固異常　8
心尖部アプローチ　57
心臓血管外科　109
診断　4, 114
心タンポナーデ　60
シンチカメラ　43
シンチグラフィー　43
心電図　33
深部静脈血栓症　3
深部静脈血栓症の診断　30
深部静脈血栓症の発生頻度　82
深部静脈血栓症の臨床症状　83
深部静脈血栓症リスク　128
深部静脈血栓症リスク評価尺度　133
診療契約債務不履行責任　145

■す
膵癌　69

ステロイド　77

■せ
整形外科　82
性差　10
世界医師会総会ヘルシンキ宣言　144
世界医師会総会リスボン宣言　144
説明義務　143
先天性　6
先天性血栓性素因　7, 9, 97
専門的研究者　149

■そ
造影CT　5
造影法　48
早期手術・早期離床　84
早期発見　138
早期歩行　11
早期離床　71
相対的禁忌　12
総腓骨神経麻痺　12
足関節の運動　85
組織因子　9
組織型プラスミノゲンアクチベータ　97
組織プラスミノゲンアクチベータ　35

■た
第Ⅱ因子　12
第Ⅴ凝固因子　8
第Ⅴa凝固因子　7
第Ⅷa凝固因子　7
胎児失血　12
胎児への移行性　97
大腸癌　69
大動脈内のintimal flap　60
脱水　106
他動運動　135
ダナパロイドナトリウム　34, 96
単純CT　48
探触子　63
弾性ストッキング　11, 71, 85, 104, 127, 136
弾性包帯　71, 135

■ち
知覚障害　78
中心静脈カテーテル留置　10
中心静脈ルート　79

中枢神経系障害 12
中等量ワルファリン投与 128
超音波診断 32
長期臥床 9
長期間ステロイド 77
長期中心静脈ライン 28
長距離のバス 106
腸骨静脈圧迫症候群 4
腸骨大腿部 4
治療 116
治療技術上の過誤 146

■て
帝王切開 92
低分子量ヘパリン 13, 128
低分子量ヘパリン投与 104
低用量未分画ヘパリン 12
低用量未分画ヘパリン投与 103, 128
転医勧告義務 147
転医提示義務 147
転帰 20

■と
動脈血ガス分析 33
動脈血行障害 11
特徴と臨床的意義 46
特徴と撮像法 52, 53
特徴と臨床的意義 46
特発性静脈血栓症 7
突然死 4
ドプラー法 58
トラネキサム酸 34
トランサミン 96

■な
内腔の血栓エコー描出 62

■に
ニューハウスProtect 118
ニュールンベルク綱領 144
妊娠および産褥 9
妊娠中からの予防 97

■ね
年間診断数 5
年齢 9
年齢別解析 23

■の
脳出血急性期 12
脳腫瘍患者 77

脳神経外科 76
脳神経外科の手術 77
脳卒中患者 76

■は
バイオアベイラビリティー 13
肺癌 69
肺換気シンチグラフィー 44
肺血管造影 34
肺血栓塞栓症 138, 139
肺血栓塞栓症の診断 32
肺血栓塞栓症の発症状況 83
肺血栓塞栓症の発生頻度 84
肺血栓塞栓症をめぐる裁判例 149
肺血流シンチグラフィー 43
肺血流スキャン 33
肺梗塞のCT所見 49
肺梗塞のX線像 42
胚障害 12
肺透過性の亢進 41
肺動脈MRA（MR angiography）52
肺動脈造影 41, 46
肺動脈の撮像法 48
肺動脈の変化 49
肺野および胸膜の変化 49
肺野浸潤影 42
ハイリスク妊婦 94
白色人種 8
発症機序 3
発症頻度 67
パルスオキシメーター 33

■ひ
比較研究 5
皮下注射部位の局所皮膚過敏症 14
ビタミンKシロップ 97
ビタミンK_1製剤 14
皮膚壊死 14
腓腹部 4
肥満 10
肥満指数 10
秘密調査 18
病因 6
頻度 28, 113

■ふ
フォンダパリヌクス 89
腹臥位手術 76
婦人科 93

婦人科領域の危険因子 95
婦人科領域の予防対策 98
フットポンプ・タイプ 12
不法行為責任 145
浮遊血栓 5
プロテインS欠損症 7
プロテインC欠損症 7
プロトロンビン遺伝子の点変異 8

■へ
平均的診療 149
ベーチェット病 7
ヘテロ接合体 7
ヘパリン 72
ヘパリン起因性血小板減少 96
ヘパリン起因性血小板減少症 13, 14
ヘリカルCT 5, 48

■ほ
傍胸骨アプローチ 56
放射性同位元素 42
放射線診断学 41
傍大動脈リンパ節郭清 94
補体カスケード 10
母乳移行性 97
ホルモン補充療法 95

■ま
膜型凝固第X因子様酵素 9
麻酔関連偶発症例調査 18
麻酔法別解析 24
マルチスライスCT 48
慢性肺血栓塞栓症のX線像 42

■み
未分画ヘパリン 13
未分画ヘパリンの禁忌 12
民法415条 145
民法645条 144
民法709条 145
民法715条 145

■む
無症候性 4

■め
明文化 146

■や
薬剤による予防　96
薬物的予防法　12, 72

■よ
用量調節未分画ヘパリン　12, 128
用量調節ワルファリン　12
予見性のない肺血栓塞栓症　150
予防的管理　34
予防法　10, 129

■ら
卵巣過剰刺激症候群　95
卵巣癌手術　95

■り
理学的予防法　11, 71
リスクの評価　133
リスク分類　29
リハビリテーション　79
硫酸プロタミン　13
量的欠損症　7

■臨床症状　33
臨床像　3
臨床的意義　43, 44, 46, 52, 53

■れ
列車　106
連続波ドプラー法　58

■わ
ワルファリン　12, 14, 73, 97
ワルファリンの禁忌　12

欧文索引

■A
ASA PS別解析　23
AUTAR深部静脈血栓リスク評価尺度　134

■B
Bモード法　32

■C
CT　48
CTA　48
CTスキャン　32
CTの診断能　50
CTの臨床的意義　50
CT所見　49

■D
2D-TOF法　53
DSA　46

■F
fissure sign　43

■G
Greenfield IVCフィルター　117

■H
Homans徴候　4, 30
Humpton's hump　42

■I
^{125}I-fibrinogen uptake test　67
injury severity score　103
IPC　71

■K
^{81m}Krガス　44
knuckle sign　41

■L
Lowenberg徴候　5
Luke徴候　4

■M
MDCT　48
melting sign　42
milking　63
MIP法　48
MPR法　48
MRI　51
MRベノグラフィー　5

■P
PCPS　110
PIOPED　44
PIOPED改定診断基準　45

■R
RI（ラジオアイソトープ）静脈造影　32
RIベノグラフィー　5, 44

■S
SPECT　43

■T
^{99m}Tc標識大凝集ヒト血清アルブミン　43

■V
Virchow　6

■W
Westermark's sign　41

■X
^{133}Xeガス　44

周術期の肺血栓塞栓症・深部静脈血栓症の予防と対策〈検印省略〉

2004年 5 月 20 日　第 1 版発行

定価（本体5,700円＋税）

編集者　瀬尾憲正
発行者　今井　良

発行所　克誠堂出版株式会社
　　　　〒113-0033　東京都文京区本郷3-23-5-202
　　　　電話（03）3811-0995　振替00180-0-196804

印刷・製本　ソフト・エス・アイ株式会社

ISBN4-7719-0277-1 C 3047 ￥5,700 E
Printed in Japan　© Norimasa Seo 2004

・本書の複製権・翻訳権・上映権・譲渡権・公衆送信権（送信可能化権を含む）は克誠堂出版株式会社が保有します。
・JCLS ＜㈱日本著作出版権管理システム委託出版物＞
　本書の無断複写は著作権法上での例外を除き禁じられています。複写される場合は，そのつど事前に㈱日本著作出版権管理システム（電話 03-3817-5670, FAX 03-3815-8199）の許諾を得てください。

圧迫ポンプ・弾性ストッキング　販売会社一覧

会社名	連絡先	種別	製品名
テルモ株式会社	〒151-0072 東京都渋谷区幡ヶ谷2-44-1 フリーダイヤル：0120-128195 URL：http://www.terumo.co.jp/	圧	ベノストリーム™
		ス	コンプリネット プロ
小林製薬株式会社 小林メディカルカンパニー	〒541-0047 大阪府大阪市中央区淡路町4-4-13 TEL：06-6223-0602　FAX：06-6222-7228 URL：http://www.kobayashi-medical.com/	圧	ノバメディクス A-Vインパルスシステム
日本シグマックス株式会社	〒163-6033 東京都新宿区西新宿6-8-1 TEL：03-5326-3230 URL：http://www.sigmax.co.jp/	圧	プレキシパルス
		ス	ATストッキング
日本シャーウッド株式会社	〒151-0051 東京都渋谷区千駄ヶ谷5-27-7 TEL：03-3355-9418　FAX：03-3357-4624 URL：http://www.sherwood.co.jp/	圧	SCDレスポンス コンプレッション システム
		ス	T.E.D.サージカル ストッキング
原田産業株式会社	〒100-0005 東京都千代田区丸の内1-2-1 TEL：03-3213-8275 URL：http://www.haradacorp.co.jp/	圧	ウイズエアーDVT™
ハントレー・ヘルスケア・ ジャパン株式会社	〒651-0087 兵庫県神戸市中央区御幸通4-1-15 TEL：078-231-8735　FAX：078-231-8736 フリーダイヤル：0120-000272 URL：http://www.huntleigh-healthcare.com/	圧	フロートロンDVT システム
村中医療器株式会社	〒540-8686 大阪府大阪市中央区東高麗橋4-15 TEL：06-6943-1221　FAX：06-6946-0184 URL：http://www.muranaka.co.jp/	圧	ベナフロー
		ス	アンチエンボリ ストッキング
メドー産業株式会社	〒141-0022 東京都品川区東五反田1-11-15 TEL：03-3447-5521　FAX：03-3447-3570 フリーダイヤル：0120-265521 URL：http://www.medo.co.jp/	圧	メドマーDVT2500

圧；圧迫ポンプ，ス；弾性ストッキング

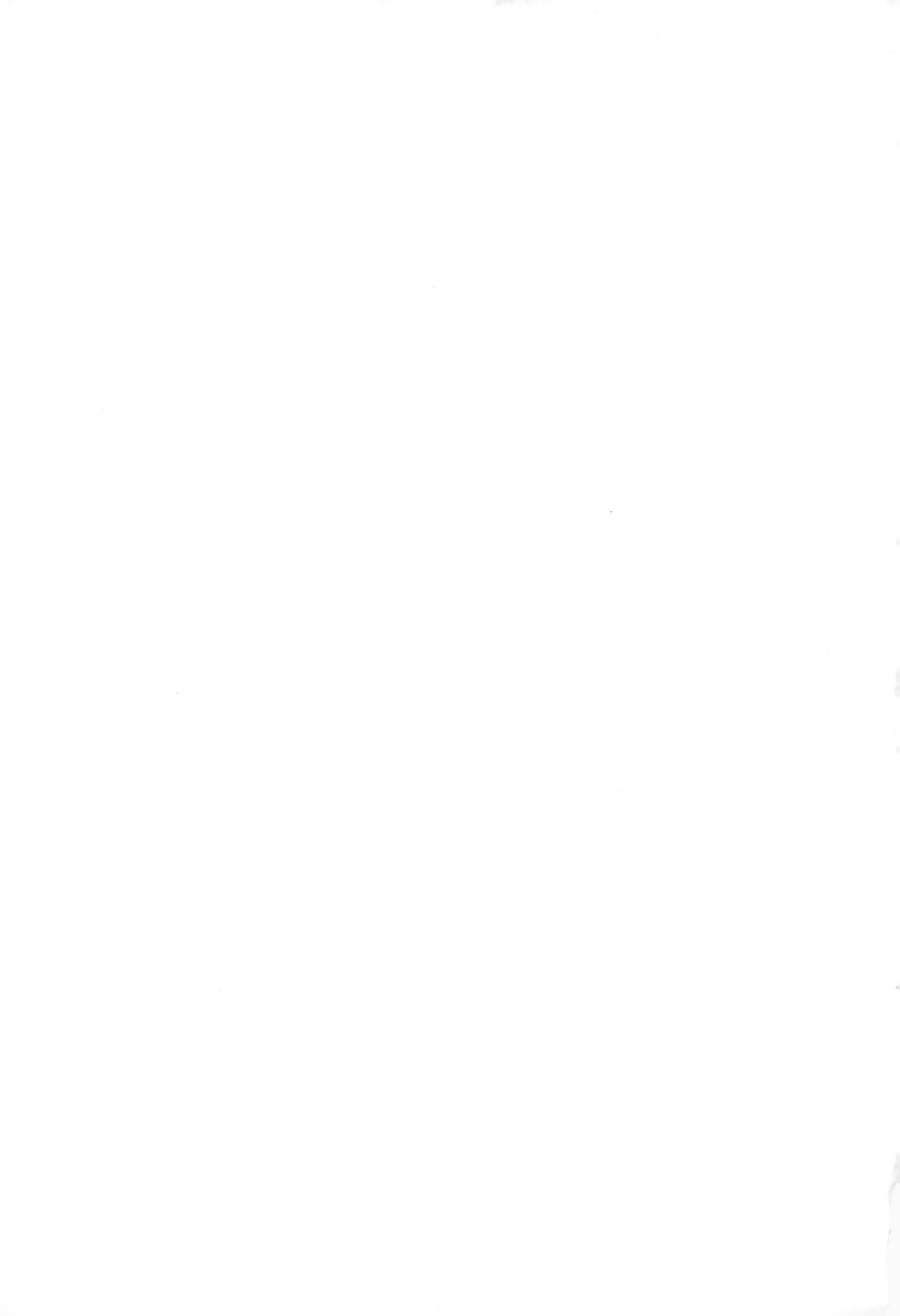

分類と推奨予防法

脳神経外科	整形外科	重度外傷、脊髄損傷	予防法
開頭術以外の脳神経外科手術	上肢の手術		早期離床および積極的な運動
腫瘍以外の開頭術	脊椎手術 骨盤・下肢手術 （股関節全置換術、膝関節全置換術、股関節骨折手術を除く）		弾性ストッキングまたは間欠的空気圧迫法
腫瘍の開頭術	股関節全置換術 膝関節全置換術 股関節骨折手術	重度外傷、運動麻痺を伴う完全または不完全脊髄損傷	間欠的空気圧迫法または低用量未分画ヘパリン
静脈血栓塞栓症の既往や血栓性素因のある脳腫瘍開頭術	「高」リスクの手術を受ける患者に、静脈血栓塞栓症の既往、血栓性素因が存在する場合	静脈血栓塞栓症の既往や血栓性素因のある「高」リスクの重度外傷や脊髄損傷	（低用量未分画ヘパリンと間欠的空気圧迫法の併用）または（低用量未分画ヘパリンと弾性ストッキングの併用）または用量調節ヘパリンまたは用量調節ワルファリン

静脈血栓塞栓症予防と局所麻酔

低用量未分画ヘパリン

低用量（5,000単位皮下注、8時間あるいは12時間ごと）では、脊椎麻酔・硬膜外麻酔は禁忌ではないが、以下のことに注意する。

1) 刺入操作は未分画ヘパリン投与から4時間あける。高濃度未分画ヘパリン皮下注（ヘパリンカルシウム）では、投与後、10時間はあける。
2) 未分画ヘパリン投与は刺入操作から1時間あける。
3) カテーテル抜去は未分画ヘパリン投与の1時間前、または最終投与から2-4時間後に行う。高濃度未分画ヘパリン皮下注（ヘパリンカルシウム）では、最終投与から10時間はあける。

ワルファリン

ワルファリン投与中の患者が脊椎麻酔や硬膜外麻酔を受ける場合は、国際標準化比（PT-INR）を測定して抗凝固状態を評価し、以下のことに注意する。

1) 長期にワルファリン投与を受けている患者は、基本的には手術前3-4日前に投与を中止する。抗凝固療法の継続が必要であれば未分画ヘパリン10,000-15,000単位/日に変更する。未分画ヘパリン投与は脊椎麻酔や硬膜外麻酔施行2-4時間前に中止する。ブロックの直前にPT-INR<1.5、あるいはACT（活性化全血凝固時間）<180秒であることを確認する。
2) その他の止血機構に影響を与える薬物を併用している場合、PT-INRでは抗凝固状態が測定できないので、個々に検討する。
3) 手術直前にワルファリン療法が開始された患者では、初回投与が術前24時間以前の場合、あるいは2回目の投与がすでに行われている場合、ブロック直前にPT-INRを測定し抗凝固状態を評価する。
4) ワルファリン投与を硬膜外ブロック中に受けている患者では、ワルファリン投与が術前36時間以前から行われていれば、PT-INRの測定をカテーテル抜去まで繰り返し行い抗凝固状態を評価する。
5) カテーテル抜去はPT-INR<1.5で行う。
6) 硬膜外ブロック中にPT-INR>3となった場合は、ワルファリン投与を中断するか、減量する。

肺血栓塞栓症/深部静脈血栓症（静脈血栓塞栓症）予防ガイドライン作成委員会．肺血栓塞栓症/深部静脈血栓症（静脈血栓塞栓症）予防ガイドライン　ダイジェスト版より一部改変、一部抜粋）

各科手術のリスク

リスク分類	一般外科・泌尿器科手術	婦人科手術	産　科
低リスク	60歳未満の非手術 40歳未満の大手術	30分以内の小手術	正常分娩
中リスク	60歳以上、あるいは危険因子のある非大手術 40歳以上、あるいは危険因子のある大手術	良性疾患手術（開腹、経膣、腹腔鏡） 悪性疾患で良性疾患に準じる手術 ホルモン療法中の患者に対する手術	帝王切開術（高リスク以外）
高リスク	40歳以上の癌の大手術	骨盤内悪性腫瘍根治術 静脈血栓塞栓症の既往あるいは血栓性素因の良性疾患手術	高齢肥満妊婦の帝王切開術 静脈血栓塞栓症の既往あるいは血栓性素因の経膣分娩
最高リスク	静脈血栓塞栓症の既往あるいは血栓性素因のある大手術	静脈血栓塞栓症の既往あるいは血栓性素因の悪性腫瘍根治術	静脈血栓塞栓症の既往あるいは血栓性素因の帝王切開術

薬物的予防法の施行方法

種　類	施行方法
低用量未分画ヘパリン	8時間もしくは12時間ごとに未分画ヘパリン5,000単位を皮下注射する。脊椎麻酔や硬膜外麻酔の前後では、未分画ヘパリン2,500単位皮下注（8時間ないし12時間ごと）に減量することも考慮する。
用量調節未分画ヘパリン	最初に約3,500単位の未分画ヘパリンを皮下注射し、投与4時間後のaPTTが正常上限となるように、8時間ごとに未分画ヘパリンを前回投与量±500単位で皮下注射する。
用量調節ワルファリン	ワルファリンを内服し、国際標準化比（PT-INR）が1.5～2.5となるように調節する。